PRAXIS und THEORIE der Neuen Chinesischen Akupunktur

Band 2

Herausgegeben von KÖNIG-WANCURA, verfaßt von Dr. Ingrid WANCURA-KAMPIK

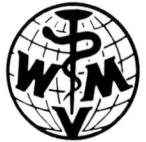

PRAXIS und THEORIE

der Neuen Chinesischen Akupunktur

Die persönlichen Erfahrungen eines eineinhalbjährigen Akupunkturstudiums in China

Band 2

Die traditionell-chinesische Ganzheitsmedizin.
Versuch einer Interpretation durch Hinweise
auf Embryologie und Segmentlehre
auf Verhaltensforschung und Zoologie
auf psychosomatische Medizin

Anleitung zur Akupunkturtherapie
bei Kopfschmerzen
bei vegetativen Störungen
bei inneren Krankheiten

mit 152 zweifarbigen Abbildungen und Behandlungsanleitungen in Wort und Bild

verfaßt von

Dr. med. Ingrid WANCURA-KAMPIK

unter Benützung des Lehrmaterials der Hochschule für traditionell-chinesische Medizin, Peking

Gestaltung des Umschlages und Illustration: Felix MEDLITSCH, Wien

3., überarbeitete Auflage

1994

VERLAG WILHELM MAUDRICH · WIEN–MÜNCHEN–BERN

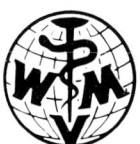

Filmsatz und Offsetdruck: Ferdinand Berger & Söhne Gesellschaft m. b. H., 3580 Horn, Wiener Straße 21–23

ISBN 3 85175 634 7

INHALTSVERZEICHNIS

4

6

8

Vorwort

Dieses Buch soll nicht nur dem in der Praxis tätigen Arzt eine Anleitung zur Akupunkturtherapie sein, sondern auch den Versuch vorstellen, die traditionell-chinesische Medizin-Theorie durch bereits vorhandenes Wissen aus Embryologie und Segmentlehre, Verhaltensforschung und psychosomatischer Medizin zu erläutern – ohne den Anspruch auf Vollständigkeit zu erheben.

Wenn Begriffe aus dem altchinesischen Entsprechungssystem, wie z. B. die „Wandlungsphasen" in den embryonalen Bewegungstendenzen der Blastula-Zellen ihre Entsprechung finden,
wenn die von den altchinesischen Ärzten vor vielen Jahrhunderten angenommene Gliederung des Organismus eine Analogie in der Entoderm-Mesoderm-Ektoderm-Gliederung des Keimes findet,
wenn Erkenntnisse aus der Verhaltensforschung die von den trad.-chin. Ärzten angenommene Relation zwischen Affekten und Körperabschnitten erläutern,
wenn die empfohlenen Reizstellen der Akupunktur-Therapie in den Projektionsstellen der algetischen und vegetativ reflektorischen Krankheitszeichen liegen,
wenn ein, in seiner bildhaften Beschreibung dem naturwissenschaftlich ausgebildeten Arzt befremdend erscheinendes „Betroffensein mehrerer Organe im Krankheitsfall" eine Erklärung in den sympathischen Organreflexen, den Viscero-visceral-Reflexen findet, dann kann auf diesem Weg dem naturwissenschaftlich ausgebildeten Arzt der Zugang zu einem medizinischen Denken und Handeln geebnet werden, welches trotz seines jahrtausendealten Bestehens von höchst aktueller Bedeutung für die Medizin des 20. Jahrhunderts sein könnte.

Denn „mitten im tastenden Bemühen um eine Ganzheitsmedizin" (HUSSLEIN) kommt die trad.-chin. Medizin nicht nur den Forderungen nach einer „médecine à la personne" (WEIZSÄKKER) entgegen, sondern auch der Aufforderung

des HIPPOKRATES „. . . zu handeln nach bestem Wissen und Gewissen . . . zu Nutz und Frommen der Kranken".

Versteht man das aus dem mittelhochdeutschen stammende Wort Gewissen in seiner ursprünglichen Bedeutung als „die aus subjektiver und objektiver Erkenntnis stammende Gesamtheit des Wissens", so muß – wenn Wissen und Gewissen das ärztliche Denken und Handeln charakterisieren soll – im Gebiet der Medizin die Ausschließlichkeit des naturwissenschaftlich analytischen Denkens überdacht werden.
Denn die Gesamtheit des Wissens beruht auf einem ganzheitlichen Denken, das alle Funktionen menschlicher Erkenntnisfähigkeit einsetzt.

Zwar kann die quantifizierende Naturwissenschaft durch causal-analytische Methoden und logisch lineares Denken die Krankheit in Befunde zerlegen, – wie sie Töne oder das Licht in Schwingungszahlen oder Wellenlängen analysieren und definieren kann –, aber Schwingungszahlen erklären nicht das Phänomen Musik, Wellenlängen nicht das Phänomen Licht, Krankheitsbefunde nicht das Bewußtseins-Phänomen Kranksein.
Denn: der Ton ist zwar eine Schwingungszahl aber auch eine Tonqualität, das Licht ist zwar in Spektralfarben zerlegbar, aber unser Auge empfindet es als qualitative Einheit, die Krankheit ist zwar in Befunden definierbar, aber unser Bewußtsein empfindet sie als Sinneserlebnis, dem das naturwissenschaftliche Quantifizieren nur z. T. gerecht werden kann.

Wenn sich das ärztliche Denken und Handeln am Homo patiens und nicht vorwiegend am pathologischen Befund orientieren soll, dann muß – um der hippokratischen Forderung „zu handeln zu Nutz und Frommen der Kranken" gerecht zu werden –, neben dem naturwissenschaftlich objektivierbaren der Krankheit auch die zentralnervöse Verarbeitung, das Kranksein für Diagnose und Therapie von Bedeutung sein.

10

Das heißt mit anderen Worten: nicht nur die Pathologie und Ätiologie sondern auch die Phänomenologie der Krankheiten, nicht nur die quantifizierbaren Befunde, sondern auch die 4 Parameter des Sinneserlebnisses, das Lokal- und Temporalzeichen, der quantitative und qualitative Anteil müssen berücksichtigt werden.

Während die quantifizierende Wissenschaft die adäquate Methode darstellt, die Krankheitsbefunde mit Hilfe von Apparaten zu erheben, wird die unmittelbare Sinneswahrnehmung des Arztes durch Hören, Sehen, Fragen, Tasten die adäquate Methode und das ganzheitliche, alle Funktionen menschlicher Erkenntnisfähigkeit einsetzende Denken, der adäquate Weg sein, alle Parameter des Sinneserlebnisses Kranksein zu erfassen.

Obwohl im weitesten Umfang versucht wird, den Beweis und Nachweis der Akupunkturwirkung im Rahmen der quantifizierenden Wissenschaft zu liefern, wird in der trad.-chin. Medizin auch heute noch ganz bewußt das Kranksein, das Krankheitsbild aus der Isolation des Quantifizierens herausgenommen, in der Welt der primären Sinneserfahrung eingegliedert belassen und daher werden folgerichtig einige Parameter des Sinneserlebnisses *„in subjektiven und descriptiven Angaben"* (KEIDEL) dargestellt, sowie auf die Schulung der unmittelbaren Sinneswahrnehmung und qualitativen Erlebnisfähigkeit der Ärzte große Wichtigkeit gelegt.

Da die trad.-chin. Medizin über ein seit vielen Jahrhunderten gesammeltes, bewährtes, an der Phänomenologie der Krankheiten orientiertes Diagnose- und Therapiekonzept verfügt, könnte sie nicht nur der Anregung VIRCHOWS *„forschet zuerst nach den Gesetzen der Erscheinungen ..."* nachkommen, sondern könnte für die causal-analytische naturwissenschaftliche Medizin des 20. Jahrhunderts eine optimale Ergänzung darstellen.

Dies berechtigt, ja verpflichtet zur Beschäftigung mit der trad.-chin. Medizin, die nicht nur für viele Krankheiten eine wirkungsvolle Therapiemethode darstellt, sondern ein medizinisches Denken und Handeln fördern könnte, das den Bestrebungen nach einer Ganzheitsmedizin entgegenkommt.

Abschließend möchte ich an dieser Stelle für die Hilfe und Anregung, für Information und Kritik vorallem meiner Familie danken, sowie meinen Lehrern in Peking, den Professoren Gao Li Shan, Tian Cong He, He Shu Hai, Tang Li Ting sowie Dr. Georg König und Dr. Maria König, für die graphische Gestaltung Herrn Felix Medlitsch, für vielfältiges Entgegenkommen bei der Drucklegung dem Verlag W. Maudrich, für schriftliche Arbeiten Frau Becker sowie für die finanzielle Unterstützung der Österr. Wissenschaftl. Ärztegesellschaft für Akupunktur (Dr. Kollmer – 4902 Wolfsegg).

Wien, Sommer 1983
Bayreuth, Sommer 1994

Ingrid Wancura-Kampik

Zur Theorie der traditionell-chinesischen Medizin

Im Bemühen, die traditionell-chinesische Medizin auch dem naturwissenschaftlich geschulten Arzt nahezubringen, möchte ich eine

Anleitung zur Praxis der chinesischen Akupunktur und den Versuch einer

Interpretation und Analyse ihrer Theorie vorstellen.

Diese praktische Anleitung und theoretische Interpretation basiert auf meiner praktischen Tätigkeit als Spitalsarzt in chinesischen Akupunktur-Ambulanzen und auf meinen theoretischen Studien an der Hochschule für traditionell-chinesische Medizin in Peking (1975/76 und 1980).

Diesen Studien vorausgegangen war 1974 eine Analyse des uns damals zugänglichen chinesischen Akupunktur-Materials, in welcher ich gemeinsam mit G. KÖNIG aufzeigen konnte, daß

– der Akupunktur zum überwiegenden Teil nervale, und zwar segmental- und vegetativ-reflektorische Beziehungen zwischen Körperinnerem und Körperoberfläche zugrundeliegen,

– die lokalen Akupunktur-Punkte zum großen Teil in den Projektionszonen der algetischen Krankheitszeichen liegen,

– die Fern-Punkte zum großen Teil in den Projektionsarealen der vegetativ-reflektorischen Krankheitszeichen liegen,

– dem Meridian-Verlauf an den Extremitäten eine segmentale Gliederung zugrundeliegt, die dem linear verschobenen Dermatom-, Myotom- und Sklerotom-Anteil eines Segmentes entspricht,

– die wichtigsten Akupunktur-Punkte an den Grenzen der Segmente und an den Hiatuslinien liegen.

1979 konnten wir dann auch auf die von den altchinesischen Ärzten beobachteten Gesetzmäßigkeiten der subjektiven Krankheitssymptome hinweisen, deren somatische Projektion und periphere Manifestation viele Zusammenhänge im traditionell-chinesischen Medizinsystem verständlich machen. Dieses Medizinsystem definierten wir demzufolge auch als ein ganzheitliches Medizinsystem, welches objektiven Befund und subjektives Befinden, Reaktions- und Konstitutionstyp des Patienten diagnostisch und therapeutisch zu berücksichtigen trachtet.

Nun soll in einem weiteren Versuch das traditionell-chinesische Medizinsystem durch Analyse und Interpretation dem naturwissenschaftlich geschulten Arzt nahegebracht werden:

In der traditionell-chinesischen Medizin-Literatur findet sich bei der Beschreibung krankhafter Störungen innerer Organe immer wieder der Ausdruck XIANG, was Erscheinung, Phänomen, Bild bedeutet. Beim Studium dieser Literatur gewinnt man den Eindruck, daß das ganze Gedankengebäude der altchinesischen Medizin zum überwiegenden Teil auf den durch Beobachtung entstandenen Gesetzen jener „wahrnehmbaren Erscheinungen XIANG beruht, welche die physiologische und pathologische Tätigkeit innerer Organe an der Körperoberfläche auslöst".

(Skriptum der Hochschule für traditionell-chinesische Medizin 1976)

Man könnte demnach die traditionell-chinesische Medizin auch als eine **Diagnose- und Therapie-bezogene Phänomenologie der Krankheiten** bezeichnen.

Beim Versuch, sie zu analysieren, treten folgende Aspekte in den Vordergrund:

1. Der traditionell-chinesischen Medizin liegt eine phänomenologische Krankheitsbetrachtung zugrunde (AUERSWALD).

2. Der Krankheitsprozeß wird in dieser Medizintheorie immer als ein Bewußtseinsphänomen, als eine Sinneswahrnehmung angesehen.

Diese Lehre von den Phänomenen der Krankheit, den Krankheitserscheinungen,

beinhaltet: alle Symptome, alle Phänomene, die während eines Krankheitsprozesses auftreten – sowohl die objektiven als auch die subjektiven Krankheitssymptome;

klassifiziert: nach phänomenologischen Kriterien, d. h. sie wendet der subjektiven Schilderung des Patienten das Hauptaugenmerk zu;

betrachtet: eine Krankheit immer als Bewußtseinsphänomen, als Sinneswahrnehmung, als Sinneserlebnis.

Da Krankheit und Schmerz gemäß der altchinesischen Medizin immer als Schmerz- bzw. Krankheitserlebnis aufgefaßt werden, kommt in dieser Medizintheorie dem Kranksein eine größere Bedeutung zu als der Krankheit.

Die mit den Sinnesorganen faßbaren Krankheitsphänomene zu beachten, die wechselseitigen Beziehungen zwischen Körperinnerem und Körperoberfläche im Krankheitsfall aufzuzeichnen, war den traditionell-chinesischen Ärzten wichtiger als die Erforschung der Krankheitsursache selbst.

Wichtig für die altchinesischen Ärzte war:

das mit Hilfe der Sinnesorgane vom Krankheitsphänomen Faßbare,

die subjektive Schilderung des Kranken, sein Krankheitserlebnis.

Ähnlich dem beobachtenden Naturforschen GOETHE's wendeten die altchinesischen Ärzte dem sinnenmäßig Faßbaren ihr Interesse zu.

Sie trachteten, das Kranksein und die Bedeutung der Symptome im Zusammenhang mit Umwelt und psychischen Faktoren zu verstehen und den Krankheitsprozeß als Sinneserlebnis, als Sinneswahrnehmung zu begreifen.

Ähnlich dem Zuschauer im Theater, der vor der Bühne das Spiel beobachtend miterleben will, um dessen Bedeutung und Aussagekraft zu verstehen, versuchen die altchinesischen Ärzte auch heute noch, die Krankheit und ihr Zusammenspiel mit Um-Welt und In-Welt Faktoren zu erfassen. Sie überlassen die Erforschung der Vorgänge hinter der Bühne überwiegend dem naturwissenschaftlich forschenden Arzt.

Ein Teil der altchinesischen Lehre von den Krankheitsphänomenen und ihren wechselseitigen Beziehungen zwischen Körperoberfläche und Körperinnerem läßt sich – wie ich schon 1974 aufzeigen konnte – durch naturwissenschaftliche Erkenntnisse belegen:

Sieht man eine Krankheit in jener somatovisceralen und viscero-somatischen Wechselwirkung, die zwischen erkranktem innerem Organ und Körperoberfläche besteht, so entdeckt man in der jahrtausendealten chinesischen Definition von den Krankheiten und deren Sichtbarwerden an der Körperoberfläche ein erstaunliches Wissen über reflektorische Zusammenhänge.

Durch Untersuchungen von FÖRSTER, HEAD, HANSEN, SCHLIACK, MUMENTHALER u. a. wissen wir heute, daß ein erkranktes inneres Organ über spinale Reflexe im zugeordneten segmentalen Haut-, Muskel- und Knochenabschnitt an der Körperoberfläche Schmerzen auslösen kann, die sog. algetischen Zeichen.

Lange Zeit vor dem Auftreten dieser algetischen Zeichen kommt es nun in den durch die Verteilung des Nervus sympathicus zugeordneten vegetativen Arealen zu vegetativ reflektorischen Zeichen, nämlich zu:

einer veränderten Schweißsekretion,
einer veränderten Vasokonstriktion,
einer Piloarrektion u. a.

Die pathologischen Veränderungen eines inneren Organs können also in Form dieser algetischen und reflektorischen Krankheitszeichen an der Körperoberfläche „erscheinen". Dieses Erscheinen, diese Projektion entspricht den vor vielen Jahrhunderten in den altchinesischen Texten beschriebenen Krankheits„erscheinungen" (ZANG-XIANG).

Nach Analyse meines chinesischen Studienmaterials und meiner persönlichen Eindrücke während meines Studiums in Peking (1975/76 und 1980) **läßt sich meines Erachtens der in der traditionell-chinesischen Medizin so wichtige Terminus technicus „ZANG-XIANG" (inneres Organ und seine Erscheinungen) zwanglos durch den naturwissenschaftlichen Ausdruck „reflektorische und algetische Krankheitszeichen innerer Organe" *) ersetzen.**

*) HANSEN–SCHLIACK.

Die naturwissenschaftliche Medizin ergänzend sollte man jedoch folgendes hinzufügen:

Algetische und reflektorische Krankheitszeichen sind in jedem Fall nicht nur wissenschaftlich verifizierbare Krankheitssymptome, die nachzuweisen HANSEN und SCHLIACK gelungen ist, sondern sie sind immer auch ein Sinneserlebnis, ein Bewußtseinsphänomen mit objektivierbaren und nicht objektivierbaren Parametern. Diese empfindet der Patient, weil sie ein Bewußtseinsphänomen sind, in einer bestimmten subjektiven Art und Weise.

Dieses subjektive Erleben der Krankheit, das Bewußtwerden der Krankheitssymptome zum Ausgangspunkt eines medizinischen Konzeptes zu machen, ist m. E. ein weiterer Aspekt dieser Medizintheorie, die man deshalb auch als eine **Lehre von den wahrnehmbaren Krankheitsphänomenen** und **den bewußtgewordenen Krankheitsphänomenen** ansehen kann.

Beim Beobachten und Überlegen gingen die altchinesischen Ärzte davon aus, WO, WIE LANG, WIE STARK und VON WELCHER ART der Patient seine Krankheitssymptome empfindet. Dies entspricht mit erstaunlicher Übereinstimmung modernen medizinischen Ansichten, so z. B. jenen der modernen Schmerzphysiologie, welche jeden Schmerz und somit jedes subjektive Krankheitssymptom als Sinneserlebnis, als Sinneswahrnehmung betrachtet und vier Empfindungsparameter dieses Sinneserlebnisses hervorhebt (HERING, KRIES u. a.).

1. Ein Lokalzeichen	**WO**
2. Ein Temporalzeichen	**WIE LANG**
3. Ein quantitativer Anteil	**WIE STARK**
4. Ein qualitativer Anteil	**VON WELCHER ART**

Der modernen Schmerzforschung ganz ähnlich, wurde schon vor 4000 Jahren in den altchinesischen Texten betont (und die heutigen Skripten der Hochschule für traditionell-chinesische Medizin lehren dies noch immer), daß jede Krankheit den „vier Gegensatz-Paaren" zuzuordnen, d. h. zu bestimmen sei, ob die Krankheitssymptome jeweils

BIAO–LI: außen–innen

XU–SHI: schwach–stark

HAN–RE: kalt–warm

YIN–YANG: —

entsprechen.

Diese „vier Gegensatz-Paare" sind den oben erwähnten Empfindungsparametern einer Sinneswahrnehmung gleichzusetzen:

es entspricht:

BIAO–LI außen–innen	dem Lokalzeichen	**WO**
XU–SHI schwach–stark	dem Temporalzeichen, dem quantitativen Anteil	**WIE LANG** **WIE STARK**
HAN–RE kalt–warm	dem qualitativen Anteil	**VON WELCHER ART**
YIN–YANG	ist der Überbegriff	

YIN bedeutet hier: innen, schwach, kalt.
YANG bedeutet hier: außen, stark, warm.

Diese Zuordnung der Krankheitssymptome zu den „vier Gegensatz-Paaren" oder vier Empfindungsparametern ist sowohl für die Diagnose als auch für die Therapie der altchinesischen Medizin von ganz maßgeblicher Bedeutung.

Wie kam es nun zu dieser Medizin, welche sich nicht nur seit vielen Jahrhunderten bewährt hat, sondern darüberhinaus auch noch durch die moderne Neurophysiologie, Sinnesphysiologie und Psychosomatik bestätigt wird und vielen Forderungen der Ganzheits- und Individualmedizin gerecht wird?

Im folgenden möchte ich versuchen aufzuzeigen, wie sehr das andere Denken der Ostasiaten auch eine andere Medizin bedingt hat und darüberhinaus auch heute noch ein ganzheitliches, ärztliches Denken und Handeln fördern könnte.

Einleitend dazu Zitate von L. ABEGG und C. G. JUNG bezüglich des ostasiatischen Denkens:
L. ABEGG: „Das ostasiatische Denken besteht nicht in der alleinigen Tätigkeit des Verstandes, es ist nicht nur ein aktives, rationelles, intellektuelles Denken, sondern viel mehr noch ein passives, assoziatives, intuitives Denken, das einem Walten der ganze Psyche im Sinne GOETHE's entspricht."

C. G. JUNG: „Der ostasiatische Mensch denkt, indem er alle vier menschlichen Grundfunktionen, nämlich Verstand, Empfindung, Gefühl und Intuition daran beteiligt."

Unter einem **ganzheitlichen Erfassen** würde man demnach **ein Denken verstehen, bei dem Verstand, Empfindung, Gefühl und Intuition beteiligt sind: also Verstandes-mäßiges und Sinnen-mäßiges, Verbales und Averbales, Quantifizierbares und Qualifizierbares.**

Wir haben in früheren Publikationen wiederholt darauf hingewiesen, wie wesentlich das Verstehen des für die Ostasiaten typischen ganzheitlichen Denkens auch für das Verstehen der traditionell-chinesischen Medizintheorie ist. Es ist aber nicht nur eine wesentliche Hilfe, dieses Medizinsystem zu verstehen, sondern bringt auch eine Erklärungsmöglichkeit für sein Entstehen:

Wenn Verstand, Gefühl, Empfindung und Intuition das ostasiatische Denken charakterisieren und dieses seinerseits ein medizinisches Denken geprägt hat, so wird diese Medizin auch Verstand, Gefühl, Empfindung und Intuition in ihr Diagnose- und Therapiekonzept mit einbauen. Diese Ärzte werden also nicht nur verstandesmäßig, d. i. kausal-analytisch, vorgehen und vom Krankheitsprozeß das „in Maß- und Zeiteinheiten" Definierbare erfassen, sondern auch das Sinnen-mäßig Erfaßbare, das „von der Natur für beobachtende Sinne bestimmte" (GOETHE), so z. B. die Organ- und Körpersprache in Diagnose und Therapie miteinbeziehen.

Das Verstandes-mäßige Denken wird sich dem Quantifizierbaren der Krankheit zuwenden, das Sinnen-mäßige Beobachten („das anschauende Denken, das denkende Anschauen" – GOETHE) wird sich dem qualifizierbaren Krankheitssymptom zuwenden.

Ersteres wird Verstand, Logik, Wortsprache, letzteres wird Sinneswahrnehmung, Intuition, Körpersprache einsetzen.

Wenn der Arzt ganzheitlich denkt, so wird er Verstand, Empfindung, Gefühl und Intuition anwenden, um die vier Empfindungsparameter der Krankheit, nämlich das WO, WIE LANG, WIE STARK und VON WELCHER ART der Krankheitssymptome zu erfassen.

Folgende Gegenüberstellung soll dies übersichtlich aufzeigen:

**Die vier menschlichen
Grundfunktionen** des
ganzheitlichen Denkens

**Die vier Empfindungs-
parameter** eines
Sinneserlebnisses

1. Verstand

1. Lokalzeichen

2. Empfindung

2. Temporalzeichen

3. Gefühl

3. quantitativer Anteil

4. Intuition

4. qualitativer Anteil

Wie ich im folgenden aufzeigen möchte, ist ein
vollständiges, ganzheitliches Erfassen dieser
Parameter nur dann möglich, wenn man – über
das verstandesmäßige Denken hinaus – auch die
anderen menschlichen Grundfunktionen, nämlich Empfindung, Gefühl und Intuition in das
medizinische Denken einbaut.

1. Der Verstand

ist – nach KANT – jenes menschliche Vermögen, welches auf den Anschauungen von Zeit und Raum basiert. Wenn das Denken in der „alleinigen Tätigkeit des Verstandes" besteht, so werden folgerichtig nur **der erste und zweite Empfindungsparameter** (WO, WIE LANG) erfaßbar sein, weil dem Verstand ja nur diese Zeit- und Raumbegriffe zugänglich sind. Diese lassen sich jedoch objektivieren, affekt- und wertfrei definieren und können deshalb – entsprechend den Forderungen KANT's – in wissenschaftlichen Begriffen definiert werden; nämlich in Maß- und Zeiteinheiten (Zentimeter–Gramm–Sekunden-System).

Verstand →
1. Lokalzeichen
2. Temporalzeichen
3. quantitativer Anteil
4. qualitativer Anteil

Schon der dritte Parameter, der quantitative Anteil (WIE STARK), kann durch den Verstand allein nicht exakt definiert werden, denn die Intensität des Schmerzes läßt sich niemals affekt- und wertfrei definieren, sondern ist beeinflußbar und subjektiv (KEIDEL).

Hier endet also der Bereich dessen, was verstandesmäßig – im Sinne KANT's – vom Krankheitsbild faßbar ist.

Hier endet auch unser positivistisch naturwissenschaftliches Denken, welches von der Möglichkeit ausgeht, alles in Zahlen ausdrücken zu können und annimmt, aus dieser numerischen Angabe allgemeine Rückschlüsse ziehen zu können.

Hier beginnt das Dilemma der streng naturwissenschaftlichen Medizin, die – gemäß der Definition der Naturwissenschaft – nur das im Zentimeter–Gramm–Sekunden-System Meßbare, also verstandesmäßig Objektivierbare anerkennen kann.

Der dritte Empfindungsparameter WIE STARK, somit die Intensität des Schmerzes oder des Krankheitssymptoms ist so sehr beeinflußbar und subjektiv, daß eine exakte Objektivierung nicht möglich ist. Schon die Anwendung eines zweiten gleichzeitigen Reizes, eines sog. Simultankontrastes, führt zu einer Schmerzableitung oder Schmerzverdeckung, weil unser Bewußtsein ja nur eine bestimmte, begrenzte Menge von Impulsen aufnehmen kann (KEIDEL). Diese Erkenntnis ist so alt wie unsere Medizingeschichte, die zahllose Beispiele anführt, daß ein simultan gesetzter zweiter Reiz den primären Schmerzreiz verdecken und damit die Schmerzintensität verringern kann.

Demnach ist also weder eine exakte numerische Angabe im naturwissenschaftlichen Sinn möglich, noch kann man aus dieser Zahl allgemeine Rückschlüsse ziehen.

Es ist vielleicht erwähnenswert, daß unser naturwissenschaftliches Zentimeter–Gramm–Sekunden-System zwar nicht erlaubt, die Schmerzintensität exakt zu definieren, daß wir aber im übertragenen Sinn sehr oft den Ausdruck „wie schwer" zur bildhaften Beschreibung der Intensität verwenden.

Die Intensität des Krankheitssymptoms, des Schmerzes, leitet somit zum qualitativen Empfindungsparameter über.

Der vierte Empfindungsparameter VON WELCHER ART, der qualitative Anteil des Sinneserlebnisses, kann durch das verstandesmäßige Denken in gar keiner Hinsicht erfaßt werden, denn:

„Über diesen qualitativen Anteil von welcher Art der Schmerz, das Krankheitssymptom ist, kann man nur subjektive, deskriptive Angaben machen." (KEIDEL)

2., 3., 4. Empfindung, Gefühl, Intuition

Wenn man die Krankheit als Sinneserlebnis mit ihrem Lokal- und Temporalzeichen, ihrem quantitativen und qualitativen Anteil erfassen will, so ist man genötigt, über den Verstand hinaus auch die anderen menschlichen Grundfunktionen in das Erfassen und Denken*) einzubauen, ebenso wie dies der ostasiatische Mensch tut.

Stellen wir nochmals gegenüber:

Die vier menschlichen Grundfunktionen des ganzheitlichen Denkens	Die vier Parameter eines Sinneserlebnisses
Verstand	Lokalzeichen
Empfindung	Temporalzeichen
Gefühl	quantitativer Anteil
Intuition	qualitativer Anteil

Der Verstand erfaßt: Lokalzeichen, Temporalzeichen und z. T. den quantitativen Anteil.

Empfindung, Gefühl, Intuition erfassen: den quantitativen Anteil zum Teil, den qualitativen Anteil ganz.

Will man dem Krankheitsgeschehen im Sinn der modernen Neurophysiologie und Sinnesphysiologie gerecht werden, so bedeutet dies, **daß alle vier Parameter von Schmerz oder Kranksein erfaßt werden müssen.**

*) Das Wort ur-teilen statt erfassen oder denken weist auf die Teilung des ganzheitlichen Denkens in Verstand, Gefühl, Empfindung und Intuition hin. (M. KÖNIG)

Das bedeutet aber weiters, das rein verstandesmäßige Denken zu erweitern und die anderen – von C. G. JUNG postulierten – menschlichen Grundfunktionen, nämlich Gefühl, Empfindung und Intuition ebenfalls in das medizinische Denken einzubauen. Dies würde jenem ganzheitlichen Erfassen entsprechen, welches den Ostasiaten seit Jahrtausenden geläufig ist und unserem vorcartesianischen Denken im Abendland entsprach.

Wenn die streng naturwissenschaftliche Medizin nur das Objektivierbare, das verstandesmäßig Faßbare anerkennt, dann kann sie auch vom Krankheitsgeschehen nur das Verstandesmäßige, das in Maß- und Zeiteinheiten Definierbare ausdrücken und anerkennen. Nicht verstandesmäßig definierbar und daher „unverstanden" wird der qualitative Anteil der Krankheit bleiben.

Objektivieren bedeutet aber auch, das Gesprochene oder Geschriebene vom Subjekt zu abstrahieren, also vom Patienten oder Arzt loszulösen, da ja zur Verständigung nur das verbal Artikulierte und nicht auch die Körpersprache mit Gestik und Mimik nötig sind.

Das verbale **Verständigungs**mittel vermittelt das **Verstandes**mäßige und macht die unmittelbare Gegenwart von Arzt und Patient entbehrlich, d. h. Befunde genügen. Der Patient muß dabei nicht in Reichweite sein, um ihn zu erreichen, um ihn zu begreifen, er muß nicht in Sichtweite sein, um ihn mit dem diagnostischen Blick des Arztes zu durchschauen, zu erkennen.

Anders ist dies bei der Vermittlung von Empfindung, Gefühl und Intuition, also bei der Mitteilung der qualitativen und z. T. auch der quantitativen Parameter des Krankheitsgeschehens (WIE STARK, VON WELCHER ART).

Hier ist für den Patienten und für den Arzt eine assoziative, intuitive Denkweise nötig. Denn, um „diese subjektiven Phänomene gedanklich fassen und sie in begriffliche Schemata anschaulich und begreiflich eingliedern zu können, sind wir zu gewissen Analogieschlüssen genötigt" (PÖLDINGER).

Da sich Empfindungen und Gefühle nicht verstandesmäßig, also in Maß- und Zeiteinheiten definieren, sondern nur durch bildhafte Vergleiche beschreiben lassen, gilt dies auch für den qualitativen Parameter des Krankheitsgeschehens.

Hier läßt sich nun beobachten, daß in der altchinesischen Medizin bildhafte Vergleiche z. B. zwischen Krankheitssymptomen und klimatischen Erscheinungen einen ebenso großen Raum einnehmen, wie Maß- und Zeitangaben. In der traditionell-chinesischen Medizin werden die objektivierbaren Lokal- und Temporalzeichen gleichwertig mit den qualitativen und quantitativen Parametern gesehen. Nur ein ganzheitliches Denken wie es den Ostasiaten eigen ist, wie es vor DESCARTES auch in Europa üblich war, kann allen vier Parametern der Krankheitssymptome gerecht werden.

Wenn ein Patient in bildhaften Vergleichen das WIE STARK und VON WELCHER ART seiner Krankheitssymptome beschreibt, so muß dies nicht ein Zeichen der Hypochondrie sein, wie es die moderne Psychiatrie postuliert, da ja nur „subjektive und deskriptive Angaben" (KEIDEL) diese Empfindungsparameter zu beschreiben vermögen.

Darüberhinaus kann man auch beobachten, daß bei der Mitteilung von Empfindungen und Gefühlen die Mittel der Körpersprache viel mehr eingesetzt werden als beim Gedankenaustausch. Oft gewinnt man sogar den Eindruck, Gefühle und Empfindungen ließen sich auch wortlos, lautlos, nur durch Gestik und Mimik mitteilen, während der intellektuelle Gedankenaustausch hingegen eine differenzierte Mimik oder Gestik zur Verständigung nicht benötigt.

Man könnte fast sagen:

Je **intellektueller** der Gesprächsinhalt ist, desto **bewegungsärmer** sind die Gesprächspartner bzw. je **emotioneller** der Gesprächsinhalt ist, desto **bewegungsreicher** sind die Gesprächspartner.

Verstand und Gedanken werden durch die Wortsprache dem anderen **verständlich,** **Empfindungen** werden durch eine bildhafte Sprache und durch die Körpersprache von anderen mit**empfunden.** Mitempfinden können ist daher nicht nur ein Kriterium für einen „guten", sondern auch für einen ganzheitlich denkenden Arzt.

Die Forderung des HIPPOKRATES „nur ein guter Mensch könne auch ein guter Arzt sein" könnte auch in dieser Weise zu verstehen sein, daß nur ein ganzheitlich urteilender und denkender Mensch ein guter – im Sinn von richtig denkender und handelnder – Arzt sein kann.

Faßt man einfachheitshalber Empfindung, Gefühl und Intuition unter dem Überbegriff Emotion zusammen, welche dem Verstand gegenübergestellt wird, so kann man folgendes hervorheben:

Die verbale, die Wort-Sprache ist der Weg, verstandesmäßig Gedanken mitzuteilen; sie unterliegt der Kontrolle des denkenden, urteilenden Großhirns.

Die averbale Körpersprache, also Gestik und Mimik des Patienten, ist ein Weg, Emotionen mitzuteilen: sie unterliegt nicht der Kontrolle unseres denkenden, urteilenden Großhirns.

Emotion bedeutet e-movere, also hinausbewegen, was man auch als: durch die Körpersprache ausgedrückt, verstehen kann.

Gestörte Emotionen werden zu einer gestörten, weil unbeweglichen (eingefrorenen – frozen action) Gestik und Mimik, d. h. zu Verspannungen und Schmerzen bestimmter Muskel- und Gelenkspartien führen.

Die gestörte Körpersprache kann daher dem Arzt diagnostische Hinweise liefern.

Die unbewußte Körpersprache kann aber auch als ein archaischer Rest unserer animalischen Vorfahren angesehen werden, denn diese unbewußte Körpersprache wird vom Kranken häufig benützt, um Konflikte auszudrücken, die ihm zwar oft bewußt sind, die er aber nicht beheben kann.

Beim Ablauf dieses Konfliktes werden in vielen Fällen archaische Reflexe, so z. B. Angriffs- oder Verteidigungsreaktionen in Gang gesetzt und wieder gehemmt, wodurch letztlich schmerzhafte Muskelverspannungen entstehen können (JONAS).

In der traditionell-chinesischen Medizin werden auf Grund tausendjähriger, subtiler Beobachtungen bestimmte Muskelpartien, bestimmte Gelenke und bestimmte Abschnitte der Körperoberfläche zu bestimmten Emotionen und Affekten in Beziehung gesetzt (z. B. Trauer und Kummer zum Thorax und Cervico-thoracal-Abschnitt, Angst und Furcht zum Rücken und Lumbo-sacral-Abschnitt).

Verspannungen oder Schmerzen in diesen Arealen der Körperoberfläche lassen sich sehr oft auch als Mitteilung der unbewußten Körpersprache interpretieren, weil der Patient bestimmte Emotionen und Affekte eben nicht in Worte fassen kann, sondern sie durch die Körpersprache ausdrücken, mitteilen muß.

Eine Mitteilung von Beschwerden durch die Körpersprache ist aber auch ein „mit" und ein „teilen", d. h. eine Teilung der Emotion zu Lasten des Bewegungsapparates.

Für den Arzt ist es daher überaus wichtig, „die Körpersprache als Ausdruck emotionaler Phänomene richtig zu verstehen" (PÖLDINGER).

Ähnlich der traditionell-chinesischen Medizin beachtet die moderne Psychosomatik, daß jedes Symptom, welches es zu beseitigen gilt, nicht nur Zeichen einer bestimmten organischen Störung oder verborgenen Dysfunktion, sondern auch eine textgleiche Botschaft darstellen kann, mit der der Kranke etwas ausdrücken will.

Ein Krankheitssymptom kann also auch Teil einer kommunikativen Aktivität sein und für den Patienten und seine Umgebung eine bestimmte Bedeutung haben. Die Bedeutung der Krankheitssymptome kann man aber nicht im Sinn der Naturwissenschaft erklären, sondern nur im Sinn einer Interpretation verstehen.

Eines der Ziele der traditionell-chinesischen Medizin ist es, das Krankheitssymptom als Ausdruck der Körpersprache des Patienten zu verstehen und im Sinn des Krankheitsprozesses zu interpretieren.

Für diese Interpretation aber benötigt der Arzt ein intuitives, assoziatives und nicht nur ein verstandesmäßiges, logisches Denken.

Der Arzt wird also – neben seinem Verstand – sein Empfinden zum Mitempfinden, sein Gefühl zum Erfühlen dieses averbalen Kommunikationsmittels benötigen.

Der Arzt wird jenes ganzheitliche Denken und Erfassen brauchen, das den „diagnostischen Blick" schärft, um assoziativ und intuitiv aus kleinsten Einzelheiten richtig auf das Ganze zu schließen; um die Körpersprache zu interpretieren und aus dem Erscheinungsbild, dem Phänomen der Krankheit, therapeutische und diagnostische Rückschlüsse zu ziehen.

Zweifelsohne wird das ganzheitliche Denken eine bessere Schulung für den diagnostischen Blick des Arztes darstellen, als das verstandesmäßig-intellektuelle, logisch-kausale Denken, welches unserer naturwissenschaftlichen Medizin zugrundeliegt.

So beeinflußt die Art des Denkens die Art der Medizin: d. h. ob eine praxisbezogene, realisierbare Ganzheitsmedizin, oder eine theoriebezogene, volltechnisierte Computermedizin entsteht.

Zusammenfassend: Wenn von den vier menschlichen Grundfunktionen (Verstand, Empfindung, Gefühl und Intuition) der Verstand bzw. das abstrahierende Denken überbetont wird, und Empfindung, Gefühl, Intuition als nebensächlich bewertet ja abgewertet werden, dann muß logischerweise eine Medizin wie die abendländische entstehen, welche das Objektivierbare und exakt Definierbare, also den Krankheitsbefund, zum Mittelpunkt des Krankheitsgeschehens macht und von den Krankheitssymptomen nur jene erfaßt, die durch Maß- und Zeitangaben definierbar sind.

Im Extremfall wird dieses Denken zu einer reinen Befund- und Computermedizin führen, bzw. wird in der Anamnese nur ein Decursus morbi, also ein Decurs über die Krankheit und nicht über den Patienten erhoben.

Bezeichnenderweise steht auf den Anamneseblättern der naturwissenschaftlich orientierten modernen Medizin als Überschrift: Decursus morbi.

Werden hingegen alle vier menschlichen Grundfunktionen (Verstand, Empfindung, Gefühl und Intuition) gleichwertig eingesetzt, so wird das Denken ein ganzheitliches und auch die Medizin eine ganzheitliche sein.

Diese Medizin wird nicht nur den Befund und die objektivierbaren, quantifizierbaren Krankheitssymptome, sondern auch die qualifizierbaren Parameter der Krankheit erfassen.

Während also die naturwissenschaftliche Medizin die Krankheit

definiert durch das Quantifizierbare,

in der Anamnese einen Decursus morbi, eine Krankengeschichte erhebt und

in der Therapie die Krankheitsursache zu behandeln trachtet,

wird die traditionell-chinesische Medizin das Krankheitsgeschehen

definieren durch das Quantifizierbare und das Qualifizierbare,

in der Anamnese neben der Krankengeschichte auch die Symptomengeschichte erheben,

in der Therapie neben der Krankheitsursache auch die Krankheitserscheinung behandeln.

Während also die naturwissenschaftliche Medizin sich nur der Krankheit zuwendet, erfaßt die traditionell-chinesische Medizin die Krankheit ebenso wie deren zentral-nervöse Verarbeitung, das Kranksein.

Ein medizinisches Denken, wie es die traditionell-chinesische Medizin seit vielen Jahrhunderten schult, könnte der Forderung PLATO's nach einer Ganzheitsmedizin gerecht werden, da dieses den meßbaren Befund und das nicht meßbare Befinden des Kranken als gleichwertige Zeichen einer Krankheit ansieht. Wenn man die Krankheitseinteilung und die Beschreibung der Krankheitsbilder, wie die altchinesische Medizin sie aufzeichnete, aus der Perspektive einer Phänomenologie der Krankheit sieht, dann können viele der mystischen und den naturwissenschaftlichen Ärzten unverständlich erscheinenden Krankheitsbilder verständlich werden.

Darüberhinaus aber könnte ein derartiges Therapieprinzip nicht nur ein praktikables und realisierbares Modell einer Ganzheitsmedizin, sondern auch eine alternative Ergänzung zur kausal-mechanischen Medizin in Europa sein.

Dies berechtigt, ja verpflichtet zur Beschäftigung und zum Studium dieser Jahrtausende alten Erfahrungsheilkunde.

Zur Praxis der traditionell-chinesischen Medizin

Im folgenden soll versucht werden, den positiven Aspekt einer phänomenologischen Krankheitsbetrachtung auch für die Therapie aufzuzeigen und darin eine Ergänzung und Alternative zur kausal-mechanischen, naturwissenschaftlichen Krankheits-Betrachtung und Therapie zu sehen:

Wenn das naturwissenschaftliche, analytische Forschen in der Medizin betont wird – getreu den Forderungen GALILEI's „zu messen, was meßbar ist und meßbar zu machen, was nicht meßbar ist" – so wird folgerichtig das Erkennen der Krankheitsursache im Vordergrund stehen.

Wenn der therapeutische Aspekt in der Medizin betont wird – gemäß den Forderungen des hippokratischen Eides „ . . . Verordnungen zu treffen zum Nutzen und Frommen der Kranken . . . sie zu schützen vor allem, was ihnen Schaden zufügen könnte . . ." – so wird das Erkennen der Krankheitsursache nur einen teleologischen Aspekt haben, nur Mittel zum Zweck sein, um zu heilen, um zu helfen.

Während für den reinen Naturwissenschafter das Ziel seines Denkens im Analysieren und Erkennen der Ursache liegt, wird der Arzt darüber hinaus noch eine adäquate Therapie finden müssen. Das Ziel seiner ärztlichen Überlegung wird eine erfolgreiche Therapie und nicht nur eine Analyse der Krankheitsursache sein.

Die ausschließliche Hinwendung zur Krankheitsursache muß häufig in einen therapeutischen Nihilismus münden:

Würde man nämlich nur bei jenen Krankheiten, deren Ursache man naturwissenschaftlich verifizieren und demzufolge kausal behandeln kann eine Therapie durchführen, so müßten mehr als die Hälfte aller Krankheiten unbehandelt bleiben.

Die Absichten des Arztes unterscheiden sich aber von denen der eigentlichen Wissenschaft vor allem dadurch, daß der Arzt primär **denkt, um zu handeln, nicht um zu erkennen** (SPECHT).

Der behandelnde Arzt wird daher im Hinblick auf eine Therapie entweder
a) vom pathogenen Agens ausgehend auf die Ätiologie schließen bzw.
b) von der Phänomenologie, vom Erscheinungsbild der Krankheit ausgehend, auf die Ätiologie schließen.

In beiden Fällen aber wird die Therapie-Findung das Ziel sein und die Ätiologie nur das jeweilige Therapie-Konzept beeinflussen.

Jahrhundertelang war man, insbesondere im Abendland, davon überzeugt, daß eine adäquate Therapie ausschließlich jene sei, welche die Krankheitsursache berücksichtige.

Daher sah man in der abendländischen Medizin immer in der kausalen Therapie die richtige Therapie. Meines Erachtens entspringt jenes Bestreben in der Medizin, welches sich immer nur dem Kern, dem „Wesentlichen, Innersten, Eigentlichen" der Krankheit zuwendet wahrscheinlich dem abendländischen christlichen Denken.

Ebenso wie sich die abendländisch christliche Kirche immer nur dem „Innersten, Heiligsten", dem Kern, der Seele des Menschen zugewendet hat, hat sich die abendländisch naturwissenschaftliche Medizin immer nur dem Kern, dem Wesentlichen, der Wurzel, der Ursache einer Krankheit zugewendet.

Das Äußere – im christlichen Vokabular: die sterbliche Hülle des Menschen, im medizinischen Vokabular: das Erscheinungsbild der Krankheit wurde abwertend dem Inneren gegenübergestellt.

Um dem Inneren des Menschen gerecht zu werden, es zu retten bzw. es zu heilen, hat das abendländische Christentum das Äußere des Menschen nötigenfalls auch zerstört, ebenso wie die abendländische Medizin in ihrem Interesse an der Krankheitsursache, die Phaenomenologie der Krankheit unberücksichtigt ließ.

Das Gefährliche dieser Einstellung, im Inneren, im Kern das Wesentliche und in der oberflächlichen Schale nur das Unwesentliche des Menschen zu sehen, liegt in dem daraus folgenden Handeln, nämlich:

die Hülle zu vernichten und den Kern zu bewahren,

bzw. Leben zu vernichten, um eine Idee zu verwirklichen,

bzw. den irdischen Menschen zu zerstören, um den himmlischen zu erhalten,

bzw. das Äußere, das Erscheinungsbild der Krankheit zu negieren und sich nur dem Eigentlichen, Inneren, also der Krankheitsursache zuzuwenden; und auch hier nur mit Untersuchungen im „Inneren", nämlich mit Labor- und Röntgenuntersuchungen die Krankheit zu erkennen trachten.

Alle Therapieformen aber, welche als kausale Therapien nur auf die Krankheitsursache Bezug nahmen, mußten sich im Lauf der Geschichte verändern, weil sich ja die Ansichten über Krankheitsursache und Krankheitsentstehung im Lauf der Jahrhunderte von der Dämonenaustreibung über die Säftereinigung bis zur Zellularpathologie auch immer geändert haben. Die Forschungen und Erklärungen über Krankheitsursachen und -entstehungen sind immer zeitbedingt und daher vom jeweiligen Erkenntnisgrad der Wissenschaft abhängig. Da die kausalen Therapieformen immer dem jeweiligen Stand der Wissenschaft bzw. der herrschenden Zeitströmung entsprechen, müssen sie schon deshalb relativ kurzlebig sein.

So mußten im Abendland viele sicherlich sehr wirkungsvolle therapeutische Erfahrungen von Jahrhunderten über Bord geworfen werden, wenn sie nicht mehr zeitgemäß waren, d. h. den Vorstellungen von Krankheitsursache und Krankheitsentstehung nicht mehr entsprachen.

Auch die Absurditäten in der Medizin entstammen meistens dem kausalen Denken, welches die vermeintliche Krankheitsursache wichtiger erachtete als das sinnenmäßig wahrnehmbare Krankheitsbild.

Daher liegt eine gewisse Berechtigung in der Fragestellung,

- ob denn die Krankheitsursache auch dann, wenn sie nach dem jeweiligen Wissen der Zeit als Ursache dieser Krankheit angesehen und bewiesen wurde, ob denn diese Krankheitsursache wirklich der einzige und beste Ausgangspunkt eines Therapie-Konzeptes ist,
- ob denn das abendländisch, streng kausalanalytische Denken auf dem Gebiet der Medizin wirklich das Richtige ist, oder
- ob es nicht richtiger wäre, von den Krankheitserscheinungen, von der Phänomenologie ausgehend ein Therapie-Konzept zu finden,
- ob denn nicht gerade auf dem Gebiet der Medizin das ganzheitliche Denken richtiger wäre als das naturwissenschaftlich-analytische.

Ein an der Phänomenologie der Krankheit, am Kranksein orientiertes Therapie-Konzept könnte, unserem naturwissenschaftlichen Zeitalter entsprechend, eine naturwissenschaftliche Therapie sein, sie könnte aber auch auf reiner Empirie beruhen.

Der Weg eines empirischen Therapie-Konzeptes hat in der traditionell-chinesischen Medizin ohne Zweifel zu einem größeren verwertbaren Erfahrungsschatz geführt und dieses Therapie-Konzept auch von den jeweiligen geistigen Strömungen und Anschauungen unabhängig gemacht.

Denn die phänomenologischen Kriterien einer Krankheit haben sich seit Jahrhunderten kaum verändert. Das Erscheinungsbild einer Grippe, einer Tonsillitis z. B., war vor 5000 Jahren genauso wie heute.

Ebensowenig haben sich die Sinneswahrnehmungen der Patienten noch die Sinnesorgane der Ärzte, mit denen das Erscheinungsbild der Krankheit faßbar wird, geändert.

Die Sinneswahrnehmung und die Bewußtseinsphänomene sind es aber auch, die für den Homo patiens, für den, der die Krankheit „erleidet", von Bedeutung sind. Sie sind es auch, die er – unabhängig von Intelligenz, Bildung und Zeitgeist – verbal oder averbal ausdrücken kann und die mit den Sinnesorganen von Arzt und Patient seit Jahrhunderten in gleicher Weise erfaßbar sind. **Das einzig Konstante im Wandel der Medizin überhaupt sind: die Phänomenologie der Krankheit und die Sinneswahrnehmung von Arzt und Patient.**

Man müßte daher den phänomenologischen Kriterien der Krankheit denselben Wertegrad zumessen, wie den pathologisch naturwissenschaftlichen Aspekten der Krankheit, wenn man die Krankheit – wie es die moderne Neurophysiologie und Sinnesphysiologie fordert – sowohl vom Aspekt ihrer Entstehung als auch ihrer zentralnervösen Verarbeitung sieht.

Die Krankheit als Sinneserlebnis sehen, heißt auch, sie vom Standpunkt des kranken Menschen und nicht nur des pathologischen Befundes aus zu sehen. Dieses „Menschliche" an der Krankheit könnte aber auch die Therapie „menschlicher" machen.

Die Fehler in der Medizin sind – wie die Geschichte zeigt – meistens aufgrund einer kritiklosen und fanatisch-kausalen Therapie entstanden, welche das Hauptziel der Therapie in der Beseitigung der Krankheitsursache sah.

Die theoretischen Irrtümer und folgenschweren Fehler in der Therapie sind häufig dann entstanden, wenn die Krankheits**ursache** wichtiger schien als die Krankheits**erscheinung.**

Ein Beispiel soll dies erläutern:

Eine Therapie im Sinne der traditionell-chinesischen Medizin, die sich am phänomenologischen Aspekt der Krankheit, an der subjektiven Symptomatik des Patienten, an seinem Befinden mehr orientiert als an der vermeintlichen Krankheitsursache, könnte dem Aderlaß-Wahn des 18. Jhdts. nicht verfallen, der den Patienten oft zu Tode kurierte, nur um die Krankheitsursache auszutreiben.

Beispiele dieser Art, die letztlich auf einer Überbewertung des pathologischen Befundes der Krankheit und auf einer Abwertung des subjektiven Befindens des Kranken beruhen, ließen sich in größerer Folge anführen.

Die phänomenologischen Kriterien der Krankheit ebenso bewerten wie ihren pathologisch naturwissenschaftlichen Aspekt, Krankheit und Schmerz als Sinneserlebnis des Patienten zu verstehen, würde aber auch bedeuten, den Menschen und nicht nur das pathogene Agens in den Mittelpunkt der medizinischen Überlegungen zu stellen.

Die 2000 Jahre alte und noch immer berechtigte Kritik PLATO's hinsichtlich der abendländischen Medizin beruht nach seinen Worten vor allem darauf, daß „die Ärzte des Abendlandes das Ganze übersehen". Dieses Ganze im Krankheitsprozeß also: die Krankheit und ihre zentralnervöse Verarbeitung, die Krankheit und ihre Beziehung zu klimatischen und psychischen Faktoren, die Krankheit und die textgleiche Bedeutung ihrer Symptome, dieses Ganze wurde von der traditionell-chinesischen Medizin in einer so umfassenden Art und Weise berücksichtigt, daß dies auch heute noch das Modell einer Ganzheitsmedizin sein könnte.

Erläuterungen zu den

4 Sinnesparametern	bzw.	4 Gegensatz-Paaren

WO, WIE LANG,

WIE STARK, VON WELCHER ART

außen–innen, schwach–stark,

kalt–warm, YIN–YANG

und Hinweise auf Erkenntnisse aus der Verhaltensforschung und psychosomatischen Medizin, sowie praktische Beispiele der Punkt-Auswahl aufgrund dieser Überlegungen.

Zwischen der altchinesischen Medizintheorie und der vergleichenden Verhaltensforschung bestehen viele interessante Parallelen.

Beide berücksichtigen die Organ- und Körpersprache, um einerseits das Krankheitsgeschehen und andererseits das archaische Verhalten des Menschen zu interpretieren.

Unser Kranksein und unser archaisches Verhalten hat viel Analoges. Auf die Beziehung von Krankheit und unserem archaischen Erbe weist das hebräische Wort für Krankheit „Chol" hin, das nicht nur Krankheit, sondern auch gewöhnlich – ursprünglich sein heißt. Der Begriff der Krankheit wird im altjüdischen Denken mit der Vorstellung von „nicht erwählt sein" gleichgesetzt (WEINREB).

Der kranke Mensch, der während seiner Krankheit oft außerhalb der Kontrolle seines Bewußtseins und Denkens, „außer sich und nicht in sich" war, wurde deshalb oft auch mit dem sündigen Menschen gleichgesetzt. „Chol", gewöhnlich – ursprünglich sein, könnte aber auch bedeuten, daß im Zustand der Krankheit ein ursprüngliches Verhalten wieder eingenommen wird, welches im Zustand der Gesundheit in den Hintergrund gedrängt wird.

Aus der Psychiatrie wissen wir, daß Kranksein oft als Flucht in die Krankheit verstanden werden muß, die einem Zurückgehen auf eine infantile Phase entspricht, in der vorübergehend auch die Anforderungen auf die eines Kindes reduziert werden.

Kranksein, archaisches Verhaltensmuster, Gewöhnlichsein, „sündig sein", auf ein infantiles Stadium regredieren, dies alles paßt zur Beschreibung für den Zustand eines Menschen, der im Moment des Krankseins die drei menschlichen Charakteristika anscheinend aufgehoben haben will: nämlich die Sprache, das einsichtige Handeln, den aufrechten Gang.

So wird z. B. im Zustand des Krankseins vieles nicht durch die bewußte Wortsprache, sondern durch die unbewußte Körpersprache ausgedrückt; Krankheitssymptomen kommt in vielen Fällen eine übertragene Bedeutung zu; sie entsprechen manchmal einer textgleichen Botschaft, mit der der Kranke etwas ausdrücken will, was er bewußt nicht artikulieren kann.

Das einsichtige Handeln ist gerade in der Zeit des Krankseins so häufig in Frage gestellt, daß unsere deutsche Sprache sogar den Ausdruck der Krankheitseinsicht gefunden hat und das Fehlen der Krankheitseinsicht oft mit unheilbar krank sein gleichsetzt. In vielen Fällen ist der Kranke „außer sich und nicht in sich", außerhalb der Kontrolle seines urteilenden Verstandes. Für seine Handlungen ist er im Zustand der Krankheit nicht voll verantwortlich, einer Tatsache, der sogar unsere Justiz Rechnung trägt.

Der aufrechte Gang, die aufgerichtete Haltung wird im Zustand der Krankheit von fast allen Kranken gegen eine liegende Haltung und Ruhestellung eingetauscht. Dies findet man in fast allen Therapiearten ebenso, wie es instinktiv jedes Kind beim Krankspielen mit seiner Puppe demonstriert.

Das Aufheben dieser drei spezifischen menschlichen Verhaltensformen (Sprache, einsichtiges Handeln, aufrechter Gang), das Zurückgehen auf eine frühere Entwicklungsstufe, das „Chol" im Kranksein (gewöhnlich sein, ursprünglich sein, krank sein) erkennen, bedeutet aber auch, daß der Arzt sich mit diesen Mechanismen der averbalen Körper- und Organsprache befassen muß, um sie interpretieren zu können.

Die bewußt gewordenen Krankheitssymptome, die Parameter des Sinneserlebnisses „Krankheit" treten oft an die Stelle der bewußten Sprache:

Das Lokalzeichen WO liefert oft Hinweise auf Flucht-, Kampf- und Abwehrreaktionen, z. B.:

Die schmerzende Muskelverspannung am Musculus trapezius ist oft Ausdruck für hartnäckiges, halsstarriges „Sich-behaupten-müssen", für einander widersprechende Impulse archaischer Reflexe wie Demutshaltung und Dominanzverhalten (JONAS).

Das Schweregefühl, die unsichere, leicht ermüdbare Bewegungseinschränkung bei Knieschmerzen ist oft Ausdruck für das „Nicht-mehr-durchstehen-können", für die archaische Geste des auf die Knie Fallenden und Unterlegenen.

Das Druckgefühl in der Brust weist oft auf etwas den Kranken Bedrückendes hin.

Der qualitative Parameter VON WELCHER ART, der bedrückende, brennende, bohrende Schmerz gibt oft einen Hinweis auf das Reagieren des Kranken und seine Auseinandersetzung mit Krankheit und Umwelt.

WO, WIE LANG, WIE STARK, VON WELCHER ART die Beschwerden sind, entspricht nicht nur den vier Parametern eines Sinneserlebnisses, also der zentral-nervösen Verarbeitung der Krankheit, sondern auch dem Artikulierbaren der Krankheit. (Articulatio heißt ja nicht nur Gelenk, sondern auch sprachlicher Ausdruck.)

Die folgenden Abschnitte sollen Erläuterungen zu dieser Körpersprache bringen und Übereinstimmendes zwischen chinesischer Medizin und Verhaltensforschung aufzeigen.

1. Zum Lokalzeichen „WO"

(BIAO–LI: außen–innen)

Der subjektiv empfundene Krankheits- und Schmerzort

Der Lokalisation des Schmerzes kommt eine große Bedeutung zu, wenn man den Schmerz nicht nur vom Standpunkt des „referred pain" zu verstehen versucht, sondern – wie JONAS – davon ausgeht, daß alle Verhaltensphänomene, und damit auch unsere Körper- und Organsprache, eine phylogenetische Geschichte haben.

Menschliche Gesellschaften sind eine höhere Entwicklung tierischer Gesellschaften, wie auch der menschliche Körper eine Weiterentwicklung des tierischen Körpers ist.

Kampf- und Fluchtreflexe unserer tierischen Vorfahren sind z. B. auch im Verhaltensrepertoire unseres Nervensystems vorhanden. In gewissen Situationen reagiert daher jeder Mensch instinktiv, d. h. gemäß dieses animalischen Repertoires. In Momenten, in denen er entfliehen will, wird er z. B. wie ein Tier unbewußt die dorsale Streckermuskulatur innervieren, in Augenblicken der Abwehr die ventrale Muskulatur anspannen, in ausweglosen Situationen einen Totstellreflex haben und wie gelähmt sein u. v. a.

„Der harmonische Mensch lebt ohne Widersprüche zwischen diesen archaischen Reflexen und seinem denkenden Großhirn. Wenn aber ein ständiger Widerspruch zwischen den tierischen Mechanismen in uns (z. B. Demutsgeste: Kopf beugen) und den Impulsen des denkenden, urteilenden Großhirns herrscht (z. B. Gegenbefehl: Kopf hochhalten), dann können diese sich widersprechenden Informationen zu einer Verspannung jener Muskelgruppen führen, die für Kopfbeugen und Kopfhochhalten verantwortlich sind." – Soweit JONAS.

Dieser Widerspruch entsteht besonders dann, wenn das urteilende Großhirn nicht flexibel, sondern starr handelnd Prinzipien oder Gesetzen folgt, die der menschlichen Gegebenheit nicht Rechnung tragen, nicht berücksichtigen, daß der menschliche Körper und auch das menschliche Verhalten durch unsere animalischen Vorfahren geprägt worden ist.

Die „Erde", aus der wir „gemacht" sind, liegt eben in unserer phylogenetischen Entwicklungsgeschichte. Manche unserer Gesetze und Prinzipien, die das soziale Leben der Menschen regeln sollen, sind unnatürlich und manchmal krankmachend, weil sie dieser Tatsache nicht Rechnung tragen.

Im Vokabular der christlich abendländischen Vorstellung sind z. B.: Flucht, Angriff, Abwehr, um nur einige der archaischen Mechanismen zu nennen, meistens negative Begriffe, während das Gegenteil wie: standhaft ertragen, widerstandslos dulden, als positiv erachtet wird. Die Werteskala der christlich abendländischen

Erziehung wendet sich nur jenem Persönlichkeitsideal zu, das unser Großhirn erdacht hat und erachtet dieses Persönlichkeitsideal als „gut", das Archaische aber als etwas, das überwunden werden muß (durch Fasten, Enthaltsamkeit, usw.).

Das Unverständnis dem ganzen Menschen gegenüber, worunter man die Einheit von archaischem Erbe und Persönlichkeitsideal verstehen muß, charakterisiert aber zum Teil auch unsere naturwissenschaftliche Medizin. Die moderne Psychosomatik und die moderne Verhaltensforschung jedoch zeigen den Menschen in seiner Ganzheit und versuchen, vieles im Krankheitsgeschehen durch dieses archaische Erbe zu erläutern.

Auch die altchinesische Medizin sah und sieht den Menschen als Glied einer evolutionären Kette, dessen Organfunktionen ebenso wie sein soziales Verhalten eine phylogenetische Geschichte haben.

Wir können daher für vieles, scheinbar Unverständliche in der traditionell-chinesischen Medizin eine Erklärung in der Entwicklungsgeschichte des Lebendigen finden.

Die psychosomatische Medizin versucht, die Körpersprache als Ausdruck emotionaler Phänomene zu verstehen. Sie versucht, den somatischen organischen Anteil und den emotionalen Anteil der Krankheit als gleichwertig zu berücksichtigen und zu interpretieren sowie dem Patienten durch Gespräche den Appellcharakter seiner neurovegetativen und psychovegetativen Beschwerden vor Augen zu führen.

Die Verhaltensforschung trachtet, gewisse Grundzüge des menschlichen Verhaltens zu erklären, indem sie den Menschen als Glied einer evolutionären Kette sieht (TINBERGEN).

Die traditionell-chinesische Medizin versucht, die Körpersprache, also Mimik, Gestik, Körperhaltung, im Zusammenhang mit Störungen innerer Organe zu verstehen. Seit vielen Jahrhunderten trachtet sie, ebenso wie die moderne Verhaltensforschung und die moderne Psychosomatik, den kranken Menschen in seinem somatischen und psychischen Aspekt zu erfassen und darüber hinaus beide Aspekte bei der Therapie auch zu berücksichtigen.

Übereinstimmend mit der Verhaltensforschung und Psychosomatik setzt die altchinesische Medizin in Beziehung:

a) **den ventralen Teil des Körpers mit dem atavistischen Reflex der Abwehr,**
b) **den dorsalen Teil des Körpers mit den atavistischen Reflexen der Angst und Flucht,**
c) **den lateralen Teil des Körpers mit den atavistischen Reflexen der Aggression und des Angriffs.**

Im folgenden soll am Beispiel des Stirn- bzw. Hinterkopfschmerzes diese Beziehung erläutert und auf die Wichtigkeit hingewiesen werden, dieses Lokalzeichen der Sinnesempfindung in das Behandlungskonzept einzubauen und zu berücksichtigen.

ad a) Ventrales Längsdrittel des Körpers – Beziehung zur Abwehr:

Die Lokalisation der Schmerzen z. B. am Kopf gibt oft einen Hinweis, ob die schmerzauslösende Muskelverspannung und Gefäßkontraktion im Sinn einer defensiven Geste oder als Fluchtreaktion betrachtet werden soll. So können z. B. Verspannungen im vorderen Längsdrittel des menschlichen Körpers, und damit auch an der Stirn, archaische Reflexe im Sinn einer Abwehrreaktion sein, die JONAS folgendermaßen interpretiert:

„Wenn ein Mensch einen Schlag, Hieb oder Stoß gegen die Brust oder den Kopf bewußt oder unbewußt erwartet, dann spannt er auf Basis angeborener Reflexe die Muskulatur von Kopf, Thorax und Abdomen an, genauso wie Tiere sich gegenüber einem Angriff von Hörnern, Schultern oder Hufen verhalten würden."

Stirnkopfschmerzen könnten somit das Resultat einer defensiven Reflexaktion sein, die durch einen stets zu erwartenden imaginären Schlag auf die Stirn, z. B. durch den streitsüchtigen Ehepartner, hervorgerufen werden.

Auch für die Kopfschmerzen bei Schulkindern, welche fast ausschließlich an der Stirne lokalisiert sind, könnte die Ursache im bedrohlichen Gegenüber des Lehrers zu suchen sein.

Ebenso könnte die Mode, Stirnbänder zu tragen, wie dies jetzt bei den Jugendlichen so oft zu sehen ist, als Geste der Ablehnung, der Abwehr zu verstehen sein und das Stirnband als eine Verstärkung jener verspannten Muskulatur an der Stirn interpretiert werden, die den vermeintlichen Angriff aus der von ihnen abgelehnten Umwelt abwehren soll.

Ähnlich war im Mittelalter das Tragen eines Stirnbandes zum Schutz gegen den bösen Blick üblich. War man hingegen vom bösen Blick bereits verzaubert, so sollte ein lokaler Aderlaß an der Stirne dazu dienen, diesen Zauberbann zu lösen. Dieser Aderlaß wurde interessanterweise im Gebiet des Akupunkturpunktes G 14 vorgenommen, somit an einem Meridian, der zum Auge und zur Aggression Beziehung hat. Vermutlich wurde durch diesen Aderlaß die Gefäßkontraktion und Muskelverspannung an der Stirn beeinflußt und damit das Gefühl, „im Banne der Hexe zu stehen", gelöst. Japanischen Berichten zufolge soll ja der lokale Aderlaß ein Vorläufer der Akupunktur gewesen sein (LASSNER, persönl. Mitteilung).

In anterioren Muskelverspannungen des Menschen kann man demnach auch den Ausdruck einer defensiven Geste sehen, wie dies die Verhaltensforschung und auch die traditionell-chinesische Medizintheorie lehren.

Die anteriore defensive Muskelverspannung betrifft neben dem Kopf auch das ganze vordere Längsdrittel des menschlichen Körpers. Dies erläutert zum Teil, warum in der chinesischen Akupunktur für die Behandlung von Stirnkopfschmerzen auch Punkte am Abdomen und am vorderen Drittel der unteren Extremität gewählt werden sollen (vorderes Längsdrittel des menschlichen Körpers).

Damit eine umschriebene Muskelverspannung gelöst werden kann, muß anscheinend immer jenes ganze Längsdrittel des menschlichen Körpers beeinflußt werden, welches durch die archaischen Mechanismen der Abwehr, Flucht oder des Angriffes betroffen ist, also:

bei Abwehr das vordere Längsdrittel,
bei Flucht das hintere Längsdrittel,
bei Angriff das seitliche Längsdrittel.

Die aus der Erfahrung stammenden Hinweise der traditionell-chinesischen Ärzte für die Auswahl und Kombination von Akupunktur-Punkten erhalten so durch die Verhaltensforschung eine weitere Erklärung.

ad b) Dorsales Längsdrittel des Körpers – Beziehung zur Flucht:

Ähnlich verhält es sich bei der dorsalen Muskelverspannung. JONAS interpretiert diese als Folge eines Fluchtreflexes, als Folge einer Angstsituation, die zu einer Verspannung der Nacken- und Rückenmuskulatur und zu einer Innervation der gesamten dorsalen Streckermuskulatur führt.

Auf diese Weise wird im Tierreich die Flucht, das sofortige Wegspringen ermöglicht. Darüberhinaus aber wird das Lebewesen durch diese reflexartige Muskelverspannung auch vor einem Angriff von hinten geschützt, da ja die verspannte dorsale Rückenmuskulatur wie eine schützende Hülle wirkt.

Dorsale Verspannungen müssen daher auch im Sinn einer Angstsituation oder einer ständigen Fluchtbereitschaft des Kranken interpretiert werden und sollten einen Hinweis geben, daß der Kranke überfordert, überlastet ist. Der Arzt kann über ein aufklärendes Gespräch den Patienten auf die Zusammenhänge dieser schmerzenden Verspannung aufmerksam machen und ihm durch eine Lockerung der verspannten dorsalen Muskulatur die schmerzende Verspannung und damit einen Teil seiner somatisierten Angst nehmen. Vermutlich wird aber dieses Spannungsfeld am Nacken so lang immer wieder auftreten, als der Patient seine Konflikte vor allem auf der Ebene der Körpersprache austrägt.

In diesen Fällen besteht die Hilfe des Arztes nur darin, dem Patienten das Austragen seiner Probleme auf der Ebene der Körpersprache neu zu ermöglichen, indem er die dadurch entstandenen Schmerzen immer wieder beseitigt. Oft wird aber zu beobachten sein, daß nach Besserung der somatischen Beschwerden zahllose ähnliche funktionelle Beschwerden oder psychische Störungen auftreten, nach deren Besserung dann die somatischen Beschwerden wiederkehren.

Zusammenfassend: Der Schmerzort – das Lokalzeichen der Sinnesempfindung WO – wird in der traditionell-chinesischen Medizin folgendermaßen berücksichtigt:

1. Diagnostisch:

Über den Hinweis auf den betroffenen Funktionskreis erhält der Arzt Hinweise bezüglich klimatischer oder psychischer Faktoren, die für die Krankheitsentstehung von Bedeutung sein können.

2. Therapeutisch:

Am Schmerzort wird durch eine entsprechende Punkt-Wahl und Stimulation mit Hilfe einer Nadel eine sog. Nadelsensation ausgelöst, wodurch – wahrscheinlich auf reflektorischem Weg – ein therapeutischer Reiz gesetzt wird. Dieser beeinflußt jene Muskelverspannung, die durch die periphere Manifestation der psychischen Störung ausgelöst wurde.

2. Zum Temporalzeichen „WIE LANG"

(und zum quantitativen Anteil „WIE STARK")
(XU–SHI: schwach–stark)

Die Krankheits- und Schmerzdauer

Die Dauer der Krankheit spiegelt sich im Zeitpunkt des Auftretens der vegetativ-reflektorischen bzw. algetischen Krankheitszeichen wider.

Nach HANSEN–SCHLIACK treten die vegetativ-reflektorischen Krankheitszeichen lange Zeit vor den algetischen auf. Die unterschiedliche Zeit des Auftretens läßt somit Rückschlüsse zu, ob akute oder chronische Krankheiten vorliegen.

Die vegetativ-reflektorischen Krankheitszeichen haben Projektionsareale, die durch Zwischenschaltung des Nervus sympathicus oft weit weg vom erkrankten inneren Organ liegen.

Diese neurophysiologischen Erkenntnisse stimmen mit der uralten chinesischen Erfahrung überein, wonach bei **Krankheiten von kurzer Dauer Fern-Punkte gewählt werden.**

Lange Zeit nach dem Auftreten dieser vegetativen Zeichen projizieren sich dann die algetischen Zeichen an die entsprechenden segmentalen Abschnitte der Körperoberfläche. Diese finden sich also nahe dem Krankheitsort. Ihr Auftreten kann einen Hinweis auf einen längerdauernden, chronischen Krankheitsprozeß geben. Auch hier findet sich Übereinstimmung zwischen der modernen Neurophysiologie und dem erstaunlich richtigen empirischen Wissen der altchinesischen Medizin, wonach bei **Krankheiten von langer Dauer Nah-Punkte gewählt werden.**

Die Dauer der Krankheit wird in altchinesischer Sicht durch die „betroffene Schichte der Körperoberfläche" erkennbar, da die „Krankheit von der Oberfläche in die Tiefe wandert".

Dazu folgendes: Die vegetativ-reflektorischen Krankheitszeichen, wie Piloarrektion und veränderte Schweißsekretion, projizieren sich an die Haut, also an die oberflächlichste Schichte der Körperoberfläche.

Am Beginn einer Krankheit treten – wie erwähnt – die vegetativ-reflektorischen Krankheitszeichen auf, welche sich auch tatsächlich an die oberflächlichste Schichte der Körperoberfläche projizieren: nämlich an die Haut und die Subcutis. Die Krankheitserscheinungen treten also zuerst oberflächlich auf und „wandern später in die Tiefe", wenn die algetischen Zeichen in Form schmerzhafter Verspannungen in den tiefergelegenen Muskelschichten auftreten. Noch später kündet dann ein schmerzhaftes Organgefühl die Erkrankung im Körperinneren an. Die Reihenfolge der betroffenen Projektionsareale (Oberfläche – Haut – inneres Organ) entspricht der altchinesischen Annahme eines „Tiefertretens der Krankheit" und gibt somit ebenfalls einen Hinweis darauf, ob die Krankheit akut oder chronisch ist, gibt somit einen Hinweis auf XU–SHI, schwach–stark oder Leere–Fülle.

Die Krankheitsdauer, das Temporalzeichen der Sinnesempfindung, wird in der traditionell-chinesischen Medizin folgendermaßen berücksichtigt:

1. Diagnostisch:

Die vegetativ-reflektorischen Krankheitszeichen, ebenso wie die schmerzhaften Fern-Punkte lassen auf eine kurzdauernde, akute Krankheit schließen;
die algetischen Krankheitszeichen, ebenso wie die schmerzhaften Nah-Punkte lassen auf eine längerdauernde, chronische Krankheit schließen.

2. Therapeutisch:

Bei akuten Krankheiten wird die Reizung eines Fern-Punktes empfohlen;
bei chronischen Krankheiten wird die Reizung eines Nah-Punktes empfohlen.

3. Zum qualitativen Anteil
„VON WELCHER ART"

(HAN–RE: Kälte–Hitze)

Die Schmerzart

Die Art und Weise wie der Patient seine Beschwerden und Schmerzen empfindet und erleidet, führt in der traditionell-chinesischen Medizin zu einer Klassifizierung der Krankheiten und kann darüber hinaus auch noch Hinweise auf den Reaktionstyp des Menschen liefern.

– Die Art der Beschwerden oder der Schmerzen liefert in traditionell-chinesischer Sicht einen Hinweis auf den auslösenden Krankheitsfaktor. So werden z. B. Beschwerden im Fieberzustand brennend und hitzend, Beschwerden nach Zuglufteinwirkung ziehend, reißend, blitzartig usw. empfunden.

– Die Art der Schmerzen wird oft von der Persönlichkeit des Menschen, oft auch von seinem archaischen Verhaltensmuster geprägt:

In der Auseinandersetzung Mensch – Krankheit muß der Mensch zeitweise zum Unterlegenen werden, der nicht agiert, angreift, sondern reagiert, abwehrt und oft verliert. Der Kranke reagiert auf seine Krankheit, seinen Schmerz vermutlich in derselben Weise wie er auf störende Einflüsse, auf Belastungen und Angriffe aus seiner Umwelt reagieren würde.

Die Auseinandersetzung Mensch – Krankheit spiegelt jene zwischen Mensch und Umwelt wider.

Z. B.: Die müde und vom Schicksal geschlagene Patientin, die wegen Rücken- oder Nackenschmerzen zur Behandlung kommt, wird sich erst nach Aufforderung „erheben", im wahrsten Sinn „aufrichten", um über ihre Beschwerden zu klagen, welche sie – wie ihr Schicksal – als „zermürbend" beschreibt, während sie den Nacken und Rücken – wie sich selbst – als „zerschlagen" empfindet.

Die überspannte und gespannte Patientin hingegen hat meistens „hartnäckige" Schmerzen, weil sie den Musculus trapezius anspannt, um so jede Möglichkeit auszuschalten, den Kopf – wie sich selbst – fallenzulassen. Ihr Schmerz entspricht dem „hartnäckigen" sich „Behaupten", den man bei innerlich verspannten Patienten oft dann findet, wenn sie ihr eigenes Persönlichkeitsideal zu hoch gespannt haben.

Betrachtet bzw. analysiert man die in der altchinesischen Medizin beschriebenen Krankheitsbilder, insbesondere das Lokalzeichen und den qualitativen Anteil der Beschwerden, so gewinnt man den Eindruck, die altchinesischen Ärzte würden Menschen- und Verhaltenstypen bzw. Umwelt- und Lebensbelastungen beschreiben, somit Menschen charakterisieren, die ihren Schmerz in derselben Art und Weise erleiden, empfinden und beschreiben, wie ihre Belastung durch die Umwelt: „der Schmerz ist wie ein fester Reifen um den Kopf", oder „der Schmerz ist ein schmerzhaft einengendes Gefühl", oder „ein mäßig starker oder anhaltender Dauerschmerz".

In all diesen Beschreibungen wird
der Schmerz wie die Umwelt, die Familie, die Belastung des Alltags dargestellt.

„der Kopf ist leer, schwer und kraftlos", oder „. . . wie aufgeblasen, am Zerplatzen", der Kopf wie der Mensch selbst, der Unterlegene im Zweikampf dargestellt.

So empfindet z. B. der aufbrausende, jähzornige Patient, wenn er Schmerzen im Kopf hat, den Kopf – wie sich selbst – als „aufgebläht und am Zerplatzen"; den Schmerz – wie seine Umwelt – als „schlagend, hämmernd, pochend".

Zusammenfassend könnte man demnach sagen: Der Schmerzort (hier der Kopf) symbolisiert den ganzen Menschen, die Schmerzart symbolisiert seine Lebensbelastung.

Einige Beispiele sollen dies erläutern und darüber hinaus auch die Übereinstimmung aufzeigen, die zwischen dem altchinesischen Erfahrungsgut und der modernen Medizin besteht.

Beispiel: Spannungskopfschmerzen

Der Neurologe BAROLIN beschreibt Spannungskopfschmerzen folgendermaßen: „Für die an Spannungskopfschmerzen leidenden Personen ist der Kopf symbolisch ein Behälter mit einem speziell fest schließenden Deckel, sodaß der sich entwickelnde Dampf eines stürmischen Gefühls nicht entweichen kann."

Der vom Charaktertyp her aufbrausende Mensch, den das „stürmische Gefühl aufwärtsdrängt", ist das Spiegelbild für seinen Kopf, der ebenso unter dem Dampf eines stürmischen Gefühls platzen könnte. Um die Katastrophe des Platzens zu vermeiden, werden unbewußt die Kopfmuskeln auf der Scheitelhöhe angespannt, denn dieser Patient will seinen Konflikt ja mit dem Kopf lösen.

Zitat aus der traditionell-chinesischen Medizinliteratur bezüglich der Spannungskopfschmerzen:

„Der Kopf ist wie aufgeblasen, aufgebläht, am Zerplatzen, der Schmerz ist pochend, klopfend, auf der Scheitelhöhe und Schläfe lokalisiert und wird wie ein schmerzender Hut empfunden."

Eigene Interpretation dieses traditionell-chinesischen Krankheitsbildes:

Nicht nur der Kopf, sondern der ganze Mensch ist am Zerplatzen. Er löst diesen Konflikt aber nicht emotionell, sondern rational, intellektuell, also „mit dem Kopf".

Die Anspannung der Kopfmuskeln auf der Scheitelhöhe, am „Deckel", könnte m. E. aber auch der Ausdruck einer Abwehrspannung gegen einen zu erwartenden Schlag von oben auf den Deckel, auf das Dach, sein. Denn der zum Platzen geladene Mensch erwartet, weil er am Zerplatzen ist, symbolisch als Strafe dafür von oben (vom Schicksal, vom Vorgesetzten) einen Schlag, „eine auf den Deckel".

Gleichzeitig will er durch rituelles Neigen des Kopfes aber die Unterwerfung andeuten.

Muskelverspannungen und Schmerzen werden hier demnach auf der Scheitelhöhe (wo der Schlag zu erwarten ist) und am Nacken (entsprechend der Unterwerfungsgeste) zu erwarten sein.

Scheitelhöhe und Nacken sind also jene Areale, wo der aufbrausende, jedoch unterlegene Mensch seinen Konflikt durch die Körpersprache austragen wird.

Wenn man davon ausgeht, in der Art des Schmerzes ein Spiegelbild der Auseinandersetzung zwischen Mensch und Umwelt zu sehen, dann kann man die oft unverständliche Krankheitsbeschreibung im altchinesischen Medizinsystem besser verstehen. Dies führt darüber hinaus aber auch zu einem erweiterten Krankheitsverständnis, weil archaische Mechanismen zur Erklärung der Krankheitssymptome miteinbezogen werden.

Damit soll nun aber keineswegs gesagt sein, daß Konflikte im Menschen und Konfrontationen mit seiner Umwelt die einzige Krankheitsursache wären. Sie prägen aber das Symptomenbild besonders jener Menschen, die ihre Konflikte und Schwierigkeiten vor allem auf der Ebene der Körpersprache austragen.

Im folgenden sollen nun an zwei Beispielen diese Erläuterungen dargestellt und auch Hinweise für eine entsprechende therapeutische Konsequenz angeführt werden.

Beispiel: Rückenschmerzen – paravertebral

Berücksichtigt wird das „WO und VON WELCHER ART" der Schmerzempfindung.

Der alte oder der lebensmüde Mensch empfindet und beschreibt seinen schmerzenden Rücken – wie auch sein Leben und sich selbst – als schwer, müde, belastend.

Er verstärkt diese Mitteilung an die Umwelt durch eine demütige Haltung und eine bejahende Beugebewegung des Kopfes. Der Tonus der Rückenstrecker wird vermindert, wie im Schlaf und Winterschlaf, dem Symbol des Sterbens, welches der lebensmüde oder alte Mensch durch seine Haltung, Gestik und Mimik ausdrückt und akzeptiert.

Eine bestimmte Emotion drückt sich in einer bestimmten Haltung oder Gestik aus und teilt sich auf diesem Weg auch der Körperoberfläche mit. Therapeutisch kann nun die erschlaffte Muskulatur des Rückens – Ausdruck der lebensmüden und erschöpften Situation eines Menschen – beeinflußt werden:

Dies erfolgt durch eine entsprechende Akupunktur-Behandlung, bzw. eine Schröpfbehandlung oder Moxibustion, wodurch eine bessere Durchblutung des Rückens und damit auch eine therapeutische Wirkung auf den somatisierten Aspekt dieser Lebensmüdigkeit und Erschöpfung des Patienten erreicht werden kann.

Beispiel: Rückenschmerzen – lateral ausstrahlend

Berücksichtigt wird das „WO und VON WELCHER ART" der Schmerzempfindung.

Der junge oder der aufbegehrende Mensch beschreibt seine Rückenschmerzen mit den Worten wie: „diese Verspannung halte ich nicht aus" oder „das ist nicht zu ertragen!"

Er verstärkt diese Mitteilung durch eine Abwehrgeste mit erhobenen Händen und gespreizten Fingern, so als wollte er dadurch eine große Fläche schützend vor seinen Körper stellen. Dazu erfolgt eine verneinende Kopfbewegung, eine energische Drehbewegung des Kopfes, die symbolisch jedes Ertragen einer Last unmöglich macht.

Verspannungen an der lateralen Seite des Kopfes sind oft Abwehrreaktionen und kommen häufig bei Menschen vor, die sich den Lebensbelastungen gegenüber ablehnend verhalten.

Wir finden also lateral ausstrahlende Schmerzen häufiger bei jenen Patienten, die ihre Beschwerden und Belastungen nicht tolerieren, sondern sie verneinen.

Die altchinesische Medizin setzt das laterale Längsdrittel des Körpers (G und 3E) und die Emotion Zorn, Aggression zu dieser verneinenden Einstellung des Patienten in Beziehung.

(Die Geste des Neinsagens ist ja auch bei fast allen Völkern mit einer drehenden, abwendenden Bewegung von Kopf und Körper verbunden.) Die drehende Bewegung um die Längsachse ist bei diesen Patienten auch meistens schmerzhaft, weil es eine gehemmte „eingefrorene" Haltung ist.

Gehemmt und eingefroren ist diese Drehbewegung auch deshalb, weil der Kranke im Kampf oder in der Konfrontation mit seinem Schmerz bzw. seinem Schicksal der Unterlegene ist, weil er zum Akzeptieren, zum Jasagen gezwungen wird, so sehr er sich auch „dreht und wendet", um sich dem Schmerz, dem Schicksalsschlag zu „entwinden".

Der Kranke wird durch eine Drehbewegung das Unterlegensein verneinen wollen, wird aber zu einer bejahenden Bewegung gezwungen. So kann das laterale seitliche Ausstrahlen der Schmerzen am Rücken in der Körpersprache und aus Sicht der traditionell-chinesischen Medizin oft ein Verneinen, ein Auflehnen gegen die bestehenden Beschwerden oder gegen die augenblickliche Lebenssituation signalisieren.

Es weist darüber hinaus aber auch auf einen aufbegehrenden, kämpferischen Patienten hin.

Therapeutisch wird in diesen Fällen eine Muskelentspannung für das laterale Längsdrittel, d. h. Punkte des Gallenblasen- und Leber- sowie des 3E-Meridians empfohlen.

Diese beiden Beispiele sollen zeigen, daß der Ort der Beschwerden und die Ausstrahlung der Schmerzen einen Hinweis auf unterschiedliche Reaktions- bzw. Verhaltenstypen des kranken Menschen liefern können. Ebenso kann eine Verminderung oder eine Erhöhung des Tonus der Rückenmuskulatur auf eine unterschiedliche Einstellung zur Krankheit, auf einen unterschiedlichen Reaktionstyp des Kranken hinweisen.

Wie diese beiden Beispiele zeigen, trachtet die traditionell-chinesische Medizin danach, neben den objektivierbaren Befunden die subjektiven Beschwerden zu berücksichtigen, d. h. sie beachtet Schmerzort, Schmerzart, Krankheitsdauer und Intensität der Beschwerden ebenso wie meßbare Befunde.

Sie versucht, die Krankheit und ihre zentralnervöse Verarbeitung, den meßbaren und den nicht meßbaren Anteil der Krankheit, also Befund und Befinden, zu erfassen.

Gedanken zum sinnenmäßigen Erfassen

Chinas traditionell-chinesische Medizin und GOETHE's morphologische Studien, sein „denkendes Beobachten und beobachtendes Denken" haben soviel Gemeinsames, daß ich durch einige Zitate und Hinweise versuchen möchte, dem westlichen Arzt das fernöstliche Denken auch auf diesem Weg näherzubringen.

Die traditionell-chinesischen Ärzte versuchen, Gesundheit und Krankheit, Entstehen und Vergehen des Lebens primär durch Sinneserfahrung zu erfassen, „sinnenmäßig" wie GOETHE die Naturgeschehnisse.

Diese Ärzte wollen die Zusammenhänge des menschlichen Lebens verstehen, GOETHE die Zusammenhänge der Naturgeschehnisse; beide trachten daher, allgemein gültige Aussagen und weniger naturwissenschaftliche Resultate darüber zu erhalten.

Man könnte auch sagen: Die traditionell-chinesische Medizin will vor allem eine Heilkunde und weniger eine medizinische Wissenschaft sein und die Naturforschung GOETHE's will – wie PORTMANN anführt – eine Naturkunde und nicht eine Naturwissenschaft sein.

Während unser abendländisches Denken seit dem 17. Jhdt. auf die „theoretische Funktion" gesetzt hat und in der Transformation des qualitativ Gegebenen in die Sprache der Quantität den eigentlichen Sieg und Triumph der Naturwissenschaft sah, haben die chinesischen Denker und der Naturforscher GOETHE in ihren Studien getrachtet, den primären Sinneseindruck zu bewahren und versucht, die Qualität von Form und Farbe, Laut- und Tastgefühl zu erhalten.

GOETHE und die altchinesischen Ärzte verharren in ihrer Geistesarbeit nicht, wie das Abendland, in der „theoretischen Funktion", die danach trachtet, das Qualitative zu überwinden, indem man es durch meßbare Größen ersetzt.

So haben die traditionell-chinesischen Ärzte der Sinneserfahrung und Sinneswahrnehmung durch Hören, Sehen, Fragen, Tasten und Riechen größere Bedeutung zugemessen als dem Objektivieren und Messen mit Hilfe von Apparaten; sie haben dem Kranksein als Sinneserlebnis, der Phänomenologie der Krankheit, dem zentralnervös Verarbeiteten der Krankheit mehr Interesse zugewendet als der Krankheit selbst.

Sie haben den Parametern der Sinneswahrnehmung, den Lokal- und Temporalzeichen, dem qualitativen und quantitativen Anteil der Krankheitserscheinung mehr Bedeutung zugemessen als dem quantifizierbaren Befund.

Während sie den Nachweis und Beweis der Wirkung einer Akupunktur-Therapie der quantifizierenden Naturwissenschaft überlassen, trachten sie auch heute noch, das Krankheitsbild, das Kranksein aus der Isolation des Quantifizierens herauszuhalten und in der Welt der primären Sinneserfahrung eingegliedert sein zu lassen.

Dieses Verharren im sinnenmäßig Gegebenen sollte man nicht – wie PORTMANN ausführt – als Folge einer zufälligen Beschränkung der Beobachtung des Forschers ansehen, sondern darin die konsequente Haltung des Forschers erkennen.

Da diese Einstellung für den naturwissenschaftlich geschulten Arzt im 20. Jhdt. lehrreich sein kann, möchte ich – unter Bezugnahme auf einen Presse-Artikel von KASPAR – kurz darauf eingehen.

Zusammenfassend könnte man sagen: Im 20. Jhdt. können wir natürlich keinesfalls alle naturwissenschaftliche Erkenntnis zugunsten einer 5000jährigen alten Erfahrungsheilkunde ad acta legen, oder den Fehler GOETHE's wiederholen, das Qualitative gegen das Quantitative auszuspielen, aber wir müßten – auch im Zeitalter der Wissenschaft – die Vernunft haben, zu erkennen, daß Krankheit, ähnlich dem Licht, nicht nur ein Spektrum analysierter Teileinheiten, sondern für das Subjekt Mensch eine qualitative Einheit ist.

Unser Bewußtsein, unser messender, quantifizierender Verstand kann zwar die als qualitative Einheit empfundene Sinneswahrnehmung durch quantitative Begriffe ersetzen, wie z. B.: den Ton in einer Schwingungszahl ausdrücken, die Farbe in einer Wellenlänge ausdrücken, die Krankheit durch Befunde definieren.

Diese meßbaren Größen der Quantität können aber die Qualität nicht ersetzen oder überwinden, denn: Schwingungszahlen erklären nicht das Phänomen der Musik, Wellenlängen erklären nicht das Phänomen der Malerei, Befunde erklären nicht das Phänomen Kranksein.

Denn: Der Ton ist zwar eine Schwingungszahl, aber gleichzeitig eine Tonqualität, die Farbe ist zwar eine Wellenlänge, aber gleichzeitig eine Farbqualität, die Krankheit verursacht zwar pathologische Befunde, ist aber gleichzeitig ein Kranksein, ein qualitatives Erlebnis.

Wenn die Naturwissenschaft danach strebt, Töne in Schwingungszahlen, Farben in Wellenlängen auszudrücken, wenn die naturwissenschaftliche Medizin die Krankheit in Befunden zu quantifizieren trachtet, so hat dies sicherlich seine Berechtigung; unrichtig aber ist die Annahme, daß die Umwandlung des Qualitativen in die Sprache der Quantität das Qualitative überwinden kann und darin der Sieg der Naturwissenschaft zu sehen ist.

Denn unsere Empfindungswelt ist eine qualitative, worauf GOETHE schon vor 150 Jahren im Streit um seine Farbenlehre hingewiesen hat.

Wenn auch das Licht – wie NEWTON richtig erkannte – in Spektralfarben zerlegbar ist, so empfindet doch unser Auge das Licht als qualitative Einheit und nicht in Spektralfarben zerlegt.

Ähnliches gilt auch auf dem Gebiet des Krankseins: Zwar kann man die Krankheit durch meßbare Befunde definieren, aber die Welt des Krankseins spielt sich im Bereich der Sinneswahrnehmung, der Sinnesempfindung, des Sinneserlebnisses ab. So wie unser Auge das Licht als qualitative Einheit empfindet, empfindet der Kranke das Kranksein als qualitative Einheit.

Unsere abendländische Medizin hat – getreu ihrem Bekenntnis zur Naturwissenschaft – auf die theoretische Funktion der Geistesarbeit gesetzt und es sich zum Ziel gemacht, den denkenden, quantifizierenden Geist sehr rasch über das unmittelbar Gegebene der qualitativen Sinnenwelt hinauszuführen. Dabei ist es aber zu einer Atrophie von Instinkt und Intuition, von Empfindungs- und Gefühlsleben gekommen. Denn das Erleben der Qualität wird durch unsere ästhetische Funktion, die alternative Komponente zur theoretischen Funktion, vermittelt.

In wertfreier Sachlichkeit wollten wir im 20. Jhdt. mit Hilfe unserer theoretischen Funktion die Erscheinungen der belebten und unbelebten Natur, die Zusammenhänge von Leben und Sterben, Gesundheit und Krankheit erkennen.

Zu einer wertlosen Sache sind sie für unser Miterleben, Mitempfinden, Miterfühlen auch geworden.

Das Ausschalten der ästhetischen Funktion zugunsten einer quantifizierenden Sachlichkeit und die Transformation des qualitativ Gegebenen in die Sprache der Quantität hat nicht nur unsere Fähigkeit, das Qualitative erleben zu können, vermindert, es hat – im wahrsten Sinn des Wortes – auch den eigentlichen Wert der Qualität vermindert; und darin liegt wahrscheinlich eine große Gefahr, denn – wie Konrad LORENZ immer wieder betont –, haben das Ästhetische und das Ethische e i n e Wurzel.

Wenn wir naturwissenschaftliche Ärzte nicht mit Hilfe unserer primären Sinneseindrücke das Erleben der Qualität wieder erlernen, d. h. durch Hören, Sehen, Fragen, Tasten und Riechen die Krankheit begreifen und erfühlen lernen, dann könnte das w e r t f r e i Objektivierbare an der Krankheit sehr rasch zum w e r t l o s e n Objekt werden, denn im Bereich der Medizin kann die von der strengen Naturwissenschaft geforderte „affekt- und wertfreie Definition" sehr rasch zu einer wertlosen Definition werden, wenn sie nicht auf das Subjekt Patient und auf die subjektive Sinneswahrnehmung des Arztes Bezug nimmt.

Auf dieser Tatsache beruht möglicherweise die konsequente Haltung der traditionell-chinesischen Ärzte, die im Bereich des Krankseins dem sinnenmäßigen Erfassen, dem beobachtenden Forschen eine größere Bedeutung zumessen als dem Quantifizieren und Analysieren.

Ähnlich sah GOETHE seine eigentliche Lebensaufgabe im Kampf gegen die quantifizierende, analytische Wissenschaft, weil „diese Wissenschaft heute das Licht und morgen den Menschen knechten wird".

Die große Bedeutung, welche bei der Ausbildung traditionell-chinesischer Ärzte immer noch auf die Schulung der Sinnesorgane, auf das Hören, Sehen, Fragen, Tasten und Riechen gelegt wird sowie auf das sinnenmäßige Erfassen, muß dem rein verstandesmäßig denkenden naturwissenschaftlich geschulten Arzt ebenso zu denken geben, wie die Tatsache, daß GOETHE als Hauptaufgabe seines Lebens den Kampf gegen die quantifizierende Wissenschaft sah und dem sinnenmäßigen Denken, dem beobachtenden Denken eine so große Bedeutung beigemessen hat.

**Die Zuwendung zum sinnenmäßigen Erfassen
vom Standpunkt der Sinnesphysiologie:**

Die Abbildung im Lehrbuch für Physiologie (KEIDEL) zeigt, daß:

a) der Informationseinstrom über Auge, Ohr und Haut erfolgt, d. h. das Gesehene, Gehörte, Getastete vom menschlichen Individuum als qualitative Einheit aufgenommen wird;

b) das Bewußtsein, unsere kontrollierende verstandesmäßige Instanz, die Menge der einströmenden Impulse reduziert, weil unser Bewußtsein nur eine bestimmte, begrenzte Zahl verarbeiten kann;

c) der Informationsfluß an die Umwelt durch die bewußte Wort-Sprache und die unbewußte Körper-Sprache, also durch Sprache, Mimik und Gestik erfolgt.

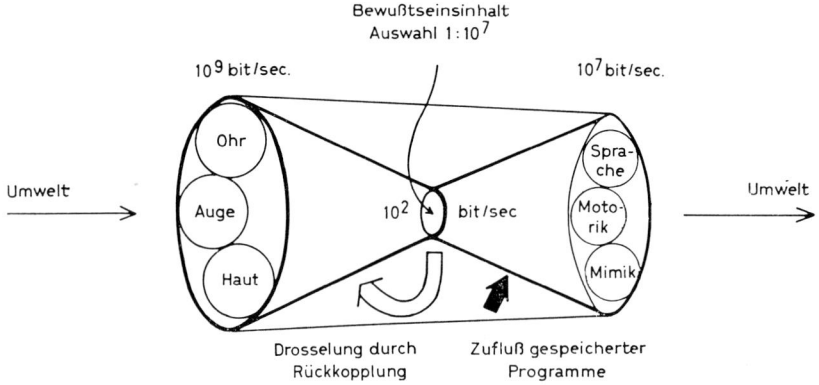

Das Schema zeigt, daß aus der Umwelt ein maximaler Informationsfluß von 10^9 bit/sec hauptsächlich über Ohr, Auge und Haut aufgenommen werden kann. Diese sehr hohe Informationsmenge kann im Bewußtsein nicht verarbeitet werden. Sie wird vielmehr durch neuronale Netzwerke des zentralen Nervensystems optimal selektiert im Verhältnis $1 : 10^7$, so daß bewußt nur etwa 10^2 bit/sec empfunden werden können. Hiervon können kurzfristig etwa 10^1 und langfristig etwa 10^0, also 1 bit/sec gespeichert werden (im Gedächtnis). Durch angeborene und erlernte Programme kann umgekehrt an die Umwelt ein Informationsfluß von 10^7 bit/sec im wesentlichen über Sprache, Lokomotion und Mimik abgegeben werden. Die nicht bewußt gewordene Information geht nicht verloren, sondern kann auf die an die Umwelt abgegebenen Programme gestört (Neurose) oder ungestört einwirken (nach KEIDEL).

Aus: „Schmerz" JANZEN u. a. G. Thieme Verl.

Daraus kann man unter anderem folgern:

Wenn der **Informationseinstrom** über Auge, Ohr und Haut erfolgt, so muß der Arzt richtig sehen, hören, tasten können und muß – trotz aller technischer Errungenschaften – mit dem Patienten in Hör-, Sicht- und Reichweite verbunden sein, d. h. der Arzt muß neben dem meßbaren Befund mit Hilfe seiner primären Sinneseindrücke, also durch Hören, Sehen, Fragen, Tasten und Riechen, die Krankheit begreifen und erfühlen lernen, damit – wie vorhin erwähnt – das von der Naturwissenschaft geforderte w e r t f r e i Objektivierbare an der Krankheit nicht zu einem wertlos Objektivierten wird, damit die in „affekt- und wertfreier Sachlichkeit" erhobenen Befunde des Patienten nicht zu einer wertlosen Sache werden, sobald sie ohne Bezug zum Befinden des Patienten sind.

Der **Informationsausstrom** (Informationsfluß) des Lebewesens, sein Verhalten (behaviour) erfolgt über Sprache, Gestik und Mimik. Das Verhalten wird also durch die bewußte Wortsprache und die unbewußte Körpersprache geprägt.

Um diese Mitteilung seines Patienten voll zu verstehen, sie in ihrem ganzen Umfang und in ihrer ganzen Bedeutung interpretieren zu können, wird der Arzt nicht nur – wie eingangs erwähnt – die bewußte Wortsprache, sondern auch die unbewußte Körpersprache des Patienten verstehen müssen; er wird verbal logisch und averbal instinktiv begreifen müssen.

Der Arzt wird also, wenn er die Bedeutung dieses Geschehnis-Zusammenhanges, des Krankseins, in seiner Ganzheit begreifen will – ähnlich dem Zuschauer im Theater – die Aufführung auf der Bühne miterleben müssen, um „das sinnvolle Geschehen zu erkennen, welches zum Beobachter in Bildern spricht" (GOETHE).

Und so placiert die phänomenologisch orientierte traditionell-chinesische Medizin und die beobachtende Naturforschung ihre Zuschauer vor die Bühne, damit sie an der „Aufführung des Lebens-Spiels als Beobachter teilnehmen" können.

PORTMANN vergleicht die Naturforschung GOETHE's, sein denkendes Beobachten, sein beobachtendes Denken mit der Situation eines Zuschauers, der als Beobachter an der Aufführung des Lebensspiels teilnimmt.

Er stellt die Rolle des Zuschauers v o r der Bühne jenem Personal gegenüber, welches h i n t e r der Bühne die Technik der Aufführung beherrscht und „analytisch" in Teilaspekten an der Aufführung teilhat.

Ein Bühnenspiel hat, wie ein Krankheitsprozeß, zwei verschiedene Standorte:

H i n t e r d e r B ü h n e muß man die Technik kennen, mit deren Hilfe die Aufführung zustande kommt – dies entspricht dem Standort des analytischen, naturwissenschaftlichen Arztes, der von diesem Standort aus die Krankheit verstehen will.

Vor der Bühne aber herrschen andere Regeln: Hier muß man aus der Darstellungskunst der Mitspielenden, aus ihren Gebärden und durch das gesprochene Wort den Inhalt des Spieles erfassen und vor allem hinter dem Schein den Sinn erkennen.

Dies entspricht dem ganzheitlich denkenden und dem traditionell-chinesischen Arzt, die beide sowohl über die Technik hinter der Bühne Bescheid wissen, als auch auf Texte und Gebärden achten. Sie erkennen hinter dem Spiel, dem Schein, den Sinn und verstehen die Zusammenhänge.

Für den phänomenologisch orientierten traditionell-chinesischen Arzt und für den beobachtenden Naturforscher GOETHE ist also nicht das, was im Krankheitsgeschehen und im Leben hinter der Bühne an Einzelbeobachtungen zu erkennen ist, von Bedeutung, sondern was vor der Bühne dargestellt wird.

Die vielen Mißverständnisse um GOETHE's Naturforschung wie auch um die traditionell-chinesische Medizintheorie beruhen vor allem darauf, daß die naturwissenschaftlichen Forscher (um bei diesem Bild zu bleiben) hinter der Bühne stehen, während sich GOETHE und die traditionell-chinesischen Ärzte als Zuschauer vor der Bühne aufhalten, um das lebendige Geschehen in seinem Zusammenhang zu verstehen.

Der ganzheitlich denkende traditionell-chinesische Arzt sucht also in der Darstellung seines Patienten, d. h. in den dargestellten Krankheitsbildern, jene Bedeutung zu erkennen, welche diese für den Patienten hat. Er nimmt an der Darstellung des Krankseins seines Patienten als Beobachter teil, der die Bedeutung der einzelnen Krankheitssymptome begreifen will, indem er sie in ihrem qualitativen Anteil miterlebt (wie ein Zuschauer vor der Bühne) und in ihrem quantitativen Anteil verstandesmäßig zu analysieren trachtet (wie ein Techniker und Naturwissenschafter hinter der Bühne). Das heißt, als Arzt des 20. Jhdts. müßte man die naturwissenschaftlichen Studien und Analysen hinter der Bühne ebenso kennen und beherrschen, wie die beobachtende Zuschauerrolle vor der Bühne.

Die Rolle als Zuschauer setzt den Arzt mit den Ärzten aller Jahrhunderte und aller Kulturen in dieselbe Reihe, denn unser naturwissenschaftlicher Fortschritt hat uns – vom Standpunkt der Beobachterrolle – keinen Fortschritt gebracht.

Unser naturwissenschaftlich orientiertes Medizinstudium hat uns zwar geholfen, die Vorgänge hinter der Bühne zu erkennen, die Krankheit, den Befund zu verstehen; aber die Zusammenhänge, den Sinn und die Bedeutung der Aufführung des Stückes „Krank-sein", die Phänomenologie der Krankheit, müssen wir uns von der Verhaltensforschung, der funktionellen Morphologie u. a. erklären lassen.

Dies liegt vermutlich darin, daß für uns abendländisch denkende, naturwissenschaftlich geschulte Ärzte das Phänomenologische an der Krankheit, die Krankheitserscheinung als „oberflächlicher Schein" immer abwertend dem „tieferen Kern", also der Ursache der Krankheit, gegenübergestellt wurde.

So wie im christlich abendländischen und naturwissenschaftlichen Denken das Innere, der Kern, das Wesen des Menschen immer als das Wesentliche schlechthin angesehen worden war, galt ganz analog dazu das Innere – in Form von Labor- und Röntgenbefunden z. B. – immer als das Eigentliche, das Wesentliche, das Kriterium der Krankheit schlechthin.

Der – im wahrsten Sinn des Wortes – oberflächliche Schein der Krankheit, nämlich die Erscheinung der Krankheit an der Körperoberfläche (algetische und reflektorische Krankheitszeichen) und die Erscheinung im Bewußtsein (Phänomenologie der Krankheit) wurde als unwesentlich abgetan und in den Bereich der Paramedizin verwiesen.

Daß aber gerade dieser oberflächliche Schein, die an die Oberfläche projizierten Krankheitszeichen den Krankheitsprozeß ebenso gut, wenn nicht besser, erkennen lassen, mußte im christlich abendländischen und naturwissenschaftlichen Denken natürlich auf Widerstand stoßen, weil der Arzt des christlichen Abendlandes das Wesentliche nur im „Inneren" sucht und weil die an die Oberfläche projizierten Krankheitszeichen nur zum Teil objektivierbar, meßbar und reproduzierbar sind.

Um diese Krankheitssymptome zu erfassen, um Sprache, Mimik und Gestik des Patienten zu verstehen, bedarf es des sinnenmäßigen Erfassens, des qualitativen Miterlebens und daher einer Schulung der Sinneswahrnehmung – des Hörens, Sehens, Fragens, Tastens und Riechens.

Wie sehr das sinnenmäßige Erfassen, das ganzheitliche Denken (siehe Seite 12) den Chinesen vertraut ist, zeigt sich in ihrer Alltagssprache:

Das chinesische Wort DONG für verstehen wird selten isoliert verwendet, sondern meistens in Beziehung mit dem das Verstehen vermittelnden Sinneseindruck, so z. B.:

KAN DE DONG: Hast du sehend verstanden?
oder
TING DE DONG: Hast du hörend verstanden?

Das Verstehen ist also, wie es auch die chinesische Alltagssprache beweist, bei diesem Volk unmittelbar mit dem Sinneseindruck verbunden; im Gegensatz dazu ist in unserer Alltagssprache das Verstehen unmittelbar mit dem Verstand verbunden.

GOETHE's morphologische Arbeit und die traditionell-chinesische Medizin spielen sich im Raum der Alltagswelt, im Bereich der Sinnesorgane ab, sie verweilen in dieser sinnenmäßigen Erfahrung und versuchen, die sinnliche Anschauung durch Alltagserfahrungen wiederzugeben bzw. von der Alltagserfahrung her zu erläutern.

Auch unsere naturwissenschaftlichen Erklärungen, unser naturwissenschaftliches Denken beruht ja letztlich darauf, daß das Erlebte, Bewußte und Verstandene primär durch unsere Sinnesorgane zugänglich wurde. Der Eintritt der Reize aus der Umwelt erfolgt in jedem Fall durch die Sinnesorgane. Während aber GOETHE und die traditionell-chinesischen Ärzte diese Sinneserfahrung über ein bildhaftes Denken und durch den Vergleich mit Bildern aus der Alltagssprache darstellen und durch Gedankenassoziationen sie dem anderen weiterzuvermitteln trachten, transformiert die strenge Naturwissenschaft ihre durch die Sinnesorgane aufgenommenen Reize in ein quantifizierbares, meßbares System um und sieht in der Möglichkeit des Quantifizieren-Könnens einen Maßstab für das Wissenschaftlich-Sein.

So könnte man auch sagen: GOETHE und die ostasiatischen Denker verharren im sinnenmäßig Gegebenen und versuchen dies in eine allgemein verständliche Sprache zu übertragen. Sie bedienen sich der menschlichen Sinneserfahrung und der menschlichen Alltagssprache; sie sehen den Bezugspunkt also im Menschen.

Die streng naturwissenschaftliche Geistesart nimmt ihre Informationen ebenfalls über das Sinnenmäßige, über unsere Sinnesorgane auf, analysiert dieses aber durch den Intellekt und versucht, das Qualitative durch das Quantitative zu überwinden. Das streng naturwissenschaftliche Denken bedient sich also des menschlichen Intellekts und benützt als Sprache Bezugsgrößen, die außerhalb des Menschen zu suchen sind.

Demnach könnte man die „ästhetische Geistesart", das ganzheitliche, sinnenmäßige Denken, als die menschenbezogene Geistesart bezeichnen und die streng naturwissenschaftliche, die „theoretische Geistesart" hingegen, als die nicht menschenbezogene Denkart definieren. Ebenso ließe sich der Ausdruck menschenbezogene durch humane bzw. nicht menschenbezogene durch inhumane Denkart ersetzen.

Zur Bedeutung einer Schulung der qualitativen Erlebnisfähigkeit

Die lebenserhaltenden vegetativen Funktionen wie Atmung, Verdauung, Ausscheidung, Fortpflanzung werden bei höher organisierten Tieren auch zu sozialen Funktionen umgestaltet, eine bemerkenswerte Tatsache, auf die PORTMANN wiederholt hingewiesen hat.

So wird z. B. **die Atmung** bei den höheren Tieren zur Stimme, zur Lautbildung umfunktioniert und Abschnitte des Atmungstraktes zu den stimmbildenden Organen umgebildet.

Die Nahrungsaufnahme bzw. die dazu notwendigen Freßwerkzeuge werden zur Werkzeugen für den sozialen Kontakt umgebildet (wenn wir jemanden „nicht schmecken" oder „nicht riechen" können, so drückt man im Volksmund damit einen unerwünschten sozialen Kontakt aus).

Die Ausscheidung wird bei vielen Tieren zur Markierung des eigenen Territoriums benutzt bzw. als Duftstoff zum Anlocken des Partners verwendet.

Die dem Wärmeausgleich dienende schützende Hülle wird zum Ausdrucksorgan der Stimmung (Rückenhaare bzw. Federn sträuben sich).

Mit anderen Worten, **die das Einzelindividuum erhaltenden vegetativen Funktionen,** wie Atmung, Stoffwechsel, Wärmehaushalt usw. **werden bei höheren Tieren zu sozialen Funktionen umgebildet.**

Das Gemeinschaftsleben und damit ein soziales Mitempfinden scheinen demnach bei höheren Tieren eine lebenserhaltende Bedeutung zu haben.

Im Dienste dieser sozialen Kontaktaufnahme stehen die Sinnesorgane und das sinnenmäßige Erfassen, welches die wechselseitigen Beziehungen zwischen den Lebewesen und der belebten bzw. unbelebten Natur ermöglicht. Die Voraussetzung für ein Gemeinschaftsleben ist das Aufeinander-Eingestimmt-Sein und Gleichgestimmt-Sein, welches vor allem durch ein sinnenmäßiges Erfassen ermöglicht wird, wie folgendes Beispiel illustrieren soll:

Im Tierreich löst die Stimme (der Laut) in den Artgenossen eine bestimmte Stimmung aus, wodurch mehrere Lebewesen aufeinander eingestimmt werden können.

Der Angstschrei eines Tieres z. B. löst in vielen anderen Lebewesen entweder auch einen Angstschrei aus oder aber eine bestimmte Körperhaltung, Gestik und Mimik. Auf dem Weg einer ängstlichen Stimmung, eines ängstlichen Verhaltens kann so die Angst anderer Lebewesen übermittelt werden.

Die Bildung und Erhaltung einer Gemeinschaft scheint demnach also nur dann möglich zu sein, wenn – ähnlich dem Vorgang der Resonanz – die Eigenfrequenz mehrerer Lebewesen gleichzeitig erregt wird, sodaß es zum Mitschwingen, zum gemeinsamen Eingestimmt-Sein kommt.

Dazu sind Sender und Empfänger nötig, die man im Bereich der Sinnesorgane, der Sinneswahrnehmung, also im sinnenmäßigen Erfassen, suchen muß. Man könnte auch sagen, das **sinnenmäßige Erfassen ist eine Voraussetzung für die Entstehung und Erhaltung einer Sozietät.**

Denn das Gleichgestimmt-Sein, die Resonanz löst erst im Sender und Empfänger ähnliche Reaktionen aus.

Das Sinnenmäßige, das qualitative Miterleben löst eine soziale Empfindung bzw. ein Gefühl der Identifikation mit anderen Lebewesen aus.

So verursacht z. B. ein frierendes, ängstliches Lebewesen in uns eine adäquate, eine diesem Lebewesen entsprechende Stimmung. Die durch diese optische Sinneswahrnehmung in uns ausgelöste Resonanz führt zu einer Identifikation mit dem betreffenden Lebewesen und auf diesem Weg zu einem Verhalten, welches ein soziales Verhalten ist, wie wir selbst es in der entsprechenden Situation verlangen und brauchen würden.

Die qualitative Erlebnisfähigkeit, das gefühlvolle Miterleben des Gesehenen, Gehörten, Getasteten ist nicht nur eine Voraussetzung für die Bildung einer Gemeinschaft, sondern beim Menschen auch Voraussetzung für das Auftreten eines Gefühls der Identifikation mit der belebten und unbelebten Natur. So könnte man eine **Schulung des sinnenmäßigen Erfassens** und qualitativen Erlebens auch als **Schulung des sozialen Empfindens** ansehen.

Bei den menschlichen Lebewesen hat dies aber noch eine weitere Bedeutung:

Wenn man das vorhin erwähnte Beispiel einer Umbildung der Atmung zur Stimme bzw. zur Stimmung weiterführt, also die lebenserhaltende Funktion in eine gemeinschaftsbildende umfunktioniert sieht, so könnte dies beim menschlichen Lebewesen deshalb noch eine tiefere Bedeutung erhalten, weil hier die Stimme zur Voraussetzung für Gesang und Schauspielkunst wird.

Da auch das Lachen und Weinen eine nur beim Menschen auftretende Lautvariation ist, muß man sich die berechtigte Frage stellen, warum gerade beim menschlichen Lebewesen eine Steigerung der qualitativen Mitempfindungs-Fähigkeit notwendig ist und warum nicht – wie im Tierreich – die Stimme als Mittel zur sozialen Kontaktaufnahme, zur Gemeinschaftsbildung genügt, warum beim Menschen der soziale Kontakt durch Lachen oder Weinen verstärkt werden muß, warum das qualitative Miterleben und die sinnenmäßige Erlebnisfähigkeit beim Menschen durch ein religiöses oder Kunsterlebnis intensiviert werden muß.

Eine Antwort auf diese Fragen liefert wahrscheinlich auch eine Antwort auf die eingangs gestellte Frage, weshalb die traditionell-chinesischen Ärzte – ebenso wie der Naturforscher GOETHE – eine Schulung der qualitativen Erlebnisfähigkeit und des sinnenmäßigen Erfassens fordern.

Der analytische Verstand des Menschen ist

eine analysierende – also zerteilende,
eine messende – also bemessende,
eine rechnende – also berechnende

Funktion, die sich im menschlichen Individuum
zum höchsten Grad entwickelt hat.

Möglicherweise mußte diesem analysierenden
Verstand ein entsprechendes Pendant entgegen-
gesetzt werden, damit die Sozietät des Menschen
nicht durch den zerteilenden, bemessenden,
berechnenden Verstand zerstört wird.

Damit die lebensnotwendige Gemeinschaftsbildung der Menschen trotz des analytischen
Verstandes erhalten bleibt, mußte vermutlich
eine Steigerung der qualitativen Erlebnisfähigkeit eintreten, weil diese durch ein Gleichgestimmt-Sein, ein gemeinsames Eingestimmt-
Sein eine gemeinschaftsbildende Kraft ist. Die
Steigerung der qualitativen Erlebnisfähigkeit
wurde erreicht, indem eine lebenserhaltende
Funktion, wie z. B. die Atmung, nicht nur zur
sozialen Funktion Stimme, sondern darüber
hinaus auch noch zur Kunst (Gesang, Musik)
umgewandelt wurde.

Man könnte demnach die qualitative Erlebnisfähigkeit, die ästhetische Funktion des Menschen,
auch als eine die menschliche Gemeinschaft
erhaltende Kraft bezeichnen, da das sinnenmäßige Erfassen ein Gefühl der Identifikation
auslösen und so zu einem synchronen und daher
sozialen Handeln führen kann. Auf diese Art
könnte die qualitative Erlebnisfähigkeit ein
Pendant zum bemessenden, berechnenden Verstand des Menschen darstellen.

Ich habe einleitend ausgeführt, wie wesentlich
und notwendig die Beschäftigung mit der Kunst,
das Verstehen und Nachempfinden der Kunst für
die Schulung des Menschen, im besonderen aber
für die Schulung eines ganzheitlich denkenden
Arztes wäre. Eine Schulung dieses ganzheitlichen, nicht verstandesmäßigen Denkens könnte
sicherlich am raschesten und leichtesten durch
eine Kunsterziehung im wahrsten Sinn des
Wortes erzielt werden, durch ein künstlerisches
Mit- und Nachempfinden, durch ein Erleben des
Qualitativen. Vielleicht ist dies auch eine
Erklärung für die Tatsache, daß in Ländern, die
das verstandesmäßige, typisch abendländische
naturwissenschaftliche Denken zum allerober-
sten Prinzip erhoben haben, die Beschäftigung
mit Kunst und Kultur außerordentlich intensiv
ist, während in Ländern, welche ein ganzheitliches Denken in allen Gebieten schulen und
vertreten, das Bedürfnis nach Kunst und
Religion geringer zu sein scheint.

Wenn, wie Konrad LORENZ sagt, das Ästhetische und das Ethische im Menschen e i n e Wurzel
haben, so kommt der Forderung GOETHE's und
der traditionell-chinesischen Ärzte nach einer
besseren Schulung der qualitativen Erlebnisfähigkeit eine große Bedeutung zu, weil diese
durch das ausgelöste Gefühl einer Identifikation
das soziale Empfinden des Menschen zu fördern
imstande ist und damit zur Erhaltung der
lebensnotwendigen Sozietät beitragen kann.

In den folgenden Kapiteln werden Kopfschmerzen, neurasthenische Beschwerden und innere Krankheiten aus der Sicht der trad. chin. Medizin abgehandelt und auch vom Standpunkt unserer westlichen Medizin zu analysieren und interpretieren versucht.

Die hier angeführten Akupunkturbehandlungen wurden entsprechend den Vorlesungen und jenem Lehrmaterial dargestellt, wie sie an der Hochschule für trad. chin. Medizin in Peking gelehrt werden. In dieser Form konnte ich dies 1976 am DONG ZHI MEN Krankenhaus bei Dr. HE SHU HAI und Dr. TANG LI TING und 1980 am GUANG AN MEN Krankenhaus bei Dr. GAO LI SHAN und Dr. TIAN CONG HE theoretisch und praktisch lernen.

Auch für diese Akupunkturbehandlungen gelten natürlich die schon im Band I angeführten Hinweise, wonach Akupunktur grundsätzlich erst nach Abklärung gemäß naturwissenschaftlicher Methoden angewendet werden soll. Allopathische Medikamente sollten nur nach Rücksprache mit den behandelnden Fachkollegen reduziert oder abgesetzt werden. In jedem Fall aber sollte die Reduktion der allopathischen Therapie nur schrittweise, langsam und in Relation zum eintretenden Behandlungserfolg der Akupunktur erfolgen.

Die unterschiedlichen Reizarten, stärkend – BU FA, schwächend – XIE FA, sowie die chinesischen Diagnosemethoden (betrachten, hören, riechen, fragen und tasten) würden den Rahmen dieses Bandes überschreiten und bleiben einer späteren Darstellung vorbehalten.

KOPFSCHMERZEN UND IHRE BEHANDLUNG MIT AKUPUNKTUR

Allgemeines

In der Akupunktur-Theorie ist der Kopf jenes Areal, an dem sich alle YANG-Meridiane treffen. Der Kopf ist demnach auch der Kulminationspunkt aller YANG-Aspekte: das Zentrum von Aktivität, Wille und Geist. Er wird im Entsprechungssystem der 5 Elemente dem Organ Herz-XIN zugeordnet, welches symbolisch für das Denken, den Intellekt, die Sprache u. v. a. steht. In der altchinesischen Medizin ist Herz-XIN und der Kopf somit Symbol für all das, was den Menschen vom Tier unterscheidet.

Ähnliches finden wir auch im abendländischen Gedankengut: auch hier wird der Kopf des Menschen zum Symbol für das Geistige, das Übermenschliche, das Göttliche und Aufwärtsstrebende, wie dies seit Jahrhunderten die darstellende Kunst, die Mythen und Sagen erkennen lassen.

Die religiöse Kunst zeigt diese Ansicht in ganz extremer Form: Das geistige Prinzip, von Gottvater symbolisiert, wird oft nur als Kopf, eventuell noch mit Oberkörper, dargestellt.

So als wäre das Göttliche, Geistige, Gute nur in der oberen Körperhälfte lokalisiert bzw. durch sie symbolisiert.

Der Mensch gewordene – das heißt körperlich gewordene – Gott Christus hingegen wird meistens schon mit ganzem Körper dargestellt: mit dem geistigen Aspekt, dem Oberkörper, und dem irdischen Aspekt des Menschen, dem Unterkörper.

Auch die Engel wurden entweder als androgyn, zweigeschlechtlich, dargestellt (der alten Vorstellung entsprechend, daß Hermaphroditen gottähnlichen Charakter haben), oder körperlos, nur aus Kopf und Flügeln bestehend, um das Geistige zu symbolisieren.

Die Kirche – immer gefangen in der Vorstellung von gut und böse, Himmel und Hölle – sah vermutlich auch im menschlichen Körper das Gute oben und das Böse unten, das Oberflächliche außen und den Kern, die Seele, innen lokalisiert.

Letzteres hat vermutlich – wie bereits erwähnt – auch die abendländische naturwissenschaftliche Medizin geprägt, die auf der Suche nach dem Kern, dem Wesen der Krankheit nur nach „innen" sah und noch sieht, worauf m. E. unter anderem die Röntgen- und Laboruntersuchungen hinweisen, während die Beschäftigung mit der „oberflächlichen Hülle", dem äußeren Segmentanteil Dermatom, Myotom, Sklerotom, als nebensächlich und oft als paramedizinisch abgetan wurde.

Auch in Mythen und Sagen symbolisiert der Kopf des Menschen meistens das idealisiert Menschliche, also das weise-, das gut-Sein, im Gegensatz zum animalisch-Körperlichen, dem böse-Sein. Der Kopf eines Tieres auf einem menschlichen Körper z. B. bedeutet etwas Negatives; man denke nur an unsere abendländischen Teufelsdarstellungen. Der Teufel als Symbol des Bösen, des Animalischen wird häufig mit einem menschlichen Körper, der einen Tierkopf trägt, dargestellt oder mit einem menschlichen Kopf, der typisch animalische Attribute hat, wie Tierohren oder Hörner.

Die Sphinx hingegen, die auch als Symbol für Weisheit und Macht angesehen wird (Macht durch Weisheit), trägt einen Menschenkopf auf einem Tierkörper:
Menschenkopf – Symbol für den Geist,
Löwenkörper – Symbol für die Macht.

Die Sphinx, ein Menschenkopf auf einem Löwenkörper, symbolisiert somit die Macht des Geistes. Auch in der Sage stellt die Sphinx als geistige Macht den Menschen Ödipus vor ein Problem, welches er nur mit Hilfe von Klugheit und Weisheit, also nur mit geistiger Macht, lösen kann: nämlich im vier-, zwei- und dreibeinigen Lebewesen den Menschen zu erkennen.

Intelligenz und Weisheit, also Geist, war jene Kraft, die es Ödipus ermöglichte, den Kampf zu gewinnen und damit zu überleben.

Aber nicht nur in Mythen und Sagen ist der Kopf Symbol für das Geistige, Intellektuelle und für die Willensstärke im Menschen. Auch im Krankheitsgeschehen kommt ihm diese Bedeutung oft zu: Kopfschmerzen treten z. B. oft dann auf, wenn der Mensch das bewußte Wollen überbewertet oder wenn eine Diskrepanz zwischen dem Wollen und Können des Menschen vorhanden ist. So klagen z. B. jene Menschen häufig über Kopfschmerzen, die ihre Schwierigkeiten im Leben, ihre Konflikte und Belastungen nur „mit dem Kopf", d. h. theoretisch, gedanklich und willensstark, also ohne Hilfe ihrer instinktiven und intuitiven Fähigkeiten lösen wollen.

Der klassische Migränetyp wurde von vielen Autoren als jener Menschentyp beschrieben, dessen Persönlichkeitsideal zu vollkommen, zu ideal ist, um mit seiner gesamten Persönlichkeit in Einklang stehen zu können.

In der Ausdrucksweise der traditionell-chinesischen Medizin hieße dies: der YANG-Aspekt ist zu stark, der YIN-Aspekt zu schwach ausgeprägt, um eine Harmonie im Menschen zu ermöglichen.

Einem Artikel von BAROLIN ist zu entnehmen, daß ein Viertel aller verlorenen Arbeitstage auf Kopfschmerzen zurückzuführen sind. Dem Symptom Kopfschmerz kommt daher eine sehr große allgemeine und sozialmedizinische Bedeutung zu.

Für den Akupunktur-Arzt zählen diese Beschwerden – nach den Erkrankungen des Bewegungsapparates – zu den zweithäufigsten, die er zur Behandlung bekommt. Die therapeutischen Erfolge einer Kopfschmerzbehandlung berechtigen, eine Akupunktur-Therapie bei diesen Fällen besonders zu empfehlen.

Die Wahl der Akupunktur-Punkte, der Reizart und der Reizintensität richtet sich nach dem Therapiekonzept der traditionell-chinesischen Medizin, welche – wie schon erwähnt – Schmerzen phänomenologisch zu klassifizieren trachtet, d. h. der Schilderung durch den Patienten das Hauptaugenmerk zuwendet.

Die Subjektivität der Schilderung der Kopfschmerzen findet aber in der naturwissenschaftlich orientierten Medizin wenig Beachtung, weil phänomenologische Kriterien weder quantifizierbar noch differentialdiagnostisch exakt verwertbar sind.

Für die richtige Auswahl des traditionell-chinesischen Therapiekonzeptes sind sie jedoch von großer Bedeutung, weil nur nach Einbeziehung dieser phänomenologischen Kriterien eine Klassifizierung der Krankheit im Sinn der traditionell-chinesischen Medizin erstellt werden kann. Diese Klassifizierung ermöglicht dann erst die richtige Auswahl von Reizort, Reizart und Reizstärke und gewährleistet bessere Therapie-Erfolge mit Akupunktur als eine Klassifizierung nach naturwissenschaftlichen Kriterien (z. B.: „Schläfekopfschmerz bei Wetterwechsel" sagt in bezug auf die Wahl der Akupunktur-Punkte mehr aus als ein EEG-Befund „an der Grenze der Norm").

Bezüglich der Lokalisation der Kopfschmerzen, einem wichtigen phänomenologischen Kriterium, möchte ich die von HEAD erstellte tabellarische Übersicht zwischen Kopfzonen und inneren Organen anführen.

Die im nächsten Kapitel dargestellte Klassifizierung nach dem Schmerzort erhält durch diese Studien eine z. T. naturwissenschaftliche Erklärung.

Die Projektion der „algetischen Kopfzonen" läßt Übereinstimmendes zwischen naturwissenschaftlicher und traditionell-chinesischer Medizin erkennen: bei Erkrankungen im Becken erfolgt eine Projektion occipital, bei Erkrankungen von Magen, Gallenblase (und Dünndarm) entsprechen die Projektionen den Anfangs- bzw. Endpunkten dieser Meridiane.

Algetische Kopfzonen entstehen, indem viscerale Afferenzen intraspinal cranialwärts geleitet werden und über das Centrum ciliospinale und das sympathische Geflecht der Carotis – somit bahnenartig über das Gefäßnervensystem – zum Projektionsareal am Kopf gebracht werden.

Tabellarische Übersicht der Beziehungen zwischen Kopfzonen und inneren Organen (nach HEAD)

Zonen	Herz		Lungen	Magen	Darm	Leber	Gallenblase	Hoden	Ovarium
	Aorta und Ventrikel	Vorhöfe							
Rostral	×	–	×	?	–	–	–	–	–
Fronto-nasal	×	–	×	×	–	×	–	–	–
Mittel-orbital	×	–	×	×	–	×	–	–	–
Fronto-temporal	×	×	×	?	–	–	–	–	–
Temporal	–	×	×	×	?	×	×	–	–
Vertikal	–	×	×	×	×	×	×	–	–
Parietal	–	×	×	×	×	×	–	–	–
Okzipital	–	–	–	–	×	×	–	×	×

(Aus: HANSEN-SCHLIACK, Segmentale Innervation, ihre Bedeutung für Klinik und Praxis. Thieme Verlag, Stuttgart.)

Akupunktur-Behandlung bei Kopfschmerzen

Für die richtige Auswahl von Reizort, Reizart und Reizdosis ist

1. eine Klassifizierung nach dem Schmerzort, dem betroffenen Meridian-Paar und
2. eine Klassifizierung nach der Krankheitsursache in traditionell-chinesischer Sicht nötig.

ad 1. Die Klassifizierung nach dem Schmerzort erfolgt:

a) **in Vorderkopfschmerzen**
(YANG MING-Kopfschmerzen) betroffenes Meridian-Paar: Hand- und Fuß-YANG MING: Dickdarm- und Magen-Meridian

b) **in Seitenkopfschmerzen**
(SHAO YANG-Kopfschmerzen) betroffenes Meridian-Paar: Hand- und Fuß-SHAO YANG: 3 E- und Gallenblasen-Meridian

c) **in Hinterkopfschmerzen**
(TAI YANG-Kopfschmerzen) betroffenes Meridian-Paar: Hand- und Fuß-TAI YANG: Dünndarm- und Blasen-Meridian

d) **in Scheitelkopfschmerzen**
(YUE YIN-Kopfschmerzen) betroffenes Meridian-Paar: Hand- und Fuß-YUE YIN: KS- und Leber-Meridian

Übersicht – KOPFSCHMERZ

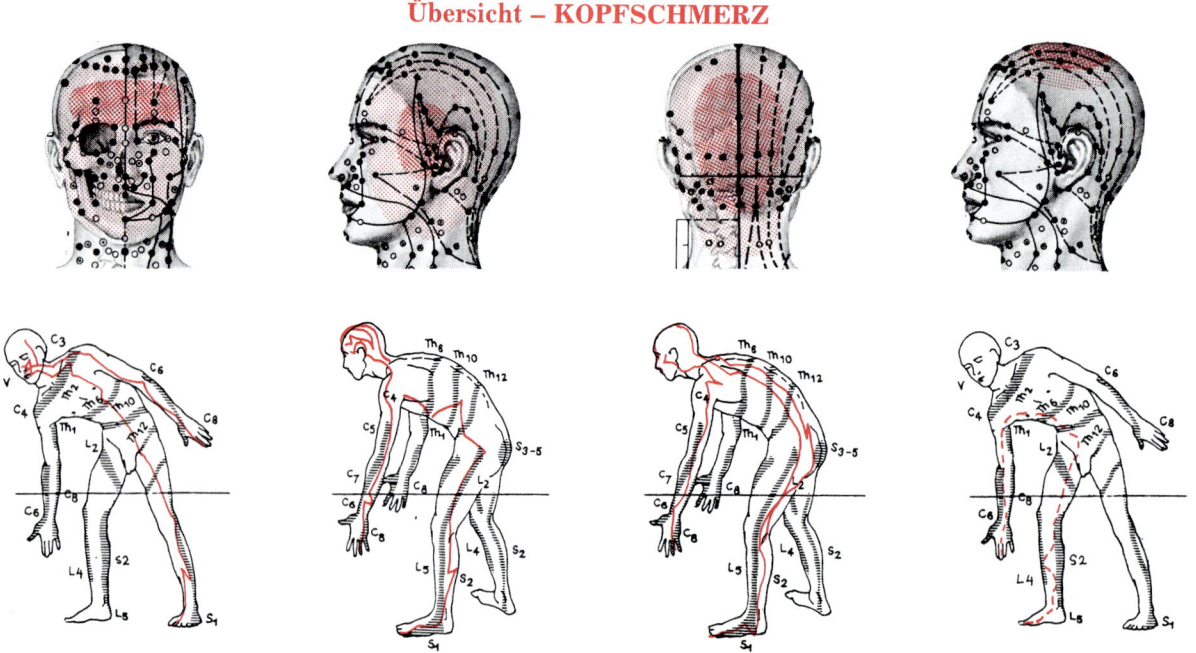

Der Vorderkopfschmerz steht in Beziehung zum sog. „Viscero-Cranium", dem Eingeweide-Schädel. In traditionell-chinesischer Sicht bedeutet dies die Beziehung zu den Eingeweide-Meridianen:

Dickdarm- und Magen-Meridian.

Übereinstimmend mit entwicklungsgeschichtlichen Erkenntnissen wird jener Teil des Schädels zum Eingeweidebereich in Beziehung gesetzt, der als Viscero-Cranium bezeichnet wird.

Siehe auch die tabellarische Übersicht der algetischen Kopfzonen auf S. 55.

VISCERO-CRANIUM

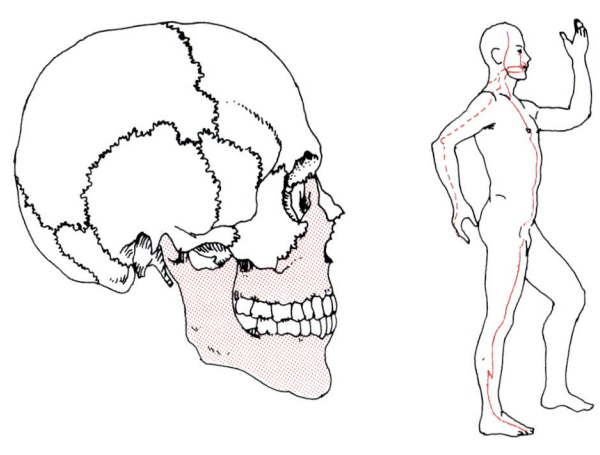

Der Seitenkopfschmerz, der Hinterkopfschmerz und **der Scheitelkopfschmerz** stehen in Beziehung zum „Neuro-Cranium", dem Gehirn-Schädel.

In traditionell-chinesischer Sicht bedeutet dies die Beziehung zu den Meridianen

Dünndarm und Blase
3 E und Gallenblase
Leber

Siehe auch die tabellarische Übersicht der algetischen Kopfzonen auf S. 55.

NEURO-CRANIUM

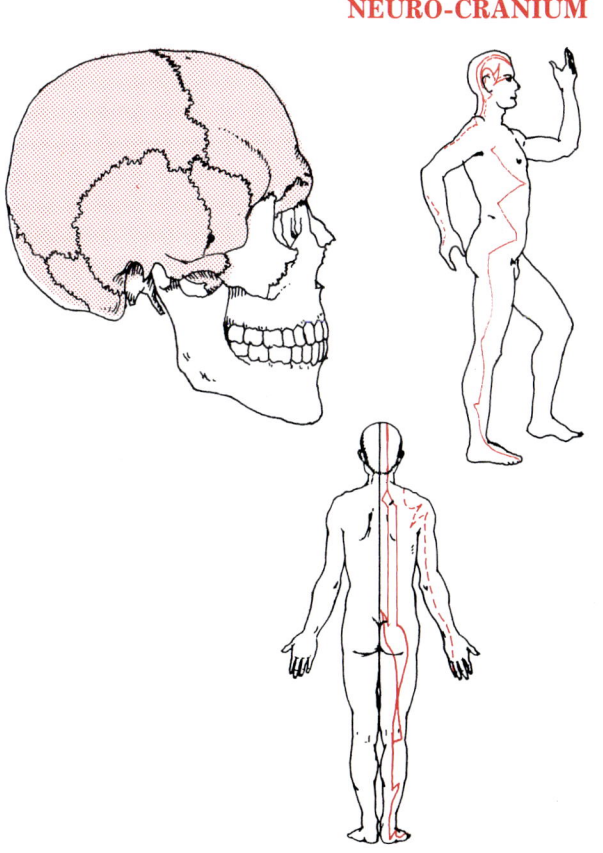

ad a) Vorderkopfschmerz (YANG MING-Kopfschmerz)

Am häufigsten von den Vorderkopfschmerzen werden Stirnkopfschmerzen für eine Behandlung in Frage kommen. Die Stirne hat nicht nur Beziehung zu den Meridianen Dickdarm und Magen, sie steht auch in Beziehung zu weiteren Meridianen:

a) die Stirnmitte zählt zum Lenkergefäß (LG) und zum Blasen-Meridian,

b) die mediale Augenbraue zum Blasen-Meridian,

c) der laterale Stirnanteil und Augenwinkel zum 3 E- und Gallenblasen-Meridian.

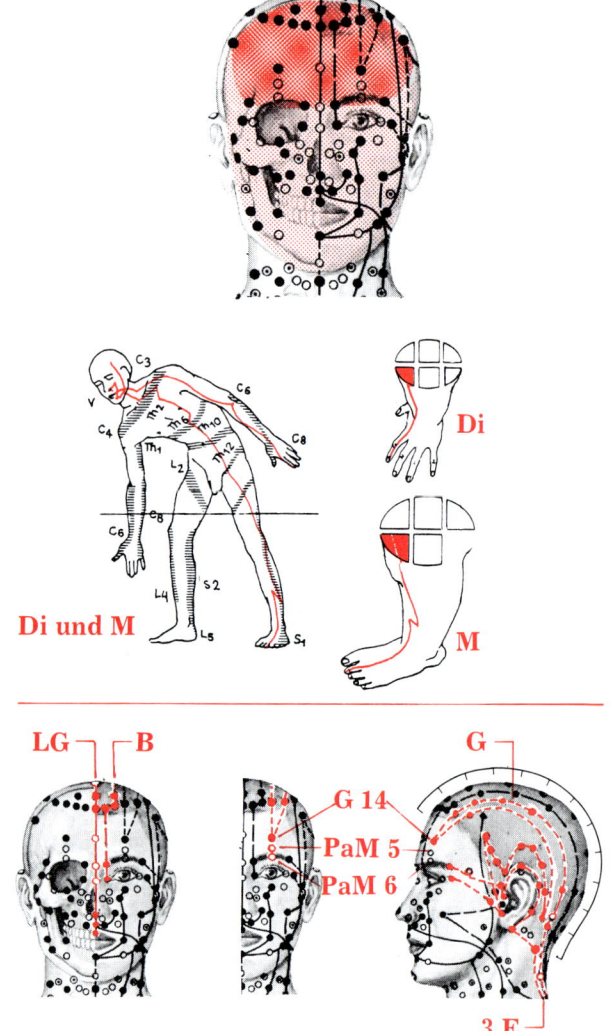

Der Vorderkopfschmerz hat Beziehung zum vorderen Körperdrittel und daher zu den Meridianen Dickdarm und Magen.

Zur Behandlung der Vorderkopfschmerzen werden daher lokale und Fern-Punkte dieser Meridiane gewählt:

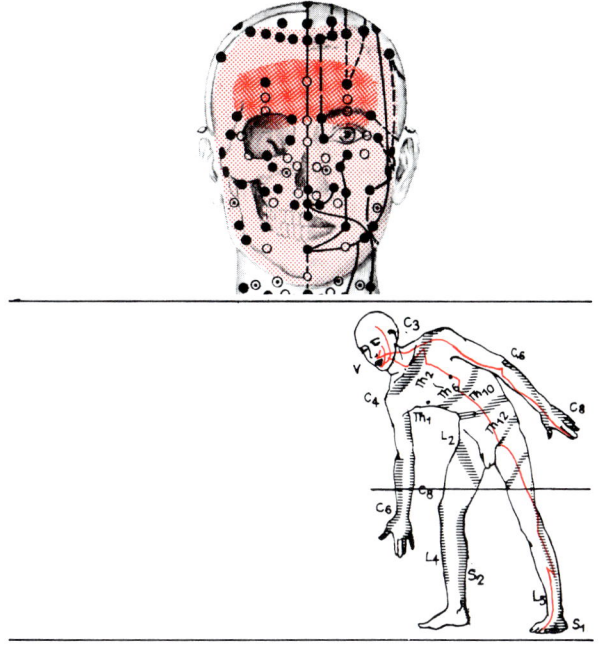

am Arm:

Di 4
Lu 7

am Bein:

M 36
Le 3 – eventuell.

Diese Punkte können bei streng einseitigen Schmerzen auch nur an der betreffenden Seite genadelt werden, bei wechselnden oder beidseits auftretenden Schmerzen beidseits.

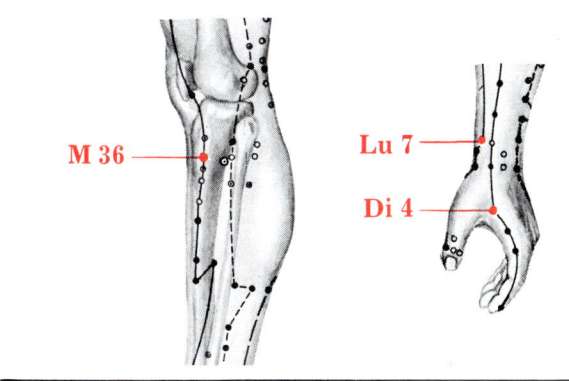

am Kopf:

M 1^B = 8^{CH}
PaM 9
LG 22, LG 19
G 14   – bei Augenbrauenschmerz
B 2   – bei Schmerzen am medialen
                Augenrand
PaM 3   – bei Erkrankungen im Nasen-
                Nebenhöhlen-Bereich oder bei
                gleichzeitigen Einschlafstö-
                rungen

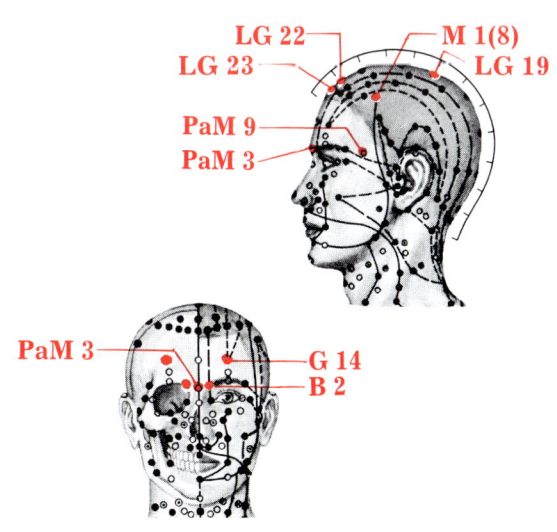

ad b) Seitenkopfschmerz (SHAO YANG-Kopfschmerz)

Zu den Seitenkopfschmerzen zählen die klassischen Migräneschmerzen, Occipitalneuralgien und Schmerzen bei Wetterfühligkeit, die ja meistens an der Seite des Kopfes auftreten.

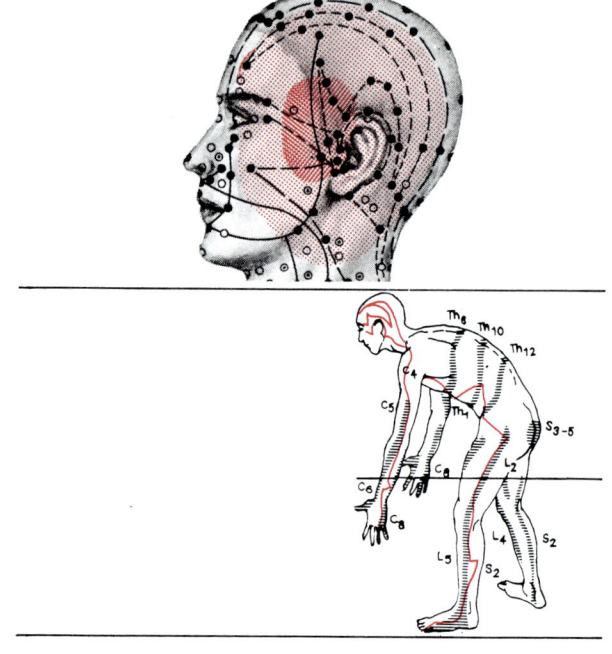

Diese Seitenkopfschmerzen haben Beziehung zum seitlichen Drittel des Körpers, daher zu den Meridianen Gallenblase und 3 E. Zur Behandlung von Seitenkopfschmerzen werden daher Punkte dieser Meridiane gewählt.

am Arm:

3 E 5

am Bein:

G 41

Diese Punkte können bei streng einseitigen Schmerzen auch nur einseitig genadelt werden, bei wechselnden oder beidseits auftretenden Schmerzen beidseits.

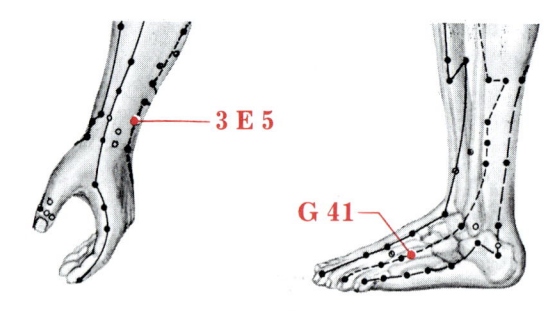

am Kopf:

G 14

G 20

G 8   subcutan ca. 1 cm nach caudal vorschieben

PaM 9   subcutan ca. 3 cm in Richtung Ohrmuschel vorschieben

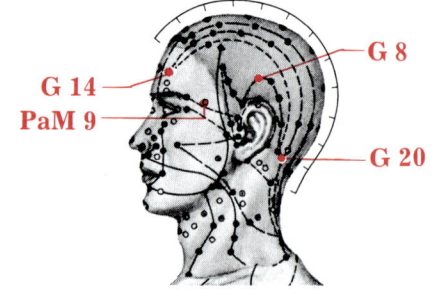

M 1^B = 8^{CH} – bei einem Ausstrahlen der Seitenkopfschmerzen zur Stirne

LG 19   – bei einem Ausstrahlen der Seitenkopfschmerzen zur Scheitelhöhe

B 60   – bei einem Ausstrahlen der Seitenkopfschmerzen zum Hinter-
kopf

M 36
KS 6   } – bei Übelkeit, Brechreiz und Erbrechen

M 36
MP 6   } – bei Hypotonie, allgemeiner
Schwäche

Diese beiden Punkte können nach altchinesischer Medizintheorie Blut – XUE und QI im
Körper besser verteilen.

ad c) Hinterkopfschmerzen (TAI YANG-Kopfschmerzen)

Diese haben Beziehung zum hinteren Drittel des
Körpers und damit zum Dünndarm- und Blasen-
Meridian. Zur Behandlung der Hinterkopfschmerzen werden daher Punkte dieser Meridiane gewählt.

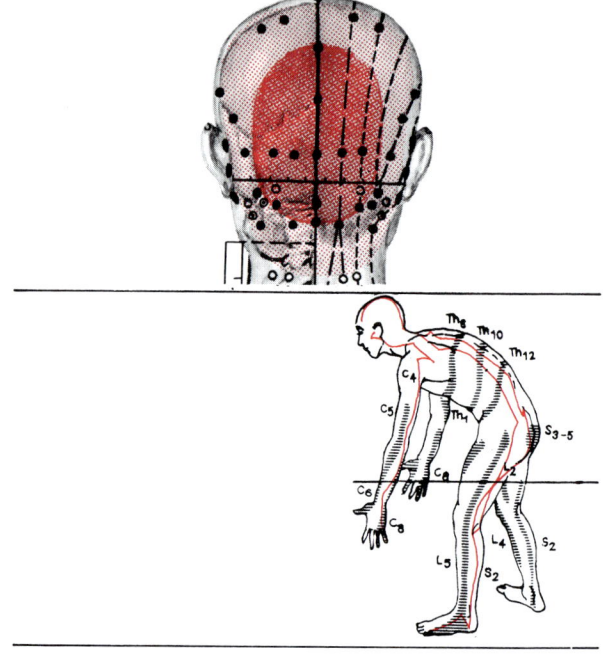

am Arm:

Dü 3
eventuell
3 E 5

am Bein:

B 60 oder B 62
eventuell
G 41

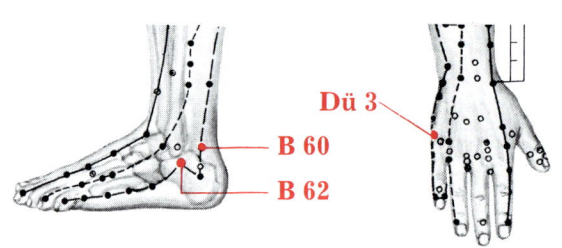

am Kopf:

B 10
LG 19

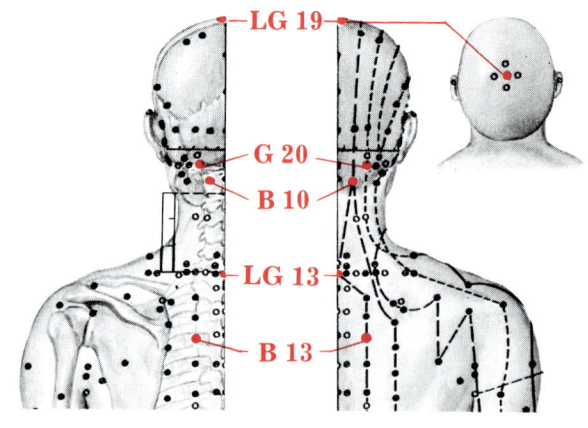

Wenn die Hinterkopfschmerzen mit einem Cervical-Syndrom verbunden sind oder im Rahmen eines Cervical-Syndroms auftreten, so wird der Patient in Bauchlage behandelt und folgende Punkte gestochen:

G 20
LG 13
B 13
3 E 5
B 60 oder B 62

M 36 ⎤ – bei Hypotonie, allgemeiner
MP 6 ⎦   Schwäche

(3 E 5 und G 41 sind Einschalt- oder Kardinal-Punkte der zusätzlichen oder „Wunder"-Meridiane, welche den hinteren und seitlichen Teil des Körpers und Kopfes verbinden. Diese beiden Punkte haben daher auch auf Hinterkopfschmerzen eine therapeutische Wirkung und werden insbesondere dann gewählt, wenn die Hinterkopfschmerzen auch seitlich zur Schläfe hin ausstrahlen.)

ad d) Scheitelkopfschmerz (YUE YIN-Kopfschmerz)

Dieser hat Beziehung zu den Meridianen Leber und KS. Punkte dieser Meridiane werden daher zur Behandlung von Scheitelkopfschmerzen gewählt. Nach altchinesischer Ansicht zieht ein innerer Ast des Leber-Meridians zur Scheitelhöhe, weshalb Schmerzen auf der Scheitelhöhe zu den Erkrankungen des Leberfunktionskreises gezählt werden.

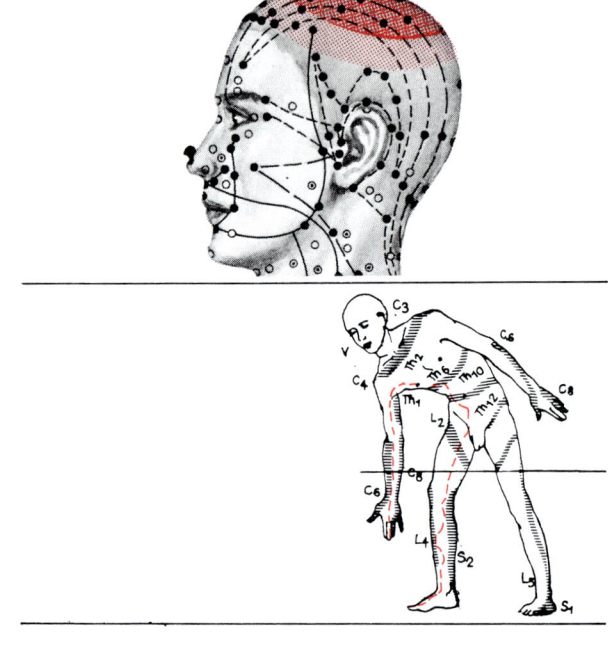

am Arm:

Di 4

am Bein:

Le 3

am Kopf:

LG 19 oder
PaM 1   – zur allgemeinen Sedierung
G 20
PaM 9   – bei Ausstrahlen des Scheitel-
                 kopfschmerzes in die Schläfe

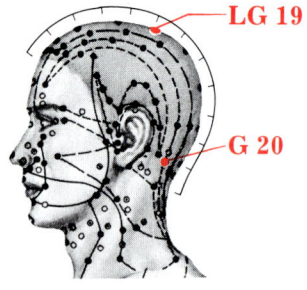

ad 2. Klassifizierung nach der Krankheitsursache in traditionell-chinesischer Sicht

In der traditionell-chinesischen Medizin wird der Kopfschmerz als Symptom einer allgemeinen krankhaften Störung aufgefaßt und entsprechend seiner Krankheitsursache oder Schmerzursache in drei Hauptgruppen unterteilt:

Durch äußere Krankheitsfaktoren bedingte Kopfschmerzen (WAI GAN TOU TONG)

Durch innere Krankheitsfaktoren bedingte Kopfschmerzen (NEI GAN TOU TONG)

Durch Zirkulationsstörungen bedingte Kopfschmerzen (YU XUE TOU TONG)

Durch äußere Krankheitsfaktoren bedingte Kopfschmerzen

Diese treten als Begleitkopfschmerzen bei grippalen Infekten, Verkühlungen oder Infektionskrankheiten auf, sowie nach Zugluft-, Kälteoder starker Hitzeeinwirkung. Meistens sind sie mit einer Fülle-SHI-Symptomatik verbunden, d. h. mit starken, plötzlich beginnenden und kontinuierlich stark anhaltenden Schmerzen.

Wie auch bei den folgenden Kopfschmerztypen sieht man hier, daß die Zuordnung in traditionell-chinesischer Sicht nach jener klimatischen Einwirkung benannt wird, die dem Beginn der Kopfschmerzen vorausging, bzw. vom Patienten als auslösend empfunden wurde.

Um eine exakte Punkt-Auswahl treffen zu können, unterscheidet man drei Untergruppen, die abhängig von der Symptomatik bzw. Entstehungsursache sind:

a) Kopfschmerztyp „Zugluft–Kälte"

b) Kopfschmerztyp „Zugluft–Hitze"

c) Kopfschmerztyp „Zugluft–Feuchtigkeit"

Wie später erwähnt (s. S. 152), wäre es aber völlig falsch, den Chinesen bei dieser Klassifizierung ein kausales Denken nach Art der Europäer zu unterstellen.

Zugluft und Kälte sind zufällige – aber mit einer gewissen Häufigkeit – vorkommende Faktoren, welche beim Auftreten dieser Schmerzgruppe zu beobachten sind und in dieser empirischen Medizin deshalb auch als Krankheitsfaktoren betrachtet werden.

a) Kopfschmerztyp „Zugluft–Kälte"
(FENG–HAN)

Westliche Diagnose:
Begleitkopfschmerzen bei banalen Infekten.

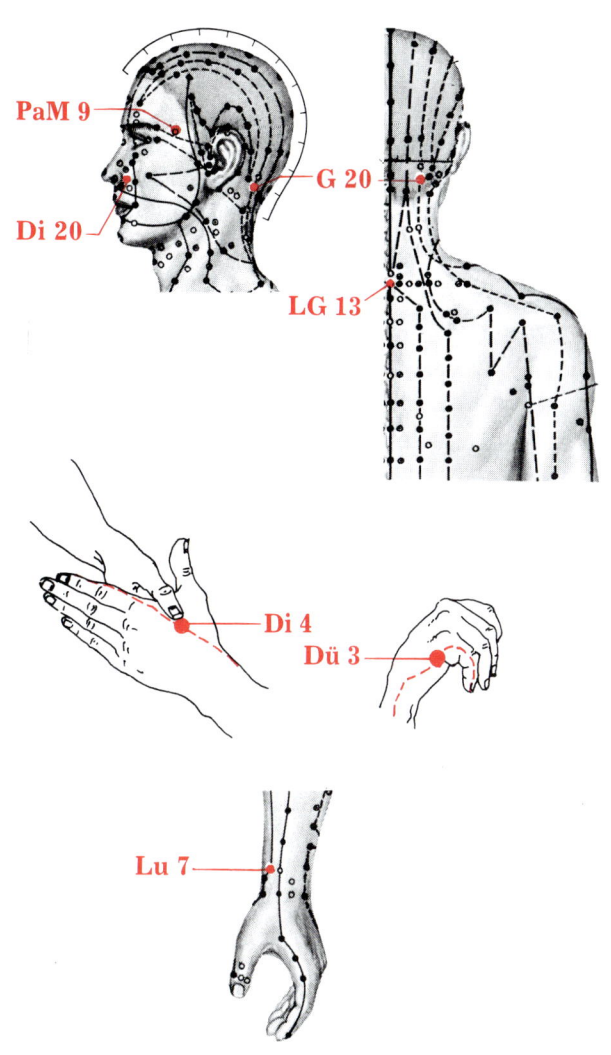

Die dabei auftretenden Symptome sind jedem aus eigener Erfahrung bekannt:
Es handelt sich um die typischen bei Verkühlungen oder grippalen Infekten auftretenden Kopfschmerzen, die häufig auch nach Einwirkung von Zugluft und Kälte zu verspüren sind.

Subjektive Symptomatik:

schmerzhafte Verspannung am Nacken und Rücken,

blasse Gesichtsfarbe,

verlegte, sezernierende Nase,

allgemeines Müdigkeits- und Schweregefühl im ganzen Körper,

mangelndes Durstgefühl,

ängstliches Bestreben Kälte- und Windeinwirkung zu vermeiden,

Bedürfnis nach warmen Getränken, warmer Umgebung und allgemeiner Wärmeanwendung.

Zungenbelag: weiß und dünn,
Puls: oberflächlich und gespannt.

Gesamteindruck:

Die Bewegungen des Patienten sind auffallend langsam, hölzern, steif; er wirkt eingefroren, wortkarg, abweisend, kühl (typische Symptomatik bei Kälte-HAN-Krankheiten).

Seine Schultern sind hochgezogen, sein Rücken ist gekrümmt, Mund und Augen sind zusammengekniffen, Körperhaltung und Beschreibung der Krankheitssymptome vermitteln den Eindruck einer Kälte-HAN- und Zugluft-FENG-Krankheit.

Punkte-Wahl nach traditionell-chinesischen Überlegungen:

„Zerstreue Wind-FENG und Kälte-HAN"

Lu 7	
Di 4	
Di 20	– bei gleichzeitigem Schnupfen
G 20	
PaM 9	
LG 13	– bei Nacken- und Rücken-
Dü 3	schmerzen

b) Kopfschmerztyp „Zugluft–Hitze"
(FENG–RE)

Dieser Kopfschmerz tritt oft im Anschluß an den vorher beschriebenen Zugluft-Kälte-Schmerz-Typ auf und ist mit einer Temperaturerhöhung verbunden, die vom Patienten als Wärme- und Hitzegefühl empfunden wird (im Gegensatz zu Temperaturerhöhungen, die mit einem Gefühl des Fröstelns verbunden sind).

Nach der altchinesischen Medizintheorie kommt es in der weiteren Folge einer Verkühlung im Körper zur Umwandlung von Kälte-HAN zu Hitze-RE. Die Begleitkopfschmerzen haben dann die Zeichen einer Zugluft-Hitze-Symptomatik.

Der Kranke vermeidet dann jede Wärmezufuhr von außen, hat Bedürfnis nach kühlenden Getränken und kühler Umgebung.

Der Kopf wird meistens frei und aufrecht getragen, Hals und Nacken – die Stellen der subjektiv empfundenen Hitze – werden entblößt.

Subjektive Symptomatik:

schmerzend heißer Kopf,
Gefühl des Aufgeblasenseins,
gerötetes Gesicht,
Hitzegefühl im ganzen Körper,
ausgeprägtes Durstgefühl,
der Patient vermeidet jede äußere Wärmeeinwirkung und Zugluft.

Zungenbelag: gelblich und dünn,
Puls: oberflächlich und rasch.

Punkte-Wahl nach traditionell-chinesischen Überlegungen:

„Zerstreue Wind-FENG und Hitze-RE"

Di 4
Di 11 — gegen die Hitze-Symptomatik
G 20 — Wirkung auf Zugluft-FENG
LG 13 — Reunions-Punkt aller YANG-Meridiane, daher zur Stärkung der Abwehrkraft

KS 6 }
3 E 4 } — bei gelb verfärbtem Urin

3 E 6 }
G 34 } — bei trockenem Stuhl
M 39 }

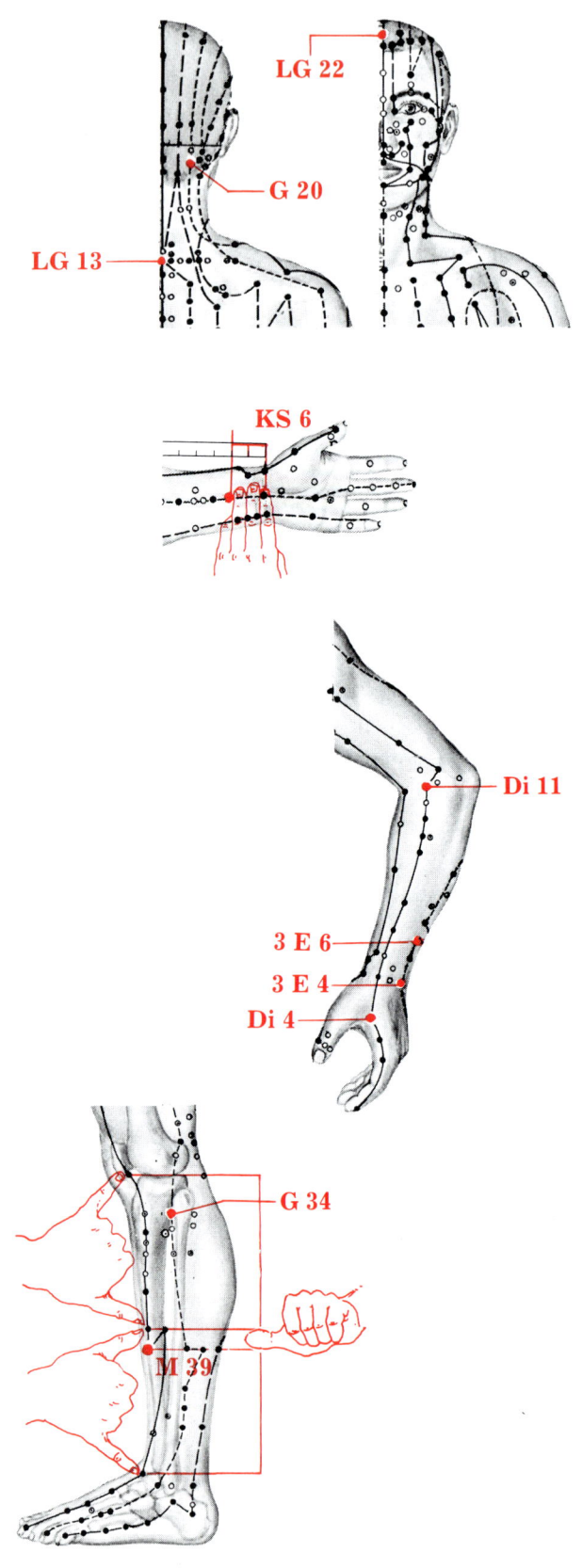

LG 22
G 20
LG 13
KS 6
Di 11
3 E 6
3 E 4
Di 4
G 34
M 39

c) Kopfschmerztyp „Zugluft–Feuchtigkeit"
(FENG–SHI)

Diese Art von Kopfschmerzen tritt häufig als Begleitsymptom einer Dysfunktion im Verdauungstrakt auf. Chronische Verdauungsstörungen, wie z. B. Enteritis, können Elektrolytstörungen, insbesondere Kaliummangel bedingen, dessen klinische Symptomatik im Zusammenhang mit den Kopfschmerztypen hier sehr genau beschrieben wurde:

Subjektive Symptomatik:

Kopfschmerzen, die wie ein festes, schmerzendes Band um den Kopf empfunden werden,
Beklemmungsgefühl im Thorax,
Appetitmangel,
auffallend leichte Ermüdbarkeit,
Schweregefühl im ganzen Körper,
Schwächegefühl in den Extremitäten,
wässriger Stuhl,
verminderte Harnausscheidung.

Zungenbelag: dick, körnig, weiß,
Puls: langsam.

Gesamteindruck:

Der Patient macht den Eindruck eines schwerfälligen, adynamischen, erschöpften und geschwächten Menschen. Der Kopf scheint wie ein schweres Gewicht nach vorne zu fallen, Stirne und Schläfe werden oft in der Hand abgestützt. Diese Körperhaltung vermittelt den Hinweis auf eine Feuchtigkeits-Symptomatik und in traditionell-chinesischer Sicht somit auf eine Störung des Funktionskreises Milz–Pankreas–Magen.

Punkte-Wahl nach traditionell-chinesischen Überlegungen:

„Zerstreue Wind-FENG und Feuchtigkeit-SHI"

G 20
LG 19
M 1^B = 8^{CH}
3 E 5
M 36 } – bei Beklemmungsgefühl und Appetitmangel
KS 6 }
M 25 } – bei wässerigem Stuhl
B 25 }

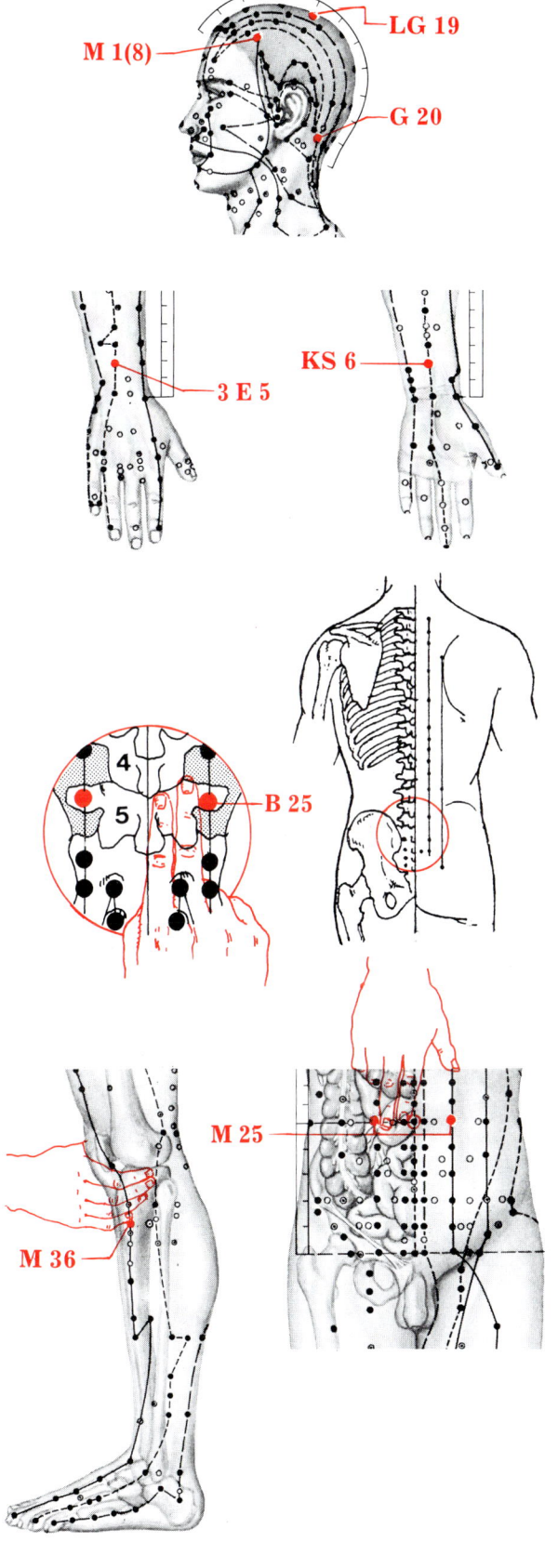

Durch innere Krankheitsfaktoren bedingte Kopfschmerzen

Hiezu zählen sowohl Kopfschmerzen, die im Anschluß an emotionelle Reaktionen oder Affekte auftreten, wie auch jene, die durch Störungen im Körperinneren, wie z. B. Verdauungsstörungen oder Blutmangel bedingt sind.

Dazu zählen:

a) Kopfschmerztyp „Aufsteigendes Leber-YANG"

b) Kopfschmerztyp „QI-Schwäche"

c) Kopfschmerztyp „Blut-XUE-Schwäche"

d) Kopfschmerztyp „Nieren-Schwäche"

e) Kopfschmerztyp „Feuchtigkeit-Schleim"

a) Kopfschmerztyp „Aufsteigendes Leber-YANG"
(GAN YANG TOU TONG)

Westliche Diagnose:
Spannungskopfschmerz

Dieser Kopfschmerz tritt oft bei aggressiven Menschen auf, denen im Jähzorn nicht nur die Zornesröte in den Kopf steigt, sondern auch ein blitzartig stechender – meistens auf der Scheitelhöhe lokalisierter – Schmerz.

Im einen Fall kann dies Zeichen einer YIN-Schwäche sein, wie man es z. B. beim reizbaren, überforderten Schwächling findet, der sich „aufbläht" und dann am Zerplatzen ist (der wienerische Ausdruck „sich aufplustern" gibt dies deutlich wieder).

Beachtet man die angegebene subjektive Empfindung des Patienten: „Der Kopf ist zum Zerplatzen aufgebläht, aber innerlich habe ich ein Gefühl der Leere und Schwäche", dann muß man unwillkürlich an einen Menschen denken, der in reizbarer Unruhe und motorischer Überaktivität – einem herumfliegenden, irritierten Insekt ähnlich – eine gewisse Abschreck- und Drohhaltung einnimmt, die der inneren Ruhe, Festigkeit und Beständigkeit (YIN) ermangelt.

Die traditionell-chinesische Medizin beschreibt dies als einen Mangel an YIN (wörtlich YOU YIN XU), das zu einem Aufsteigen des Leber-YANG führt. Die YIN-Schwäche bedeutet hier vor allem eine Nieren-YIN-Schwäche (Mangel an Ruhe und Beständigkeit).

Eine Schwäche der Niere kann auch zu einer Irritation der Leber führen, „weil" in der 5-Elementen-Lehre Niere und Leber zueinander in Beziehung stehen („Mutter–Sohn-Regel"). Ein Schwäche-Typ, der sowohl Zeichen einer Nieren-SHEN als auch einer Leber-GAN Schwäche zeigt, kann durch die YUAN-(Quell)-Punkte dieser beiden Meridiane behandelt werden:
Le 3
N 5^B = 3^{CH}
Reizstärke: schwach (BU FA)

Im anderen Fall kann das aufsteigende Leber-YANG Zeichen einer Fülle sein.

Die traditionell-chinesischen Ärzte sprechen dann von einem Leber-Feuer und charakterisieren so einen feurigen, impulsiven Menschen, der mit der Kraft brennender, flammender Begeisterung („Ira ardens") jeden Widerstand bricht, jedes Hindernis verneint und mit dem Kopf durch die Wand rennen will und kann.

Nach traditionell-chinesischer Ansicht vereinigt dieser Menschentyp Zeichen von Leber-GAN und Herz-XIN nämlich:

Leber-GAN: – angriffslustig, impulsiv, will mit dem Kopf durch die Wand;
Herz-XIN: – feurig, mit brennender, flammender Begeisterung.

In der 5-Elementen-Lehre folgt nach der Leber-GAN das Herz-XIN, „daher" kann auch dieses irritiert werden.

In diesem Fall werden die YUAN-(Quell)-Punkte dieser beiden Meridiane genadelt.
Le 3
H 7

Kopfschmerzen, die im Anschluß an Zorn, Aggression, Ärger und Wut auftreten, sind ja auffallend häufig tatsächlich an der Schläfe und an der Scheitelhöhe lokalisiert.

Beim Tier entspricht dies den Stellen der Hörner und Geweihe, die ja dem Austragen der Aggression und Kampfbereitschaft dienen. Beim jähzornig aggressiven Menschen sind möglicherweise Schmerzen an dieser Stelle des Kopfes als Äquivalent jener Vorgänge zu interpretieren, die während einer Kampfsituation auftreten.

Subjektive Symptomatik:

Seiten- und Scheitelkopfschmerz,
Schmerzen und Oppressionsgefühl im Thorax,
Auftreten der Kopfschmerzen nach Zorn und Aggression,
Schlafstörungen,
bitterer Mundgeschmack,
Gefühl der Unsicherheit in den Beinen,
Gefühl der Schwere im Kopf.

Zungenbelag: gelb,

Puls: rasch und gespannt, wie die Saite eines Musikinstrumentes.

Punkte-Wahl nach traditionell-chinesischen Überlegungen:

„Senke das aufsteigende YANG der Leber"

G 20, G 34, G 40
PaM 9
Le 3
KS 6
3 E 5
KS 7 ⎫
H 7 ⎭ – bei Schlafstörungen, reizbarer Schwäche

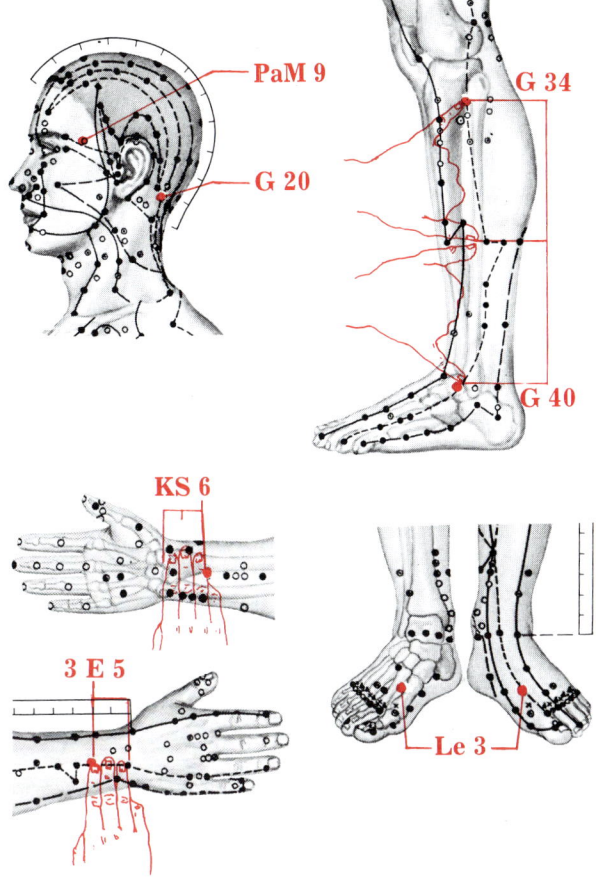

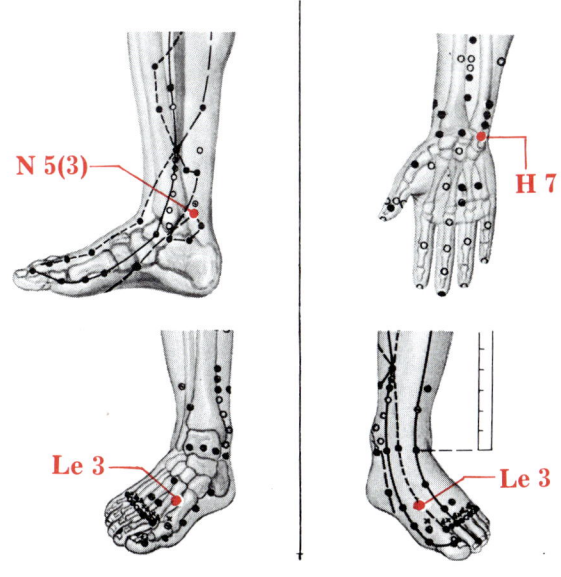

b) Kopfschmerztyp „QI-Schwäche"
(QI XU TOU TONG)
(isoliert oder kombiniert auftretend mit Blut-XUE-Schwäche)

Westliche Diagnose:
Kopfschmerzen bei Eisenmangel und Hypotonie.

Diese Kopfschmerz-Symptomatik findet man oft bei jenen Patienten, die angeben: „Sich nicht ganz in Ordnung zu fühlen."

Meistens sind auch zahlreiche andere Krankheitssymptome vorhanden, die aber charakteristischerweise alle weder heftig, noch ernst, noch gefährlich sind.

Die traditionell-chinesischen Ärzte sehen die Ursache dieser Kopfschmerzen in einer allgemeinen Energieschwäche (hier ist das Wort Energie für QI passend), die mit einer Blut-XUE-Schwäche verbunden sein kann. Die normale Belastung des Tages wird von diesen Menschen schon als Überforderung und Anstrengung empfunden.

Subjektive Symptomatik:

mäßig starke, aber konstante Schmerzen, die seit langem bestehen,
diffus am Kopf empfunden werden,
Konzentrations- und Gedächtnisschwäche,
geringe körperliche Belastbarkeit,
Neigung zu Palpitationen und Kurzatmigkeit bei Belastung,
Gefühl der Kraftlosigkeit und Müdigkeit in den Extremitäten,
Angst vor Kälteeinwirkung*) an den Extremitäten (diese müssen aber nicht kalt sein).

Zungenbelag: weiß,
Puls: fein und schwach.

---

*) Angst vor Kälte ist ein typisches Symptom für eine QI-Schwäche.
Kältegefühl in den Extremitäten ist das Zeichen einer YANG-Schwäche.

Punkte-Wahl nach traditionell-chinesischen Überlegungen:

„Stärke das QI"

KG 12, KG 6 – Moxibustion
  LG 19
  M 36
  Lu 7
  Di 4
  B 20   – Moxibustion
  G 20

Erläuterungen dazu aus traditionell-chinesischer Sicht:

Moxibustion soll die QI-Schwäche, d. h. die YANG-Schwäche bessern. Die Punkte B 20, KG 12, KG 6, die zu Milz-PI und Magen-WEI Beziehung haben, sollen diese Organe stärken, weil dort die über die Nahrung zugeführte Energie (YING QI) entsteht.

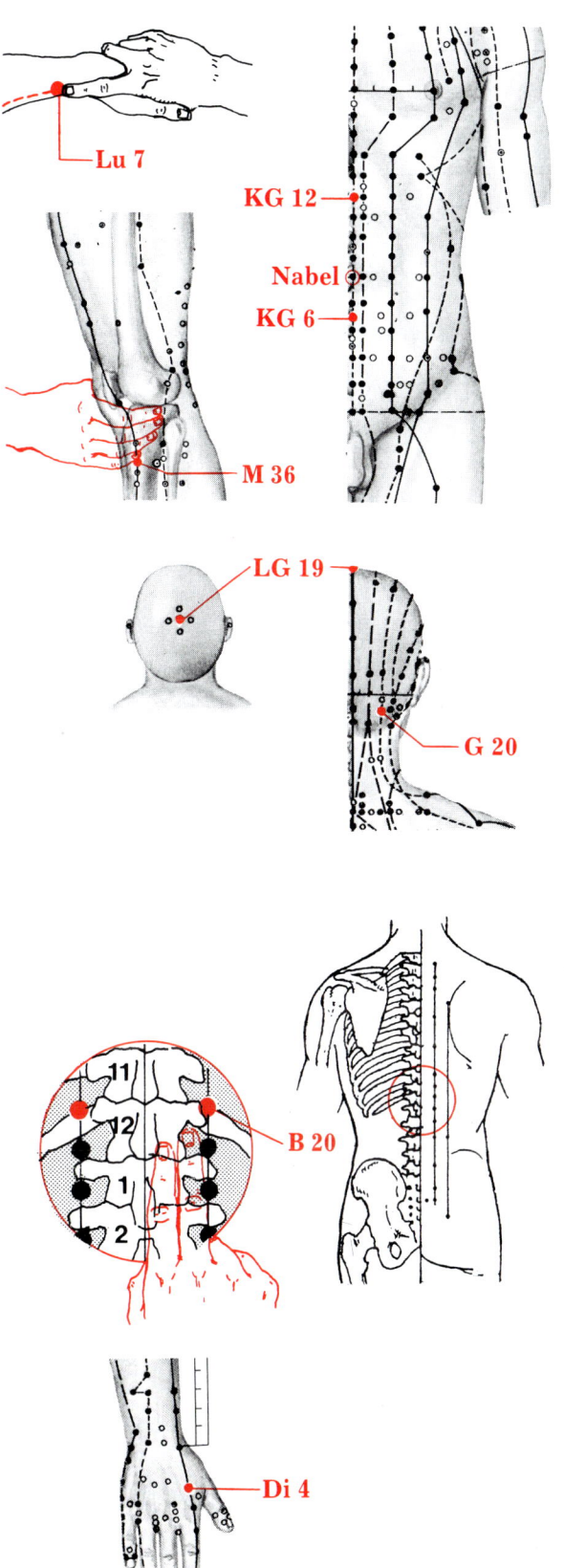

c) Kopfschmerztyp „Blut-XUE-Schwäche"
(XUE XU TOU TONG)

Westliche Diagnose:
Kopfschmerz bei Anämie

Dieser Kopfschmerz hat große Ähnlichkeit mit der vorher beschriebenen QI-Schwäche. Zusätzlich können aber noch folgende Symptome auftreten:

Subjektive Symptomatik:

Kopfschmerzen verbunden mit Augenflimmern,
Palpitationen,
Schlafstörungen,
Schreckhaftigkeit,
verminderte Sehkraft (traditionell-chinesisch bedeutet dies eine schlechte Funktion der Leber),
Paraesthesien an Händen und Füßen.

Zungenbelag: weiß, dünn,
Puls: fein.

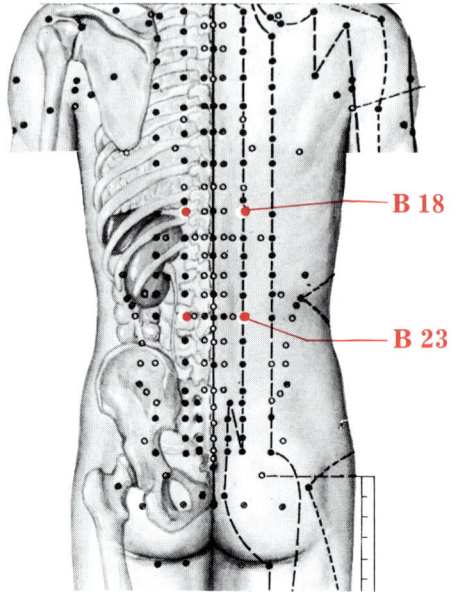

Punkte-Wahl nach traditionell-chinesischen Überlegungen:

MP 6
MP 10
H 7
M 36
B 23
B 18

Die Punkte am Kopf, also die lokalen Punkte, werden je nach der Lokalisation des Kopfschmerzes ausgewählt (s. S. 56).

Erläuterungen dazu aus traditionell-chinesischer Sicht:

Diese Punkte sollen die ZANG-Organe Herz-XIN, Leber-GAN und Milz-PI beeinflussen, da diese Blut-XUE „antreiben, kontrollieren, bewahren" und damit die Krankheitsursache (Blut-XUE-Schwäche) der Kopfschmerzen erfassen.

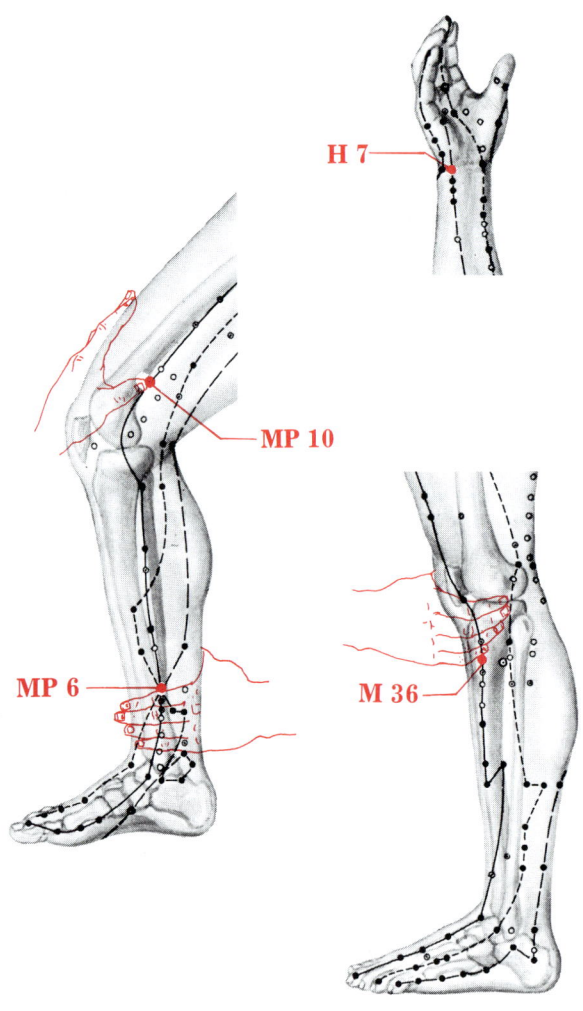

d) Kopfschmerztyp „Niere-SHEN-Schwäche"
(SHEN XU TOU TONG)

Westliche Diagnose:
Kopfschmerzen bei Hypotonie und Neurasthenie.

Diesen Kopfschmerz findet man häufig bei Patienten mit neurasthenischen Beschwerden und allgemeinem Schwächegefühl.

Im Kopf wird ein Gefühl der Leere empfunden, welches auch stellvertretend für das Gefühl der inneren Leere und Sinnlosigkeit des Daseins des Patienten verstanden werden kann.

Auch hier prägt die psychische Verfassung der ganzen Persönlichkeit (innere Leere) die subjektive Symptomatik der Schmerzen (Gefühl der Leere im Kopf).

Das Gefühl einer allgemeinen Schwäche ist nach traditionell-chinesischer Sicht eine Verminderung der Lebenskraft und – weil diese ihren Sitz in der Niere hat – auch ein Zeichen einer Nieren-Schwäche.

Subjektive Symptomatik:

Schmerzen vor allem im Nacken und Hinterkopf,
Gefühl der Leere im Kopf,
Tinnitus und Schwindel,
Schmerzen und Gefühl der Müdigkeit im Lumbalbereich,
sexuelle Störungen
    bei Frauen: Fluor
    bei Männern: Ejaculatio praecox

Zungenkörper: gerötet,
Zungenbelag: weißlich und dünn,
Puls: kraftlos, fein, tief.

Punkte-Wahl nach traditionell-chinesischen Überlegungen:

„Stärke das YIN der Niere"

B 60
B 23
B 10
N 5^B = 3^{CH}
N 3^B = 6^{CH}
Lu 7
MP 6
LG 19^B = 20^{CH}

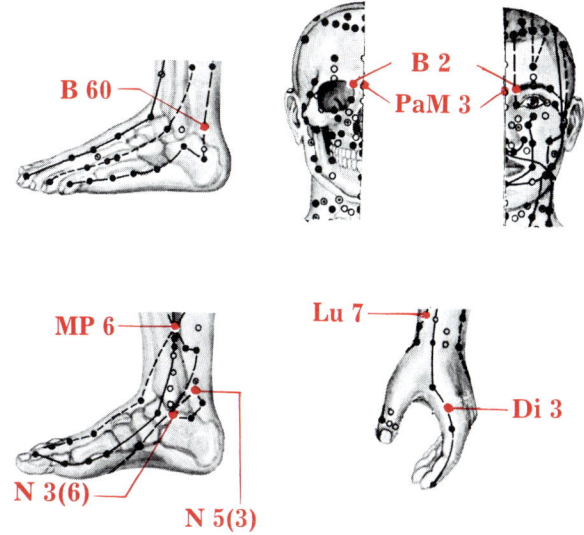

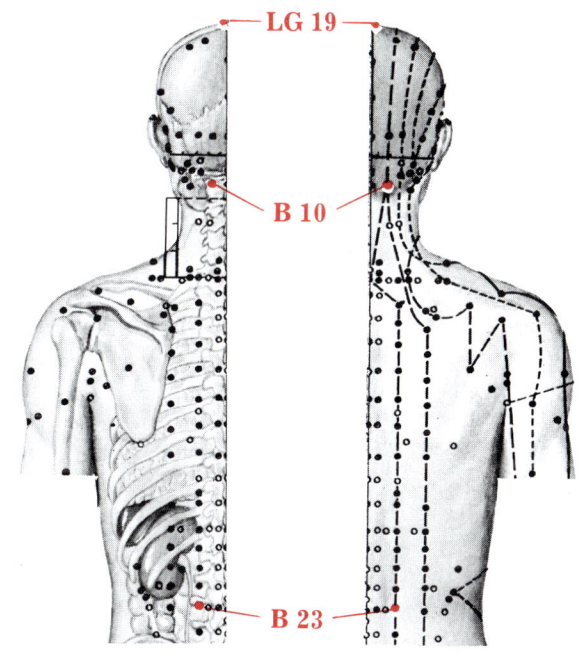

Zusätzlich werden lokale Punkte am Kopf entsprechend der Lokalisation der Schmerzen gewählt (s. S. 56). Wenn die Schmerzen am Hinterkopf und in der Augenbrauenmitte auftreten – eine sehr häufige Lokalisation – soll

B 2
PaM 3
genadelt werden.

e) Kopfschmerztyp „Feuchtigkeit-Schleim"
(TAN SHI TOU TONG)

Westliche Diagnose:
Kopfschmerzen bei neurasthenisch-depressiver Verstimmung.

Die Patienten beschreiben ihren Kopf als schwer, vollgefüllt, kraftlos und müde. Oft können solche Beschwerden auch einen Hinweis auf einen schwerfälligen und antriebslosen Menschen geben bzw. auf eine momentane Antriebslosigkeit, in der sich der Kranke befindet. Auch hier wird der Kopf stellvertretend für den ganzen Menschen beschrieben. Eine äußere und innere Schwerfälligkeit färbt die subjektive Symptomatik des Kopfschmerzes. Die Beschwerden werden vorwiegend im Vorderkopf und an der Stirn lokalisiert empfunden. Bei Schilderung seiner Beschwerden stützt der Patient auffallend oft Gesicht und Stirne in die Hände.

Die Schmerzen am Kopf werden aber auch wie ein festsitzender, umschnürender Reifen empfunden, was die oben beschriebene Haltung der Hände des Kranken auszudrücken scheint. Auch hier vermutet der Betrachter eine Parallele zwischen der Art der Kopfschmerzen (einschnürend, beklemmend, festsitzend) und den Lebensbedingungen bzw. Milieubelastungen, die auf Befragen vom Patienten auch als „beengend, einengend" angegeben werden.

Subjektive Symptomatik:

Schweregefühl im Kopf,
Beklemmungsgefühl im Thorax,
Brechreiz,
schleimiges Erbrechen.

Zungenbelag: weiß, körnig.
Puls: schlüpfrig,

Punkte-Wahl nach traditionell-chinesischen Überlegungen:

„Zerstreue Feuchtigkeit-SHI, stärke Milz-PI, reinige Schleim-TAN"

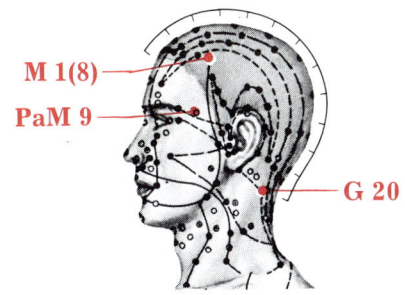

M 1^B = 8^{CH}, M 40
KS 6
KG 12
G 20
PaM 9

Zusätzlich werden lokale Punkte am Kopf entsprechend der Lokalisation der Kopfschmerzen gewählt (s. S. 56).

Häufig:
M 1^B = 8^{CH}
PaM 9
G 20

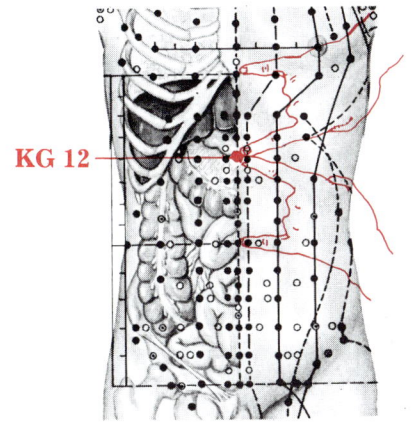

Erläuterungen dazu aus traditionell-chinesischer Sicht:

M 40 und KG 12 erfassen die Symptomatik TAN-Schleim. KS 6 beeinflußt den Brechreiz und das Beklemmungsgefühl im Thorax. Die Kopfpunkte entsprechen lokalen Punkten.

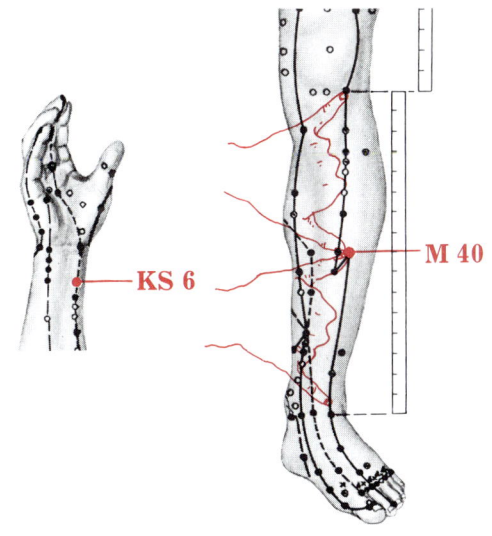

Durch Zirkulationsstörung bedingte Kopfschmerzen

Kopfschmerztyp „Blut-Stopp"
(YU XUE TOU TONG)

Westliche Diagnose:
Posttraumatischer Kopfschmerz.

Das Auftreten dieser Art von Kopfschmerzen wird oft mit Unfällen und Traumata in Zusammenhang gebracht.

Ein Charakteristikum ist der stechende Schmerzcharakter und die stets gleichbleibende Stelle der Kopfschmerzen.

Die Art der Schmerzempfindung vermittelt den Eindruck einer ständigen Wiederholung des auslösenden Unfalls oder Traumas, da der Schmerz ebenso schlagartig, schockartig, plötzlich empfunden wird, wie das vorhergegangene Trauma. Dieses Beispiel zeigt sehr deutlich, wie die Medizintheorie Krankheitsursache und Schmerzcharakter zueinander in Beziehung setzt.

Subjektive Symptomatik:

Schmerzart stechend, schlagend,
Schmerzlokalisation streng begrenzt, gleichbleibend,
Schmerzen bestehen seit langer Zeit.

Zungenbelag und Zungenkörper: fleckig rot,
Puls: eckig, hart, langsam.

Punkte-Wahl nach traditionell-chinesischen Überlegungen:

G 20
PaM 9
Di 4
Le 3
B 17
Lu 5 }
B 54 } bluten lassen

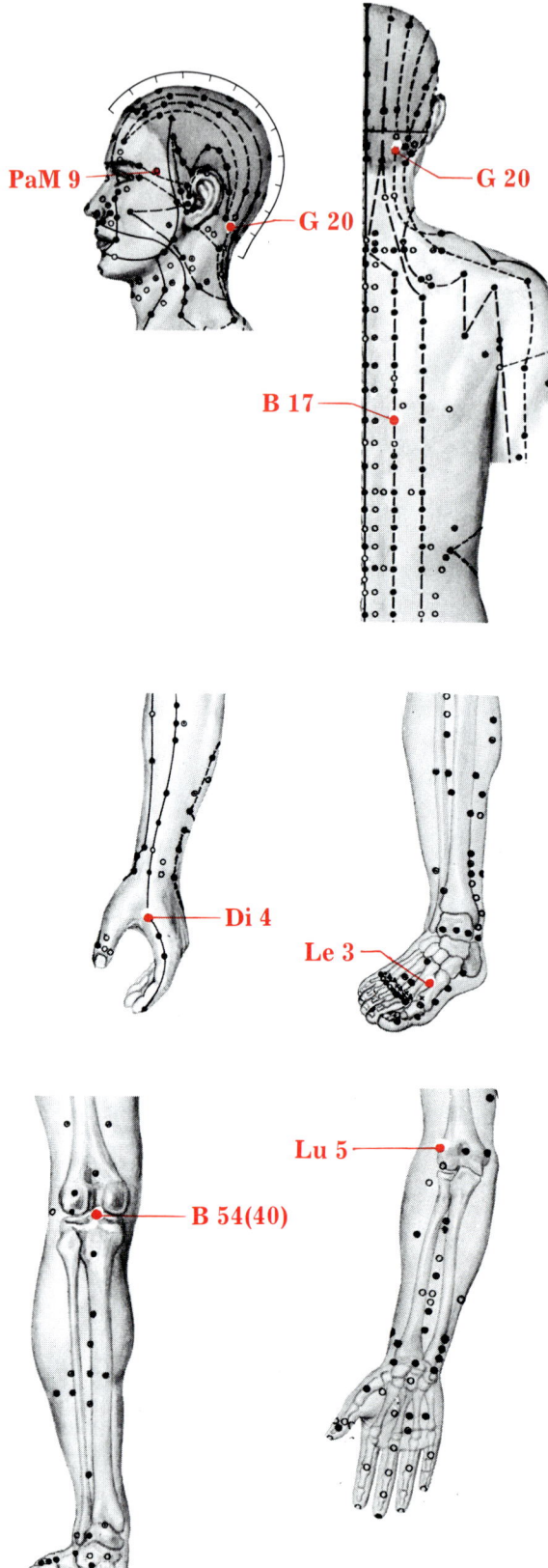

Zu jener Kopfschmerzgruppe, die durch innere Krankheitsfaktoren ausgelöst werden, zählen auch jene, die im Anschluß an Affekte und Emotionen auftreten. Zorn, Ärger, Hektik und Mißmut können ja sehr häufig Kopfschmerzen auslösen, sei dies nun passager oder anhaltend.

Hiebei läßt sich nun eine gewisse Gesetzmäßigkeit zwischen der **Lokalisation des Kopfschmerzes** und den ihn **auslösenden Emotionen** und Affekten beobachten. So kann man beobachten,

daß **Zorn und Ärger** häufig Kopfschmerzen an Schläfe, Scheitelhöhe, Augenbraue auslösen,

daß **Angst und Furcht** häufig Kopfschmerzen an Nacken und Hinterkopf auslösen,

daß **Abwehrhaltung** und skeptisches Mißtrauen häufig Kopfschmerzen an Stirne und im Kieferbereich auslösen.

Wie schon erwähnt, gibt die Verhaltensforschung gewisse Hinweise, welche den Zusammenhang zwischen der Lokalisation der Kopfschmerzen und diesen Emotionen verständlich machen könnten (s. S. 32):

Archaische Reaktionen, welche auch in der menschlichen Erbstruktur verankert sind, können als unbewußte Mechanismen zu einer Muskelverspannung an verschiedenen Körperabschnitten oder zu einer Vasokonstriktion und somit zu Schmerzen führen. Zorn und Ärger, Angst und Furcht, Abwehrhaltung als emotionelle Basis von Angriffsreaktionen, Fluchtreaktionen und Abwehrhaltung können also über unbewußte in uns verankerte Mechanismen zu Muskelverspannungen, Vasokonstriktionen und Kopfschmerzen führen.

Beziehung zwischen der Lokalisation von Kopfschmerzen und den auslösenden Emotionen:

Zorn und Ärger

sind die emotionale Basis für eine Angriffsreaktion. Aggressionen können deshalb die archaischen Reflexe einer Angriffssituation hervorrufen: so wird unter anderem an den lateralen Kopfabschnitten, an den „Angriffsstellen" des Kopfes (Scheitelhöhe, Tuber frontalis und in der Augenbrauengegend – betrachtet man diese entwicklungsgeschichtlich) ein erhöhter Muskeltonus, eine geänderte Durchblutung auftreten. Weiters wird eine Verengung des Lidspaltes zu beobachten sein, die einerseits den Zweck hat, den Augapfel zu schützen und andererseits den Blickwinkel einzuengen, um das Ziel besser fixieren zu können; gleichzeitig entsteht dadurch aber der Eindruck eines finsteren, bösen Blickes, wie er in einer Kampfsituation ja meistens zu beobachten ist.

Damit übereinstimmend wurde in der altchinesischen Medizin das laterale Drittel von Kopf und Körper, weiters Zorn, Ärger, Aggression, das Auge, das Schauen und das Böse – im Sinn von animalisch – zueinander in Beziehung gesetzt und durch das Organ Leber-GAN symbolisiert.

Kopfschmerzen, die im Anschluß an Zorn, Ärger und Aggression auftreten und häufig an den Angriffsstellen des Kopfes, also an Scheitelhöhe und Tuber frontalis lokalisiert sind, werden in der chinesischen Akupunktur wie Seiten-Kopfschmerzen behandelt (3 E- und Gallenblasen-Meridian).

Mißmut, Mißtrauen, Ablehnung

werden durch eine Mimik des Widerwillens, der Ablehnung und durch eine verneinende Gebärde ausgedrückt. Dabei tritt eine Kontraktion der Gesichtsmuskulatur, besonders an der Stirne und perioral, somit im Viscerocranium auf. So entsteht entweder der Eindruck einer Art Rüsselstellung mit hochgezogener Oberlippe („Schnoferl") und somit ein Gesichtsausdruck, wie er beim Ausspucken und Anspucken zu beobachten ist, wodurch ja manche Menschen eine Ablehnung, ein Mißtrauen ausdrücken. Mißtrauen, Mißmut, Ablehnung könnte man auch als abgeschwächtes Äquivalent einer ständigen Abwehrhaltung interpretieren, welcher aber der Impuls zum Gegenangriff fehlt.

Im Gegensatz dazu wird Vertrauen, Offenheit durch eine Mimik und Gestik der Zustimmung und eine bejahende Gebärde ausgedrückt. Dabei kann man einen leicht geöffneten Mund, geöffnete, große Lidspalten und eine völlig entspannte Gesichtsmuskulatur beobachten (ein Bild wie es im Märchen vom Hans-Guck-in-die-Luft dargestellt wird).

Der Ausdruck „jemandem die Stirne bieten" deutet ebenfalls auf den defensiven Charakter einer kontrahierten Stirnmuskulatur hin. Man findet sie beim skeptischen Stirnerunzeln ebenso wie beim skeptischen Lächeln verhaltener Zuneigung.

Im Volksmund kennen wir den Ausdruck „ang'speist und ang'fressen" sein für mißmutiges, ablehnendes Befinden. Hier kommt – wie auch vorhin – die Beziehung zur Verdauungsfunktion zum Ausdruck. Diese Emotion äußert sich am Kopf meistens im Bereich des Eingeweideschädels.

Ganz analog wurde in der traditionell-chinesischen Medizin das vordere Drittel von Kopf und Körper zur Verdauungsfunktion und zur Emotion Mißmut, Sorge, zum phlegmatischen Charakter in Beziehung gesetzt.

Mißmut, Mißtrauen, Ablehnung sind oft auch mit einer Atempause verbunden, d. h. einem angehaltenen Inspirium, wodurch eine Kontraktion der Thoraxwandmuskulatur und damit ein Schutz, eine Abwehr für den Brustkorb entsteht.

Folgt dann in einem weiteren Schritt eine Steigerung der Abwehrhaltung – im Tierreich ein drohendes und pfauchendes Ausatmen – dann geben Menschen einen Ton von sich, der in allen Sprachen das Nein der Ablehnung ausdrückt (no, non, njet, nej, bu usw.).

Immer wiederkehrende Emotionen des Mißtrauens und der Ablehnung können nun – entsprechend archaischer Reflexe – Stirnkopfschmerzen und Schmerzen am Oberkiefer verursachen.

Eine schmerzende Verspannung im Kiefergelenk findet man z. B. sehr oft auch bei verbissenen und „bissigen" Menschentypen, bei Charakteren, deren defensive Grundhaltung einer Beißbereitschaft entspricht. Diese Menschen werden im Volksmund als „leicht eingeschnappte" Charaktere bezeichnet und damit ihre unsichere Abwehrhaltung charakterisiert, die sie verfrüht zuschnappen läßt.

Durch Mißtrauen, Mißmut und Ablehnung ausgelöste Kopfschmerzen werden wie Stirnkopfschmerzen behandelt (Dickdarm–Magen–Meridian).

Angst und Furcht

haben, wie bereits erwähnt, ihre Resonanzareale am Nacken, am Hinterkopf, im dorsalen Längsdrittel des Körpers.

Wenn z. B. ein Hund mit festem Griff am Nacken hochgehoben wird, dann erkennt er daran den Herrn, den Dominierenden.

Es kann also ein Reiz an dieser Stelle Unterwerfung und Angst auslösen und umgekehrt kann Unterwerfung und Angst durch einen veränderten Muskeltonus am Nacken ausgedrückt werden.

Devotes Kopfbeugen, ein Buckeln, signalisieren Unterwerfung, die aufrechte Kopfhaltung hingegen symbolisiert den freien, „aufrechten" Menschen, der „gerade steht" für seine Handlung.

Damit übereinstimmend wird in der altchinesischen Medizin mit den Emotionen Angst und Furcht das dorsale Drittel von Kopf und Körper in Beziehung gesetzt, weiters das Ohr und das Hören, welches – wenn man es entwicklungsgeschichtlich betrachtet – ja auch dem dorsalen Längsdrittel zugeordnet ist.

Ein ängstlich verspannter Mensch wird einen ständig erhöhten Tonus der dorsalen Streckermuskulatur zeigen – ähnlich wie beim archaischen Fluchtreflex, welcher zur Innervation dieser Streckermuskulatur führt, um die Flucht, das Wegspringen, rechtzeitig zu ermöglichen.

Kopfschmerzen, die bei ängstlich verspannten Menschen auftreten, somit durch Angst und Furcht „ausgelöst" werden, erhalten entsprechend ihrer Lokalisation am Hinterkopf Punkte des Dünndarm- und Blasen-Meridians.

NEURASTHENISCHE BESCHWERDEN UND IHRE BEHANDLUNG MIT AKUPUNKTUR

Einleitend soll durch Hinweise auf Ontogenese, Phylogenese und psychosomatische Medizin der Versuch einer Analyse und Interpretation der neurasthenischen Beschwerden nach traditionell-chinesischer Medizintheorie vorgestellt werden.

Neurasthenie, vegetative Dystonie, neurovegetative Krankheiten werden in der traditionell-chinesischen Medizin als Nervenschwäche: SHEN JING SHUI RUO bezeichnet, welche gemeinsam mit der Hysterie: YI BING unter dem Oberbegriff nervöse Funktionsstörungen: SHEN JING GUANG NENG BING zusammengefaßt werden.

Diesen nervösen Funktionsstörungen wird die Schizophrenie gegenübergestellt und beide, nervöse Funktionsstörungen und Schizophrenie, unter dem Überbegriff Geisteskrankheiten und psychische Krankheiten: JING SHEN BING zusammengefaßt.

A. **Psychische oder Geisteskrankheiten**
JING SHEN BING

1. **Nervöse Funktionsstörungen**
    SHEN JING GUANG NENG BING
    a) Nervenschwäche
        SHEN JING SHUI RUO
    b) Hysterie
        YI BING

2. **Schizophrenie**
    FEN LIE

Das chinesische Wort JING SHEN liefert einen interessanten Einblick in die Vorstellungen der altchinesischen Ärzte bezüglich der Entstehung dieser Krankheiten, weshalb ich kurz darauf eingehen möchte:

Das chinesische Wort JING *) ist zu übersetzen mit: Essenz, Extrakt, Geist. Es wird als der wesentlichste materielle Baustein des menschlichen Körpers angesehen, welcher insbesondere für die Funktion aller inneren Organe wie auch für die Fortpflanzungstätigkeit von Bedeutung ist. JING, die Essenz, wird in der Niere-SHEN aufbewahrt und soll – nach Auskunft meiner Lehrer in Peking – als Wachstums- und Fortpflanzungs-Hormon verstanden werden.

Eine Störung von JING kann eine Störung der inneren Organe und der Fortpflanzungsfähigkeit verursachen.

Das chinesische Wort SHEN **) ist zu übersetzen mit: Geist, Seele, übernatürlich, unerforschlich. Man muß sich unter SHEN die Lebenstätigkeit, Lebenskraft oder den „alles belebenden Geist" vorstellen, jedenfalls jene amaterielle Kraft, die das Leben bedingt.

SHEN, der Geist, wird in Herz-XIN aufbewahrt und von diesem kontrolliert.

*) JING findet sich auch im chinesischen Wort für begeistern, scharfsinnig, klug, erfahren, Geisteskraft und Energie.

**) SHEN steckt auch im chinesischen Wort für Wille, nachdenken, Wunder, Legende und auch für Engel.
Eine sehr bekannte Erzählung aus dem alten China berichtet von dem alten willensstarken Mann YUGONG, der mit Hilfe von zwei Engeln SHEN XIAN sogar einen Berg versetzen kann. Während im christlichen Abendland der Glaube Berge versetzen kann, wird im altchinesischen Märchen dem Willen diese Fähigkeit zugeschrieben.
Engel als „dienstbare Geister" – eine Übersetzung, die auch insofern interessant ist, weil diese chinesische Definition der Engel exakt mit jener aus dem Hebräer Brief 1/14 übereinstimmt: Engel sind dienstbare Geister.

JING und SHEN in dem Wort JING SHEN vereint, bedeutet: Lebenskraft im Sinn der „Vis vitalis", Gedanke, Prinzip, Energie, gleichzeitig aber auch seelisch-geistige Kraft im Sinn von Reife, Weisheit und Gesinnung.

Menschen mit einer Störung dieser „Lebens- und Geisteskraft", d. h. mit JING SHEN-Krankheiten werden eine Reduzierung der menschlichen Reife erkennen lassen, sowie eine Schwächung ihrer Gesinnung, eine Schwäche ihrer „Vis vitalis" haben.

Diese Störung kann nach traditionell-chinesischer Sicht in engem Zusammenhang mit der Störung aller inneren Organe stehen, im besonderen aber im Zusammenhang mit Niere-SHEN und Herz-XIN, welche JING, Essenz und Kraft, sowie SHEN, Geist und Seele bewahren bzw. kontrollieren.

Die Erkenntnis vom Zusammenhang bestimmter Organfunktionen und bestimmter psychischer Veränderungen ist so alt wie die Menschheit. Vor allem die Hirnleistung, welche nicht ganz zutreffend oft als geistige Leistung bezeichnet wird, hängt mit der Funktion anderer Organe zusammen.

So stehen Minderung oder Schwäche der Funktion von Leber, Niere, Schleimhaut, Drüsen, innerer Sekretion, Magen usw. eindeutig mit Änderungen des Befindens, des Verhaltens, der Gefühle in Zusammenhang; auch der Grad der Konzentrationsfähigkeit oder Produktivität, der Selbstbeherrschung oder Frustrationstoleranz ist abhängig vom Grad der Ermüdung, der Sättigung, der sexuellen Spannung usw. Kurz: die Hirnleistung ist abhängig von der Körperleistung.

In traditionell-chinesischer Ausdrucksweise heißt dies: Herz-XIN (Hirnleistung) wird von Niere-SHEN, Leber-GAN, Milz-PI ernährt und beeinflußt, kontrolliert diese aber wieder. Ganz besonders aber ist nach dieser Medizintheorie die Funktion von Niere-SHEN und Herz-XIN, also die Bewahrer von JING (Essenz, Kraft) und SHEN (Geist, Seele) für die seelisch-geistige Kraft verantwortlich.

Was ist nun das Gemeinsame an diesen vom Standpunkt der Schulmedizin so unterschiedlichen Krankheiten Neurasthenie, Hysterie, Schizophrenie, welche nach trad. chin. Medizintheorie zu einer Krankheitsgruppe zusammengefaßt werden?

1. Meistens liegt ein ausgeprägtes Miß-Befinden vor; die subjektiven Krankheitssymptome, das Befinden*) ist – verglichen mit den oft minimalen organpathologischen Befunden – unverhältnismäßig stark gestört.

2. Meistens zeigen diese Menschen eine Schwäche ihrer „inneren Kraft" (JING SHEN), eine Schwäche ihres psychophysischen Turgors.

3. Meistens haben diese Patienten auch eine verminderte Vis vitalis, eine verminderte Lebenskraft und Lebensfreude (JING SHEN).

1–3 findet man bei den neurasthenischen, neurotischen Patienten, ebenso wie bei den hysterischen Krankheiten und in gesteigerter Form auch bei den schizoiden Kranken.

In der modernen Psychiatrie werden diese Symptome beschrieben als: Befindensstörung, Infantilität, Selbstzerstörungs- und -bestrafungstendenz usw. Sie werden in unterschiedlicher Ausprägung den neurotisch-neurasthenischen, den hysterischen und den schizoiden Patienten zugeordnet.

Hier findet man viel Übereinstimmendes mit der altchinesischen Medizintheorie, wonach eine Schwäche der Lebenskraft und eine Störung der inneren Reife diesen Krankheitsbildern gemeinsam ist.

Wenn ich vom Standpunkt des praktischen Arztes und aus der Perspektive der traditionell-chinesischen Medizin einige Gedanken zu dieser Krankheitsgruppe anführen möchte, so deshalb, weil der im Sinn einer Ganzheitsmedizin tätige und psychosomatisch denkende Akupunktur-Arzt auch für diese Kranken eine praktikable und wirkungsvolle Therapiemöglichkeit in der chinesischen Akupunktur finden kann; – auch dann, wenn diese nur zu einer vorübergehenden Besserung der Beschwerden oder zu einem Symptomenwandel führt.

Im Anschluß an die bisher dargestellte traditionell-chinesische Medizintheorie könnte man diese Krankheiten auch folgendermaßen kommentieren:

Der harmonische, reife Mensch hat die innere Kraft (JING SHEN), zwischen seiner Ratio und seiner Emotio eine flexible Balance zu finden.

Bildhaft ausgedrückt würde dies einem „Fließgleichgewicht" entsprechen, welches eine Harmonie zwischen der verbalen Kommunikation, der bewußten Wortsprache und der averbalen Kommunikation, der unbewußten Körpersprache ausdrückt.

---

*) **Befinden:** In diesem Wort steckt noch die Gegenwart, also das Finden, das Suchen des somatischen Korrelats;
Befund: In diesem Wort steckt schon die Vergangenheit, also das Gefundenhaben des somatischen Korrelats.

Die Harmonie zwischen diesen Kommunikationsmitteln beruht aber nicht nur auf einer Balance zwischen beiden, sondern auch auf einem Gleichgestimmtsein des verbalen und averbalen Kommunikationsmittels, somit einer Resonanz zwischen diesen.

Nimmt man Bezug auf die Erkenntnisse der modernen Physiologie (KEIDEL), so wird das Verhalten des Lebewesens (behaviour), das Reagieren auf die Umwelt durch Sprache, Mimik und Motorik bestimmt, oder den oben ausgeführten Überlegungen folgend: durch ein verbales und averbales Kommunikationsmittel ermöglicht.

Der harmonische, in Ratio und Emotio ausgewogene Mensch wird auch zwischen dem Ausdrucksmittel der Ratio und der Emotio, also dem verbalen und dem averbalen Kommunikationsmittel, eine Balance und Übereinstimmung finden.

Seine Sprache und Motorik werden Gleichsinniges, einander Entsprechendes ausdrücken. Er wird „Nein" denken, sagen und dem „Nein" entsprechend handeln, d. h. auch in der Gestik ein „Nein" ausdrücken.

Er wird also in Wort- und Körpersprache übereinstimmend sein, „Nein" mitteilen.

Seine seelisch-geistige Kraft (JING SHEN) wird die Kraft haben, alle drei Bewußtseinskategorien prägen zu können: das Fühlen, das Denken bzw. Sprechen und auch das Handeln.

Wenn aber ein Fehler oder eine Schwäche dieser inneren Kraft JING SHEN vorliegt, so wird diese das Fühlen, das Denken bzw. Sprechen und Handeln nicht übereinstimmend prägen können*).

Wort- und Körpersprache können dann nicht wie Resonanzorgane durch dieselbe Wellenlänge einer Intention erregt werden, sondern klingen im Hinblick auf ihre Betonung und ihren Inhalt asynchron und dysharmonisch. Dieser innerlich schwache Mensch wird weder eine Balance zwischen seiner Ratio und Emotio finden, noch eine Ausgewogenheit zwischen rationellem und emotionellem Ausdrucksmittel: also zwischen seiner Wort- und Körpersprache.

Auch der Volksmund kennt die Ähnlichkeit zwischen einer „Nervenschwäche" und „Willensschwäche" und bezeichnet mitleidsvoll abwertend den, der „schwache Nerven hat" und den, der „nicht einmal weiß, was er will", als „Scheißerl".

Ganz übereinstimmend damit sieht die altchinesische Medizin in einem schwachen JING SHEN, d. h. einem schwachen Willen, einer schwachen Lebenskraft und schwachen Nerven einen Zusammenhang und sieht darüber hinaus im Entstehungs- und Aufbewahrungsort dieser Lebens- und Willenskraft, der Niere, auch „den Herrn aller unteren Körperöffnungen", dessen Schwäche treffend der wienerische Volksausdruck „Scheißerl" wiedergibt.

---

*) Vermutlich erkannten die traditionell-chinesischen Ärzte in dieser Widersprüchlichkeit zwischen der verbalen und averbalen Mitteilung, das Gespalten-Sein des schizophrenen Kranken und ordneten sie daher den neurasthenisch-hysterischen Krankheiten zu.

Eine Disharmonie zwischen der Wort- und Körpersprache kann auftreten, wenn der Kranke verbal nicht artikulieren kann, weil das Mitzuteilende verdrängt oder unbewußt ist.

In diesem Fall wird der Arzt die verspannte, schmerzende Muskelpartie, also die gehemmte Körpersprache des Patienten bzw. die vegetative Fehlsteuerung, also die gehemmte Organsprache des Patienten, richtig interpretieren und den Kranken neben einer gezielten Segmenttherapie auf den Appellcharakter seiner Beschwerden aufmerksam machen müssen.

In diesem Fall wird der Arzt das averbale Kommunikationsmittel, die Organ- und Körpersprache, die Krankheitssymptome des Patienten interpretieren und den Patienten verstehen müssen, wenn dieser verbal „Ja" sagt, akzeptiert und averbal „Nein" sagt, rebelliert.

Eine in Wort- und Körpersprache asynchrone Mitteilung z. B. ist der schmerzhaft verspannte erhöhte Tonus des Musculus trapezius bei einer „glücklich in ihren Pflichten aufgehenden" Patientin. Hier drücken Wort- und Körpersprache der Patientin Widersprüchliches aus.

Ebenso ist die rezidivierende Epikondylitis einer Mutter, die „volles Verständnis und Einfühlungsvermögen hat" ein asynchroner Befund, weil entsprechend der Körpersprache der Patientin die Muskulatur von Hand und Arm zum Zuschlagen, zum Prügeln innerviert wurde, während entsprechend der Wortsprache der Patientin Geduld, Einfühlungsvermögen und Verständnis ausgedrückt werden.

Auch die Reizblase einer „glücklich erfüllten Ehegattin" ist meistens eine asynchrone Mitteilung, weil entsprechend der Körpersprache der Patientin der Urogenitalbereich nichts aufnehmen und behalten will, während entsprechend der Wortsprache der Patientin ein sexuell erfülltes Frauenleben vorliegt.

Auch in diesem Beispiel ist die Organ- bzw. die Körpersprache und die Wortsprache der Patientin eine asynchrone Mitteilung.

Für den praktisch tätigen Akupunktur-Arzt werden bei der Behandlung von neurotisch-neurasthenischen Symptomen folgende Probleme auftreten:

1. Er muß die Organ- und Körpersprache des Patienten richtig zu interpretieren verstehen und Krankheitssymptome als averbale Kommunikationsmittel auffassen.

2. Die eingangs erwähnte für den Akupunktur-Arzt zusätzlich auftretende Problematik bei der Therapie neurasthenischer Störungen entsteht deshalb, weil der Akupunktur-Arzt sich immer wieder bewußt machen muß, daß sein Eingehen auf die subjektiven Beschwerden und ihr Ernstnehmen die Gefahr in sich birgt, diese Beschwerden ihres Appellcharakters zu berauben. Zwar ist das ärztliche Interesse an der phänomenologischen Beschreibung der neurasthenischen Beschwerden in Hinblick auf eine phänomenologisch orientierte Reiztherapie richtig (im Sinn von folgerichtig), birgt aber ohne Zweifel auch die Gefahr in sich, daß diese Beschwerden in den Augen des Patienten durch das ärztliche Interesse quasi sanktioniert werden.

Anstatt dem Patienten seine ihm unbewußte Organ- und Körpersprache zu erklären, zu erläutern (im Sinn einer Läuterung, Klärung), könnte der Arzt sie durch sein Interesse intensivieren.

In beiden Punkten könnte die traditionell-chinesische Medizintheorie eine praktikable Hilfe sein, weil

1. die Interpretation der Organ- und Körpersprache durch die von der traditionell-chinesischen Medizin beschriebenen wechselseitigen Beziehungen zwischen Emotionen, inneren Organen und Abschnitten der Körperoberfläche erleichtert wird; und

2. das Pendeln und Wechseln dieser Beschwerden entsprechend den zugeordneten Aspekten eines Funktionskreises „vorhergesagt" werden kann und damit vom Arzt auf den Appellcharakter dieser Beschwerden hingewiesen werden kann.

Nervöse Funktionsstörungen entstehen in altchinesischer Sicht – wie oben ausgeführt – durch:

a) **eine Schwäche des Nervensystems** (SHEN JING SHUI RUO) oder

b) **eine Störung der Gesinnung, des Willens** (YI BING).

Einleitend soll eine kurze Charakterisierung jener Krankheiten durch westlich naturwissenschaftliche Fachkollegen der altchinesischen Krankheitstheorie gegenübergestellt werden, um auch hier die Übereinstimmung zwischen uraltem medizinischem Erfahrungsgut und moderner Naturwissenschaft aufzuzeigen.

ad a):
**Die Ursache nervöser Funktionsstörungen liegt
in einer „Schwäche" des Nervensystems.**

Der Münchner Neurologe STOCHDORF definiert neurasthenische Beschwerden als krankhafte Störungen, die sich in vegetativen Funktionsstörungen äußern. Das vegetative Nervensystem ist demnach nur das ausführende Instrumentarium, nicht aber der Sitz dieser Krankheit.

Ein inneres Organ kann sich also in einer
vegetativen Störung äußern, ausdrücken,
erscheinen, es kann in seiner Organsprache
etwas bedeuten wollen, was für den Kranken von
Bedeutung ist.

Ähnlich hat JORES immer wieder darauf
hingewiesen, daß alle Organe zwei Aspekte
haben: einen anatomisch-physiologischen und
auch einen symbolischen. Letzterem komme im
Krankheitsgeschehen ein besonderer Stellenwert
zu.

Dies wird ganz besonders dann der Fall sein,
wenn eine nervöse Funktionsstörung durch eine
„Nervenschwäche" bedingt ist.

Wenn eine Schwäche des vegetativen Nervensystems vorliegt, dann kann dieses zum Instrument
des Ausdrucks, zum Ausdrucks-Mittel, werden.

Verarbeitet, „verdaut", bewußt geworden hätte
der psychische Vorgang verbal artikuliert werden können. Mit anderen Worten: Bei einer
Schwäche des Nervensystems bahnt sich die
fehlgeleitete Emotion ihren Weg in das vegetative Nervensystem; nach Sicht der traditionell-
chinesischen Medizin stehen nun bestimmte
Emotionen und Affekte mit bestimmten vegetativen Funktionsstörungen in Beziehung:

Freude, Hektik	zur Kreislauf-funktion,
Trauer, Kummer	zur Atem-funktion,
Sorge, Nachdenklichkeit	zur Verdauungs-funktion,
Zorn, Aggressivität	zur Durchblutungs-funktion,
Angst, Furcht	zur Urogenital-funktion.

Bei einem Übermaß dieser inneren Faktoren
kann es zum „Verschleiß" jeweils zugeordneter
vegetativer Funktionen und dadurch zu
bestimmten nervösen Funktionsstörungen und
Krankheiten kommen.

ad b):
Die Ursache nervöser Funktionsstörungen liegt in einer Störung der Gesinnung, der inneren Reife.

Der Psychiater PÖLDINGER unterscheidet bei psychosomatischen Beschwerden:

psychosomatische Reaktionen, die z. B. als Herzklopfen beim Verliebtsein, als Appetitlosigkeit bei Trauer auftreten und die normale Resonanz von Psyche und Soma ausdrücken; und

psychosomatische Funktionsstörungen bzw. Krankheiten, die als Organneurosen (z. B. Magenübersäuerung) oder als Psychosomatosen (z. B. Gewebsschaden des Magens, Ulcus ventriculi) bereits eine Fehlentwicklung der Persönlichkeit zur Voraussetzung haben.

Wie schon erwähnt, kann z. B. Appetitlosigkeit in der Sprache des Verdauungsapparates Ausdruck der Trauer sein. Die Emotion Trauer wird auf diese Weise aber auch hinaus-bewegt (e-movere) und „äußert" sich als Appetitlosigkeit.

Dieses Hinausbewegen hat aber immer auch etwas mit Bewegung, mit Veränderung zu tun. Hier ist Bewegung wahrscheinlich auch im Sinn von leiden, dem Althochdeutschen liden, zu verstehen, welches tatsächlich auch eine Bewegung, Bewegtheit ausdrückt, nämlich: fahren, gehen, leiten.

Die Trauer erleiden, erfahren, sie durch eine vegetative Funktion ausdrücken, darstellen und aussprechen, heißt aber auch, sie hinaus- und wegbewegen.

So wird das Emovere, das Ausdrücken und Hinausbewegen einer Emotion (z. B. Trauer) in ein vegetativ somatisches Reagieren (z. B. die Appetitlosigkeit) auch zu einem Abreagieren führen können.

Eine Mitteilung über die Organ- und Körper-Sprache entspricht beim Gesunden also auch einer Teilung, einer Verringerung der psychischen Last.

Schon 1876 schreibt MAUDSLEY: „Wenn Gefühle sich nicht in äußeren Körpertätigkeiten oder inneren Geistestätigkeiten entladen, so wirken sie auf die inneren Organe und bringen deren Funktion in Unordnung. So wird Kummer durch leidenschaftliches Wehklagen bald entladen."

Ganz analog der altchinesischen Medizintheorie sah MAUDSLEY im 18. Jhdt. diese Zusammenhänge. Für das mechanistisch denkende 19. Jhdt. hingegen waren diese Beziehungen unverständlich, während sie im 20. Jhdt. bereits wieder zunehmend akzeptiert werden.

Man könnte auch sagen: Wenn das normale, gesunde Hinausbewegen einer Emotion in eine Organsprache nicht stattfinden kann, dann fehlt nicht nur diese Mitteilung über die Organsprache, sondern auch die Teilung, die Verringerung der seelischen Belastung.

Wenn aber das Leiden, entsprechend dem althochdeutschen liden (fahren, gehen), nicht zu einer heilsamen Erfahrung wird, so kann sie zur Pein werden, weil die Mitteilung und somit auch die Teilung fehlt. Wie JANZEN anführt, kommt das Wort Pein von poena (gr.: Buße, Sühne) oder von pena (lat.: Höllenstrafe), wurde in althochdeutscher Zeit zugleich mit dem Christentum eingeführt und erhielt später die Bedeutung von Bestrafung.

Demnach kann das Leiden zu einer Bestrafung werden, wenn durch die fehlende verbale und averbale Mitteilung auch die Teilung und damit die Verringerung des Leidens ausbleibt.

Man muß dabei unwillkürlich an die Probleme der Neurose-Kranken denken, an deren mangelnde Mitteilungsfähigkeit und ihre Selbstbestrafungstendenz.

Der Gedanke, in einer Krankheit die Folge oder Strafe für ein Fehlverhalten oder für eine dem Gesetz nicht genehme Emotion zu sehen, ist vermutlich christlichen Ursprungs. Somit hat aber auch die Vorstellung, daß eine somatische Krankheit psychogen bedingt sein kann, ihre Wurzel wahrscheinlich im christlich abendländischen Denken.

Bei einer gestörten Persönlichkeit werden statt normaler psychosomatischer Reaktionen, psychosomatische Krankheiten, d. h. Organneurosen und Psychosomatosen, auftreten (PÖLDINGER).

Auffallend übereinstimmend damit hatten vor Jahrtausenden die traditionell-chinesischen Ärzte die Entstehung dieser Krankheiten sinngemäß folgendermaßen beschrieben:

Bei einer Störung der menschlichen Gesinnung und Reife wird die harmonische Wechselwirkung zwischen innerem psychischem Faktor und zugeordneter Organfunktion gestört sein und entsprechende Krankheiten auslösen können.

Ob nun die Ursache für die Neurasthenie in einer gestörten Persönlichkeit oder einer gestörten menschlichen Gesinnung und Reife zu suchen ist, in jedem Fall prägt sie jenen „schwierigen, disharmonischen Menschen, der sich in autistischen Vorstellungen verliert, weil diese seiner Widersprüchlichkeit besser angepaßt sind als die Realität" (BLEULER).

Diese Menschen zeigen nicht nur eine Störung ihrer zwischenmenschlichen Beziehungen, eine Störung im Teilen-können, Anteil nehmen, im Teil-sein-von, sondern auch in ihren Fähigkeiten, sich verbal im Gespräch oder averbal durch die Organ- und Körpersprache auszudrücken und mitzuteilen.

Ebenso wie das soziale Verhalten des schwierigen, disharmonischen Menschen als autistischer Zug zu verstehen ist (siehe oben), könnte man auch seine gestörte, gehemmte Organ- und Körpersprache als ein autistisches Reagieren im somatischen Bereich interpretieren.

Seine verbalen und averbalen Mitteilungen sind für ein interpersonelles Kommunikationsmittel nicht geeignet; seine Kommunikation wirkt eingefroren und seine Organ- und Körpersprache gehemmt. Letzteres kann für ihn sogar zur Quelle von Schmerz und Mißbefinden werden.

Wie das Spiegelbild des Narziß wird das Krankheitsbild dieser Menschen dann zu ihrem einzigen wirklichen Partner.

Es scheint, als ob sie ständig wie vor einem Spiegel – in welchem sie ihr Krankheitsbild sehen – handeln und leben, während die menschliche Umwelt für ihr Spiegelbild und Krankheitsbild nur den Rahmen abzugeben hat.

Oft erhält die Krankheit bei diesen Menschen auch den Stellenwert eines persönlichen Leitbildes, demgegenüber sie – folgsam wie Kinder – in der Therapie gefügig sind.

Gegenüber der menschlichen Umwelt aber werden die Krankheitssymptome oft dazu benützt, jene Befehlsgeber-/Befehlsnehmersituation zu erreichen, die ihrem infantilen Verhalten, ihrer mangelnden inneren Reife entspricht; d. h. mit Hilfe ihrer Erkrankung wollen diese Patienten in der Gesellschaft jene dominante Rolle einnehmen, die sie wegen ihrer mangelnden menschlichen Reife nie erreichen können.

So kann – nach traditionell-chinesischer und naturwissenschaftlicher Ansicht – eine gestörte Persönlichkeit durch mangelnde innere Reife (JING SHEN) nicht nur nervöse Funktionsstörungen, sondern später auch Organneurosen auslösen.

Zusammenfassend: Eine Voraussetzung für das Entstehen nervöser Funktionsstörungen sahen die traditionell-chinesischen Ärzte in einer Schwäche des Nervensystems oder einer Störung der inneren Reife.

Ursache und Anlaß für das Ausbrechen derartiger Erkrankungen sahen sie in „Übermaß oder Unterdrückung der inneren (psychischen) Faktoren des Menschen, was einen Verschleiß bestimmter Körperfunktionen bewirken kann" (Zitat aus dem Skriptum der Hochschule für traditionell-chinesische Medizin 1976).

Auch hier finden wir Übereinstimmendes zwischen traditionell-chinesischem und modern-naturwissenschaftlichem Denken, denn: auch die moderne Psychiatrie sieht die Entstehungsursache derartiger Beschwerden in „einer Überwertung, Fixierung oder Verdrängung von Affekten und Emotionen, die dann vegetative Fehlsteuerungen verursachen können." (Vorlesung: Psychiatrie WS 1967/68)

Eine kurze Zusammenfassung einer Vorlesung aus Psychiatrie und Neurologie, Wien, Wintersemester 1967/68, soll dies illustrieren:

Nach HOFF und RINGEL kann sich eine psychische Reaktion (z. B. Zorn) ihren Weg bahnen:

a) in eine **emotionelle Reaktion** (z. B. Brüllen und Schreien),
b) in eine **motorische Reaktion** (z. B. Faust auf den Tisch schlagen),
c) in eine **vegetative Reaktion** (z. B. Blutdruckerhöhung).

Wenn eine Äußerung oder Bahnung der psychischen Reaktionen in das Emotionelle oder Motorische ständig blockiert und verdrängt wird, so muß sie sich ihren Weg in das vegetative Nervensystem bahnen.

Dieses muß dann den wegen Blockierung des emotionellen und motorischen Weges übermäßigen Zufluß allein verarbeiten.

Im obigen Beispiel könnte dann eine Blutdruckerhöhung als Antwort auf die ständig fehlgeleitete Bahnung der psychischen Reaktion auftreten.

Während die moderne Psychiatrie in der Wechselbeziehung von psychischer Reaktion, Emotion, Motorik und Vegetativum nur ein ganz allgemeines Zusammenwirken erkennt, sieht die traditionell-chinesische Medizin nicht nur einen allgemeinen, sondern einen ganz bestimmten Entsprechungskomplex und Zusammenhang

1. **zwischen psychischen und vegetativen** Reaktionen,
2. **zwischen psychischen und motorischen** Reaktionen.

Die folgende Tabelle soll, aus der Sicht der traditionell-chinesischen Medizin, die Entsprechung zwischen psychischen Affekten, vegetativen und motorischen Reaktionen übersichtlich darstellen:

Aktion der Psyche	Re-Aktion	
	des Vegetativums	der Motorik
Maßlosigkeit, Hektik, Freude	Störung des Herz-Kreislauf-Systems	Schmerzen und Verspannung in den Cervico-thorakal-Segmenten
Trauer, Kummer	Störung des Respirationssystems	Schmerzen und Verspannung in den oberen Thorakal-Segmenten
Nachdenklichkeit, Grübelei	Störung des Digestionstraktes	Schmerzen und Verspannung in den unteren Thorakal-Segmenten
Zorn Aggression	Störung der Durchblutung	Schmerzen und Verspannung in den unteren Thorakal-Segmenten und an der Seite des Körpers und der großen Gelenke
Angst, Furcht	Störung des Urogenitalsystems	Schmerzen und Verspannung in den lumbo-sacralen Segmenten

Das subtile Beobachten, genaueste Aufzeichnen und intuitive Erkennen dieser Zusammenhänge (die „Theorie") hat auch zu einer entsprechenden Therapie dieser Störungen geführt; gemäß der Ansicht der traditionell-chinesischen Medizin: „die Theorie leite die Therapie".

Eine Akupunktur an den entsprechenden Segmenten (siehe Tabelle: Reaktion der Motorik) soll die vegetativen und psychischen Affekte beeinflussen.

Ähnliches postuliert HARRER, wenn er schreibt:

„So gehören zu jedem Affekt bestimmte Veränderungen auf vegetativem und motorischem Gebiet"; und weiter: „Von großem Interesse scheint die Umkehrbarkeit psychosomatischer Abläufe. Setzt man bewußt die motorische Schablone eines Affektes in Gang, so wird dieser Affekt in uns induziert.

Beim Kranken z. B., der einen Herzinfarkt erleidet, entsteht ein ganz charakteristischer organbezogener psychomotorischer Ablauf.

Der von einem Schauspieler gekonnte Nachvollzug dieser Bewegungen und Gesten kann so vollkommen sein, daß das Spielen der Gesten, das Vorleben und Erleben der Gemütsvorgänge völlig zur Deckung gelangen kann, ja sogar bis zum Auftreten des entsprechenden Substrates einer Ischaemie des Herzmuskels führen kann.

Ein bekanntes Beispiel für diese Umkehrbarkeit eines psychosomatischen Ablaufs ist der tödliche Herzinfarkt des Schauspielers WOHLBRÜCK, der beim Spielen eines Herzinfarktes dann tatsächlich einen erlitt." – Soweit HARRER.

Die traditionell-chinesischen Ärzte gingen noch einen Schritt weiter: Für sie war die Umkehrbarkeit des psychosomatischen Ablaufs nicht nur von großem theoretischem Interesse, sondern darüber hinaus noch von großer therapeutischer Bedeutung. Eine gezielte Reiztherapie an den entsprechenden segmentalen Abschnitten der Körperoberfläche kann – nach der altchinesischen Medizintheorie – auch eine therapeutische Wirkung auf die auslösenden psychovegetativen Störungen haben.

Meines Erachtens wurde diese Zuordnung von den traditionell-chinesischen Ärzten deshalb erstellt,

– weil psychische Erregungen und Schwankungen der Gemütslage häufig **organisch empfunden** werden, d. h. sich in vegetativen Funktionen **äußern** und auf diese Weise subjektiv empfunden und objektiv beobachtet werden können,

– weil psychische Reaktionen sich **somatisch**, d. h. durch entsprechende Motorik, Mimik, Gestik **äußern** und auf diese Weise der Zusammenhang zwischen bestimmten Muskelpartien und psychischen Reaktionen subjektiv fühlbar und objektiv tastbar werden kann.

Nach meiner Analyse des chinesischen Studienmaterials erkannte ich, daß diese „Äußerung", also die periphere Manifestation einer psychischen Reaktion, in jenen Muskel- und Gelenkspartien oder in jenen Innervationsarealen erfolgt, die segmental und vegetativ reflektorisch mit dem zugeordneten Organ, der vegetativen Funktion, dem Funktionstrakt in Beziehung stehen.

So wird „Trauer durch Wehklagen entladen . . .“ (MAUDSLEY), d. h. durch ein verstärktes Ein- und Ausatmen. Somit kann durch die Tätigkeit des Respirationstraktes und der dazugehörigen Segmente Th 3–Th 9 (also durch den Schultergürtel und die obere BWS) beim psychisch Gesunden die Emotion Trauer geäußert, beim psychisch Gestörten die Emotion Trauer als schmerzende muskuläre Verspannung ausgedrückt werden.

Das Wort articulatio bedeutet ja im Lateinischen nicht nur Gelenk, sondern auch verbaler Ausdruck (artikulieren).

Eine psychische Aktion kann sich also auch in einer meist animalisch klingenden Lautsprache artikulieren (brüllen, stöhnen, hecheln, pfauchen), die meist durch eine entsprechende Mimik, Haltung und Gestik unterstrichen wird. Das Artikulieren, der verbale Ausdruck wird durch Bewegung des Gelenkes (articulatio) betont.

Die Antwort des Körpers auf eine psychische Aktion

– kann eine entsprechende **vegetative Reaktion** sein (Organsprache).

Im Krankheitsfall führt dies nach traditionell-chinesischer Diktion zum Auftreten einer Innen-LI-Krankheit, da die inneren Organe und ihre Funktionen zum Körperinneren LI zählen.

– kann eine entsprechende **motorische Reaktion** sein (Körpersprache).

Bildhaft gesprochen bewegt sich dann die psychische Aktion nach außen. Dies ist ein Emovere (Hinausbewegen) im wahrsten Sinn des Wortes, weil innere Bewegtheit sich als Bewegung, als Reaktion am Bewegungsapparat äußert.

Im Krankheitsfall führt dies nach traditionell-chinesischer Diktion zum Auftreten einer Außen-BIAO-Krankheit, da der Bewegungsapparat zum Körperäußeren BIAO zählt.

– kann eine entsprechende **verbale Reaktion** sein (Laut- und Wortsprache).

Ergänzt man – im Sinn der traditionell-chinesischen Medizin – die oben erwähnte Beziehung zwischen psychischer Reaktion einerseits und Emotion, Motorik, Vegetativum andererseits, so wird **eine Blockierung der psychischen Reaktion** entweder

– **zu Außen-BIAO-Krankheiten führen:** Dies kann der Fall sein, wenn das urteilende Großhirn die mit einer Emotion verbundene Aktivität und Motorik ständig verbietet und einander widersprechende Impulse dann muskuläre Verspannungen auslösen, die auch den Patienten gehemmt und verspannt erscheinen lassen. Die innere Haltung wird dann die äußere prägen, oder

– **zu Innen-LI-Krankheiten führen,** d. h. zu vegetativen Funktionsstörungen bestimmter Organe, wie es z. B. auch unser Volksmund zum Ausdruck bringt:

„Es bleibt etwas unverdaut im Magen liegen“, „es kommt etwas hoch“, „es schnürt die Kehle zusammen“, „es verschlägt den Atem“ usw.

Eine Therapie im Sinn der traditionell-chinesischen Medizin erfolgt

a) bei einer Projektion der Störung an die Körperoberfläche: so, als ob eine Krankheit des Bewegungsapparates vorliegen würde.

b) bei einer Projektion der Störung in das vegetative Nervensystem: so, als ob eine Krankheit des Organs oder seiner Funktion vorliegen würde.

c) bei einer Kombination von a) und b) durch Einbeziehen der zusätzlichen („Wunder"-) Meridiane in die Akupunkturtherapie.

Der Reaktionstyp des Patienten soll durch weitere Punkte berücksichtigt werden:

Herz-XIN-Typ: PaM 1, B 15, H 7
Lunge-FEI-Typ: B 13, Lu 9
Leber-GAN-Typ: KS 6, Le 3, G 34
Niere-SHEN-Typ: B 23, KG 4, LG 4 (Moxa)
Milz-PI-Typ: KG 12, M 36, MP 6.

Die traditionell-chinesische Medizin trachtet also, die periphere Manifestation der psychischen Störung zu erfassen, während die westlich naturwissenschaftliche Medizin die psychische Störung durch Psychotherapie und Psychopharmaka zu beeinflussen sucht.

Den Grund dieser unterschiedlichen Perspektiven im Therapieziel muß man in dem unterschiedlichen Denken der ostasiatischen und der abendländischen Menschen suchen. Für das ostasiatische Denken ist charakteristisch, daß es von der für Europa so typischen Trennung zwischen Geist und Materie, Soma und Psyche, unbeeinflußt geblieben ist (NEEDHAM, JUNG, ABEGG).

Ergänzend würde ich noch anführen, daß diese Medizin daher auch unbeeinflußt geblieben ist von der typisch naturwissenschaftlichen Trennung zwischen Befund und Befinden eines Kranken, somit auch jenes typische westliche Bewerten entfällt, welches oft im Befundkranken den „eigentlich" Kranken und im Befindenskranken den nur eingebildeten Kranken sieht.

Bei den neurasthenischen, neuro-vegetativen, psychosomatischen Störungen ist ein stark geändertes Befinden bei minimalen organpathologischen Veränderungen ja geradezu typisch.

Diese Beschwerden sind aber – obwohl sie immer häufiger werden – mit Hilfe der streng naturwissenschaftlichen Medizin also durch Messen und Wägen, weder definierbar noch therapeutisch beeinflußbar.

Da aber ein ständiges Zunehmen dieser Art von Beschwerden zu beobachten ist, „weil, für unsere Zeit charakteristisch, der Körper gegenüber dem Psychisch-Geistigen so sehr überbewertet wird" (PÖLDINGER), sollte auch von der naturwissenschaftlichen Medizin jede diesbezügliche therapeutische Möglichkeit zumindest diskutiert werden.

Eine Medizin, wie die traditionell-chinesische, die nicht nur in ihrem Aufbau, sondern auch in ihrer therapeutischen Konsequenz eine phänomenologische Medizin ist, wird neurasthenischen und psychosomatischen Beschwerden sicher eher gerecht werden können, als eine ausschließlich befundorientierte, streng naturwissenschaftliche Medizin.

Es wäre aber völlig falsch, in der Akupunktur nur eine Therapie-Möglichkeit für Befindensstörungen zu sehen, wie dies von vielen Kollegen immer noch angenommen wird.

Zwar ist die traditionell-chinesische Medizin von ihrem phänomenologischen Konzept her für diese Beschwerden sicherlich besser geeignet als die naturwissenschaftliche Medizin, doch gehen ihre therapeutischen und diagnostischen Möglichkeiten weit über diesen Krankheitsbereich hinaus.

Meines Erachtens liegt eine der großen Leistungen der traditionell-chinesischen Medizin unter anderem darin, erkannt zu haben,

- daß nicht nur der meßbare Befund, sondern auch die subjektive Krankheitssymptomatik gewissen Gesetzmäßigkeiten unterliegt und an bestimmte Areale der Körperoberfläche gebunden ist.

- daß beide – Befund und Befinden – also objektivierbare und nicht objektivierbare Krankheitssymptome, durch eine Reiztherapie von der Körperoberfläche erfaßbar sind.

Nach traditionell-chinesischer Sicht sollte das Ziel einer Therapie immer in einer gleichzeitigen Normalisierung von Befund und Befinden liegen, da jede Krankheit objektive und subjektive, meßbare und nicht meßbare Krankheitssymptome hat.

Dadurch unterscheidet sich diese Medizin ganz wesentlich von der befundorientierten, westlich naturwissenschaftlichen Medizin, welche das diagnostische und therapeutische Ziel vor allem in einer Normalisierung der Befunde sieht. (Auch wenn dies in der Praxis oft nur zu einer symptomatischen Therapie führt.)

Dies würde dann im Sinne WEIZSÄCKER's der Realisierung einer Individual- und Ganzheitsmedizin entsprechen, welche definitionsgemäß immer auch die Individualität des Patienten erfassen muß, d. h. neben seiner objektiven auch die subjektive Symptomatik, neben der Krankheitsentstehung auch die zentral-nervöse Verarbeitung.

Versuch einer Analyse und Interpretation der neurasthenischen Beschwerden nach traditionell-chinesischer Medizintheorie durch Hinweise auf Ontogenese und Phylogenese

Neurasthenische und psychosomatische Krankheiten sind vielseitige Beschwerden, denen nach traditionell-chinesischer Sicht eine Störung von Herz-XIN, Milz-PI, Leber-GAN und Niere-SHEN zugrunde liegt.

Hauptsächlich liegt eine **Störung von Herz-XIN** vor: also der Herz-Kreislauf-Funktion, im übertragenen Sinn bedeutet dies **eine Störung im Hinblick auf Persönlichkeit, Reife, Gesinnung.**

Weiters bestehen:

Störungen von Milz-PI: also der Verdauungsfunktion, im übertragenen Sinn bedeutet dies eine Störung im Hinblick auf Geben und Nehmen, Bewerten und Verwerten, Erwerben, somit **eine Störung in der Bewertung von Besitz.**

Störungen von Leber-GAN: also der Stoffwechselfunktion und Durchblutung, im übertragenen Sinn bedeutet dies eine Störung im Hinblick auf Agieren und Reagieren, Rücksicht und Vorsicht, Einsichtigkeit und Durchsetzungskraft, somit **eine Störung im Verhalten zur Umwelt.**

Störungen von Niere-SHEN: also der Urogenitalfunktion, im übertragenen Sinn bedeutet dies eine Störung im Hinblick auf Öffnen und Schließen, Abgrenzen und Begrenzen, auf den Kontakt, somit **eine Störung der Beziehung zur Umwelt.**

Im Bemühen, die Theorie der altchinesischen Medizin bezüglich psychosomatischer und neurasthenischer Krankheiten zu verstehen und sie dann verständlich darzustellen, kam ich auch zur Beschäftigung mit der Entwicklungsgeschichte, die in vielfältiger Hinsicht eine auffallende Übereinstimmung mit dem traditionell-chinesischen Gedankengut erkennen läßt:

Ebenso wie die traditionell-chinesische Medizintheorie lehrt, daß der menschliche Körper in ein ventrales, laterales und dorsales Längsdrittel geteilt gedacht werden muß, haben die Erkenntnisse der Embryologie gezeigt, daß der menschliche Keim tatsächlich schon im Blastula-Stadium, also fünf Stunden nach der Befruchtung der Eizelle, diese Längsteilung erkennen läßt.

Darüber hinaus zeigen diese Zellgruppen jeweils typische autonome Bewegungstendenzen, die fast wörtlich mit der späteren Funktion dieser Organe – wie die altchinesische Medizin sie postuliert – übereinstimmen.

CLARA beschreibt in seinem Embryologie-Buch die Längsteilung des Keimes in ein

- vorderes ventrales Drittel, mit der ihm eigenen Tendenz des „Einverleibens", in ein

- seitliches laterales Drittel, mit der ihm eigenen Tendenz des „Gestaltens", in ein

- hinteres dorsales Drittel, mit der ihm eigenen Tendenz des „Umhüllens".

Diese Dreiteilung wird auch bezeichnet als Teilung in einen

a)   vegetativen Pol,
b)   animalen Pol und
c)   in eine Zwischenzone.

Wie bereits erwähnt, zeigen diese drei Zellgruppen jeweils eine „autonome Bewegungstendenz", und zwar

– **die Zellen des vegetativen Pols** eine Einstülpungs- und Einrollungstendenz, **das „Einverleiben"**,

– **die Zellen des animalen Pols** eine Ausbreitungs- und Einhüllungstendenz, **das „Einhüllen"**,

– **die Zellen der Zwischenzone** eine aktive Streckungs- und Bewegungstendenz, **das „Gestalten"**.

ad a): **Der vegetative Pol enthält das präsumptive Entoderm, aus dem sich später der Verdauungs- und Respirationstrakt entwickelt.**

Dies entspricht nach der traditionell-chinesischen Medizintheorie dem vorderen Längsdrittel des Körpers (Lunge-FEI und Dickdarm, Milz-PI und Magen).

Diese Organe haben die Aufgabe von „aufnehmen, verwerten, verwandeln", also die Aufgabe des Einverleibens. Dies entspricht der autonomen Bewegungstendenz der Blastula-Zellen am vegetativen Pol, die – wie oben ausgeführt – eine **Einstülpungs- und Einrollungstendenz** haben.

Ganz analog dieser Bewegungstendenz wurde die Tätigkeit dieser Organe im chinesischen Entsprechungssystem der 5 Elemente als „aufnehmen und verwandeln" beschrieben und das ventrale Längsdrittel des Körpers mit dem Digestionstrakt in Beziehung gebracht.

ad b): **Der animale Pol enthält das präsumptive Ektoderm, aus dem sich später Haut, Nerven und Sinnesorgane entwickeln.**

Dies entspricht in der traditionell-chinesischen Medizintheorie dem hinteren Längsdrittel des Körpers (Niere-SHEN und Blase), der Decke des Körpers und im übertragenen Sinn auch dem Bewußtsein des Menschen (Herz-XIN).

Diese Organe haben die Aufgabe von „bewahren und ausdehnen", also die Aufgabe des Umhüllens.

Dies entspricht der autonomen Bewegungstendenz der Blastula Zellen am animalen Pol, die – wie oben ausgeführt – eine **Ausbreitungs- und Umhüllungstendenz** haben.

Im chinesischen Entsprechungssystem der 5 Elemente wurde diesen Organen die Tätigkeit „ausdehnen und bewahren" zugeschrieben und das zugeordnete dorsale Längsdrittel des Körpers mit dem Urogenitaltrakt, dem zentralnervösen System und den Körperhaaren in Beziehung gebracht.

ad c): **Die Zwischenzone enthält das präsumptive Mesoderm, aus der sich die Chorda Mesoderm-Seitenplatten und später der Bewegungsapparat entwickelt.**

Dies entspricht in der traditionell-chinesischen Medizintheorie dem seitlichen Längsdrittel des Körpers (Leber-GAN und Gallenblase).

Auch hier spiegelt sich die **aktive Streckungs- und Bewegungstendenz** jener embryonalen Zellen (aus denen sich die Chorda-Mesoderm-Seitenplatten, also der künftige Bewegungsapparat, entwickeln) in der Funktion jenes Organs wider, welches im altchinesischen Entsprechungssystem das „bewegen, drehen, sich entwickeln" repräsentiert, nämlich Leber-GAN.

So zeigt sich eine auffallende **Übereinstimmung zwischen der Bewegungstendenz der embryonalen Zellgruppen und der im traditionell-chinesischen Medizinsystem beschriebenen charakteristischen Tätigkeit jener Organe, die aus diesen Zellgruppen entstanden sind.** Darüberhinaus hat man auch den Eindruck, daß die **autonome Bewegungstendenz dieser drei Keimblätter** (also das Einstülpen, das Umhüllen und das Strecken) auch **die Organsprache** (vegetative Funktion) und **die Körpersprache** (muskuläre Verspannung) **ihrer Derivate prägt.**

So könnte man sagen, daß sich **die Einstülpungstendenz des Entoderms in der Organsprache des Verdauungs- und Atmungstraktes widerspiegelt:** nämlich in der Atmungs- und Verdauungsfunktion, also im „Aufnehmen, Austauschen, Umwandeln" und auch in der symbolischen Organsprache des Verdauungs- und Atmungstraktes.

Einverleibungstendenz bedeutet auch:
– Erhalten des eigenen Territoriums,
– Besitzstreben und
– materielles Streben.

Im Krankheitsfall könnte die Einverleibungstendenz des Entoderms zum Einverleibungszwang verändert sein und zur Ursache für die Entstehung psychosomatischer Krankheiten des Verdauungs- und Atmungstraktes werden.

Bei Patienten mit Ulcus ventriculi, Ulcus duodeni, Colitis, Asthma bronchiale ist auch das Streben nach Besitz und Einverleiben-wollen oft gestört.

Die Umhüllungstendenz des Ektoderms kann man in der Organ- und Körpersprache von Haut, Nervensystem und Urogenitaltrakt wiedererkennen.

Dies entspricht nicht nur der Aufgabe der Haut, des Nervensystems und des Urogenitaltraktes, bildhaft somit der Aufgabe von „umhüllen, bewahren, weitergeben", sondern auch der symbolischen Organsprache von Urogenitaltrakt und Haut.

Umhüllungstendenz bedeutet auch:
– Abgrenzen des eigenen Territoriums,
– Kontakt mit der Außenwelt,
– Liebesstreben und ideelles Streben.

Im Krankheitsfall könnte die Umhüllungstendenz des Ektoderms zum Umhüllungszwang verändert und zur Ursache für psychosomatische Krankheiten der Haut, des Nervensystems und des Urogenitaltraktes werden.

Bei Patienten mit Ekzemen, Neurasthenie und sexuellen Störungen ist ja auch der Kontakt zur Umwelt und das Liebesstreben oft gestört.

Die Streckungs- und Bewegungstendenz des Mesoderms, das sich-Durchsetzen, sich-Verwirklichen, die Verteidigung des eigenen Territoriums, das Geltungsstreben, wird durch Haltung, Gestik und Bewegung des Menschen ausgedrückt, also durch die Körpersprache, durch den Bewegungsapparat. Im Krankheitsfall könnte diese Streckungstendenz zum Geltungszwang verändert sein und zur Ursache vieler psychosomatischer Schmerzen und Muskelverspannungen des Bewegungsapparates werden. Bei vertebragenen Beschwerden ist dies ja oft dann der Fall, wenn das Bestreben, sich durchzusetzen, sich zu verwirklichen, das sich-zur-Geltung-bringen, gestört ist.

Ähnliche Parallelen sieht der Psychiater DERBOLOWSKY zwischen:

den drei Keimblättern und ihren Derivaten:

dem entodermalen Respirations- und Digestionstrakt	dem mesodermalen Bewegungsapparat	dem ektodermalen Haut-, Nervensystem und Sinnesapparat

den drei Bedürfniskategorien *):

dem Besitzstreben	dem Geltungsstreben	dem Liebesstreben

den drei Bewußtseinskategorien:

dem Erkennen	dem Handeln	dem Fühlen

den drei Neurose-Strukturen:

der Depression und ihrer Beziehung zum Besitzstreben (Habgier, Neid, Mißgunst, Suchtprobleme, Dysphagien)	der Zwangskrankheit und ihrer Beziehung zum Geltungsstreben (Aggressivität, Rücksichtslosigkeit, Autonomiestreben)	der Hysterie und ihrer Beziehung zum Liebesstreben (Störung der zwischenmenschlichen Beziehungen, Kontaktstörungen, Introvertiertheit)

und den drei alten Mönchsgelübden,

welche den in allen Menschen vorhandenen, aber unterschiedlich ausgeprägten Tendenzen entgegen wirken sollen:

Armut	Gehorsam	Keuschheit

*) nach SCHULTZ–HENKEL

Die folgende Übersicht soll die Übereinstimmung zwischen altchinesischem Einteilungsprinzip und embryonalem Bauprinzip darstellen:

Traditionell-chinesisches Einteilungsprinzip

Embryonales Struktur- und Bauprinzip

ventrales Längsdrittel
Bezugsorgane: Lunge und Milz,
                        Dickdarm und Magen
somit
Respirations- und Digestionstrakt
Wandlungsphase:
„aufnehmen und umwandeln"

die vegetative Polkappe entspricht
dem späteren Entoderm

somit dem
Respirations- und Digestionstrakt
autonome Bewegungstendenz:
Einstülpungs- und Einverleibungstendenz

dorsales Längsdrittel
Bezugsorgane: Herz und Niere,
                        Dünndarm und Blase
somit
Herz-Hirn- und Urogenitaltrakt
Wandlungsphase:
„wachsen, ausdehnen und bewahren"

die animale Polkappe entspricht
dem späteren Ektoderm

somit dem
Nervensystem, den Sinnesorganen, der Haut
autonome Bewegungstendenz:
Ausdehnungs- und Umhüllungstendenz

laterales Längsdrittel
Bezugsorgane: Leber-Gallenblase
das entspricht
der Bewegung (innerer Stoffwechsel)
Wandlungsphase:
„entstehen"

die Zwischenzone entspricht
dem späteren Mesoderm
somit
dem Bewegungsapparat
autonome Bewegungstendenz:
aktive Streckungstendenz

vegetative Polkappe   Zwischenzone   animale Polkappe

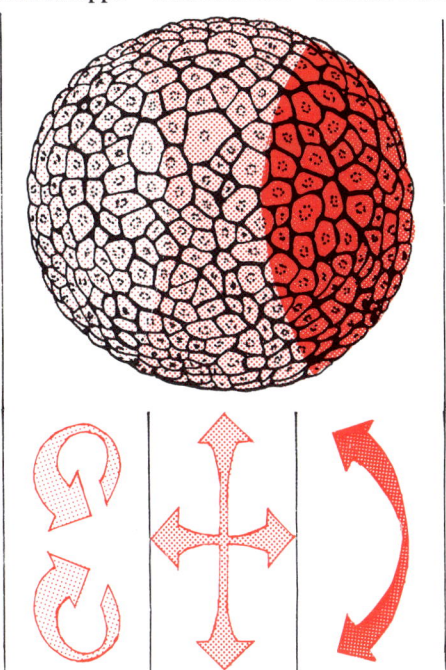

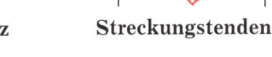

Einrollungstendenz   Streckungstendenz   Umhüllungstendenz

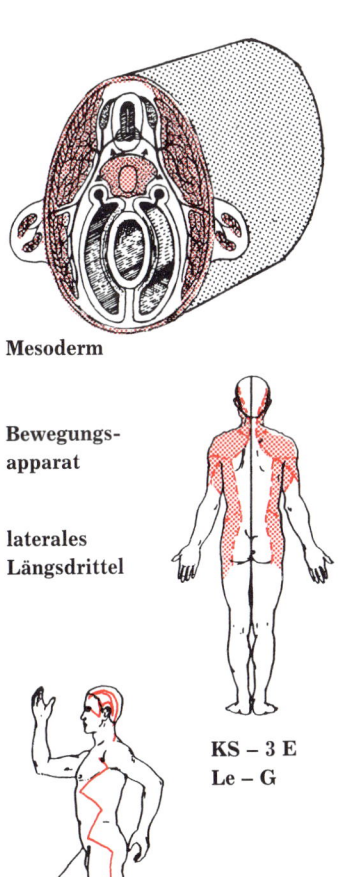

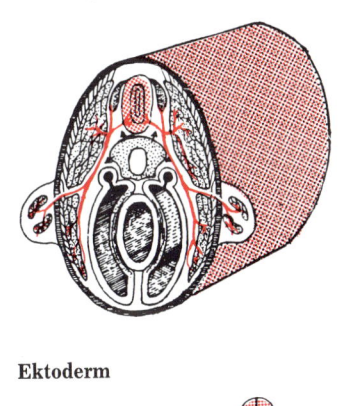

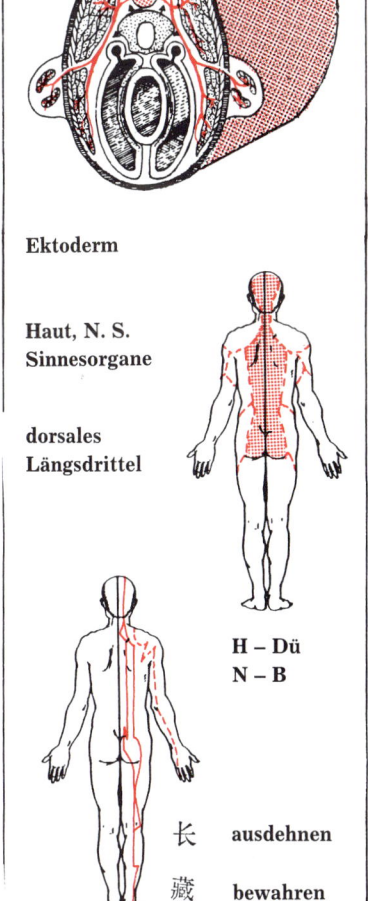

Entoderm

**Respirations-
Digestionstrakt**

**ventrales
Längsdrittel**

Lu – Di
MP – M

收 aufnehmen

化 verwandeln

Mesoderm

**Bewegungs-
apparat**

**laterales
Längsdrittel**

KS – 3 E
Le – G

生 entstehen

Ektoderm

**Haut, N. S.
Sinnesorgane**

**dorsales
Längsdrittel**

H – Dü
N – B

长 ausdehnen

藏 bewahren

Zusammenfassend kann man sagen: Schon in den ersten Stunden der menschlichen Entwicklung zeigt sich eine Dreigliederung des Keimes, dessen Zellgruppen jeweils charakteristische Gestaltungstendenzen erkennen lassen.

Dieses relativ junge embryologische Wissen findet sich schon in der tausendjährigen altchinesischen Medizintheorie: Die Dreigliederung des Blastula-Stadiums und die entsprechenden Bewegungstendenzen ihrer Zellgruppen haben zu den in der altchinesischen Medizin beschriebenen drei Längsdritteln des Körpers, deren Bezugsorganen und deren psychischen Korrelaten Beziehung.

Ähnlich wie in der menschlichen Entwicklung die Grundzüge der Phylogenese des Lebendigen zum Teil noch erkennbar sind, kann man die während der ersten Stunden vorhandenen Bewegungstendenzen der Zellgruppen in der späteren Gestaltung des Lebens, dem Verhalten des Menschentyps erkennen. Somit läßt sich in der individuellen „Gestaltungstendenz", in der Lebens„gestaltung" noch die „autonome Gestaltungstendenz" der drei Keimblätter wiedererkennen.

So zeigt sich in der Lebensgestaltung beim entodermalen Respirations- und Digestionstyp die Einverleibungstendenz, beim mesodermalen Bewegungstyp die aktive Streckungstendenz, beim ektodermalen Typ (Haut, Z.N.S.) die Umhüllungs- und Ausdehnungstendenz besonders stark ausgeprägt.

Auch KRETSCHMER beschreibt – der traditionell-chinesischen Medizintheorie sehr ähnlich – die drei Grundtypen des Menschen und ihre konstitutionelle Krankheitsbereitschaft.

Er unterscheidet:
einen entodermalen Pykniker,
einen mesodermalen Athleten,
einen ektodermalen Astheniker.

Nicht nur im Körperbau, sondern auch im Verhalten zeigen diese KRETSCHMER'schen Grundtypen viel Analoges mit dem traditionell-chinesischen Konstitutionstyp:

Es entspricht:
der **entodermale Pykniker** dem **Lunge-** und dem **Milz-Typ,**
der **mesodermale Athlet** dem **Leber-Typ,**
der **ektodermale Astheniker** dem **Herz-** und dem **Nieren-Typ.**

Aber nicht nur in der Ontogenese, auch in der Psychogenese des Individuums meint man, die Phylogenese alles Lebendigen wie in einem Spiegel zu sehen. Da sich hier sehr viel prinzipiell Ähnliches zwischen Phylogenese, Embryologie, KRETSCHMER'schen Konstitutionstypen und altchinesischem Erfahrungsgut aufzeigen läßt, dessen Kenntnis für den Akupunktur-Arzt von Nutzen sein kann, möchte ich in drei Abschnitten diese Gedanken kurz illustrieren:

1. Die Zellen der vegetativen Polkappe der Blastula

haben Beziehung zur vegetativen, d. h. wörtlich „zur Pflanze gehörenden", zur ersten Entwicklungsstufe des Lebendigen, also zum pflanzlichen Leben.

Ihre Einstülpungs- und Einrollungstendenz, das Einverleiben und Verwandeln, das Umwandeln, hat eine Parallele in der Phylogenese, und zwar in der Aufgabe der Pflanzenwelt, die im Aufnehmen und Umwandeln des Anorganischen in Organisches besteht.

In der seelischen Entwicklung des Menschen entspricht diese erste Stufe dem angepaßten Folgen, dem Folgsamsein, dem infantilen Stadium, im übertragenen Sinn somit dem Aufnehmen und „Verdauen", dem „Wiederkauen", dem Erlernen.

Dieses Stadium entspricht dem Einverleiben, dem Erreichen, somit dem Bestreben, sich alles anzueignen und einverleiben zu wollen, was außerhalb des bereits Erreichten liegt oder sich noch in Reichweite befindet.

Diese erste Entwicklungsstufe oder das Materielle könnte man auch interpretieren:

- bezogen auf die Pflanzenwelt:
  Erde, Anorganisches;
- bezogen auf die Tierwelt:
  Territorium, Reich;
- bezogen auf das Kind:
  Nahrung, Heimat, Eltern, besonders Mutter.
(Mater und Materie haben eine Wortwurzel; im übertragenen Sinn bedeutet es „verwurzelt sein".)

Das Materielle charakterisiert

nach traditionell-chinesischer Sicht:
den Lunge-FEI- und den Milz-PI-Typ;

nach der KRETSCHMER'schen Konstitutionslehre:
den entodermalen Pykniker.

Materielles bedeutet in diesem Fall:

die Summe des oben Erwähnten, nämlich den materiellen, erdig-irdischen, anorganischen, also metallischen Besitz und Reichtum, also das Territorium.

Materielles bedeutet für diese Konstitutionstypen weiters:

Nahrung und Genuß dessen, was erreichbar ist; denn das Wünschen dieses Konstitutionstyps richtet sich nur nach dem, was sich in Reichweite befindet, den Frieden – seine Befriedigung – findet er in dem bereits Erreichten.

Dieser Menschentyp will seßhaft sein am eigenen Besitz, verwurzelt sein, will als Partner die mütterliche Frau, welche die „Frau-Mutter" der Kindheit ablöst bzw. den väterlichen Mann, welcher den „Herrn-Vater" der Kindheit ablöst.

Die Konstitutionstypen Lunge-FEI und Milz-PI haben eine besonders ausgeprägte Nasen- und Mundpartie, d. h. der Eingeweide-Schädel, das Viscero-Cranium ist in der Gesichtsform besonders betont, und zwar:

die nasale Partie beim Respirationstyp,
die orale Partie beim Digestionstyp.

Man ist versucht zu sagen: die Konstitutionstypen brauchen für ihre Lebensaufgabe, also für das „Schmecken-können", für das Genießen, für das Kosten, für das Essen und Riechen eine besonders ausgeprägte Mund- und Nasenpartie.

Die diesseits-bezogenen (im mittelalterlichen Christentum daher bösen) Menschen werden in den religiösen Bildern meistens mit einer stark ausgeprägten unteren Gesichtshälfte und einer sehr kleinen oberen Gesichtshälfte dargestellt (z. B. die Schächer und Bösen bei der Kreuzigungsdarstellung). Ebenso werden Menschen, die einen „guten Riecher" haben (Händler und Kaufleute z. B.) oder immer „um eine Nasenlänge voraus sind", aber auch die Neugierigen, deren Streben nach Besitz sich in der Gier nach Neuem ausdrückt, die „ihre Nase in alle Dinge stecken", auf Bildern meistens mit betonter Nasenpartie dargestellt. Es können dies aber auch „metallharte" (Metall: Symbol der Lunge) Rechner oder sehr berechnende Menschen sein. Bei diesen Menschentypen ebenfalls besonders ausgeprägt ist das ventrale Längsdrittel am Rumpf, d. h. am Thorax und am Abdomen. Vereinfacht, aber noch deutlicher ausgedrückt, könnte man sagen, Brust und Bauch scheinen betont.

Diese Konstitutionstypen zeigen demonstrativ Nahrungsquelle und Nahrungsbehälter, also Busen und Bauch, und behängen dieses vordere Längsdrittel (interessanterweise nur dieses) gerne mit Schmuck und Orden, so als wäre dieses vordere Längsdrittel das Resonanzareal für Reichtum und Besitz. Sie geben sich also durch Edelmetall (Metall: Symbol der Lunge) und irdische Werte (Erde: Symbol der Milz) als sehr gewichtige Persönlichkeiten zu erkennen.

Jeder Mensch, der Reichtum und Gut hat, der „Gut-Habende" und „Gut-Spendende", in unserer Sprache also der „Gütige", somit der „gute" Mensch, äußert auch seine Offenheit gegenüber den Mitmenschen durch eine nach ventral konvexe Körperhaltung, in der Brust, Mundpartie und Handflächen demonstriert werden, also das ventrale Längsdrittel des Körpers betont zu sein scheint.

Hingegen wird ein Mensch, dem Reichtum und Gut fehlen, eine nach ventral konkave Körperhaltung einnehmen, so als wollte er das ventrale Längsdrittel verbergen; eine Haltung, die Bettler und Bittsuchende einnehmen.

Zusammenfassend:

Das Organ Lunge-FEI symbolisiert:
bewerten, tauschen, die Welt erkennen, durchschauen.

In der Organsprache des Respirationstraktes können Krankheitssymptome eine Störung dieser ausgeprägten Fähigkeiten signalisieren.

Das Organ Milz-PI symbolisiert:
einverleiben, aufnehmen, vorteilhaft umwandeln, dem Leben angepaßt sein, einen guten Geschmack haben.

In der Organsprache des Digestionstraktes können Krankheitssymptome eine Störung dieser ausgeprägten Fähigkeiten signalisieren.

2. Die Zellen der Zwischenzone der Blastula

repräsentieren die zweite Entwicklungsstufe, die der niederen Tiere.

Die aktive Bewegungs- und Streckungstendenz, das Gestalten und sich Durchsetzen, sich Fortbewegen spiegelt den Übergang von der Pflanzen- zur Tierwelt wider.

Die freie Beweglichkeit, die „Entwurzelung" charakterisiert das animalische Leben der niederen Tiere (wirbellose).

In der seelischen Entwicklung des Menschen entspricht dies dem Jugendstadium mit seiner Sturm-und-Drang-Periode, dem Hin- und Hergerissensein, dem Entwurzeltsein. Es charakterisiert den Jugendlichen, der das pflanzenhafte Verwurzeltsein der Kindheit überwunden hat, nun aber entwurzelt und zwischen den Möglichkeiten, die sich bieten, hin- und hergerissen wird.

Dieses Stadium entspricht dem Rebellieren, dem Widersprechen, dem Durchsetzen und Sich-Verwirklichen. Das Bewegtsein könnte man als Charakteristikum der zweiten Entwicklungsstufe in der Phylogenese, Ontogenese, Psychogenese ansehen.

Die zweite Entwicklungsstufe oder das Bewegen könnte man auch interpretieren:

- bezogen auf die Pflanzenwelt:
  Bewegung an Ort und Stelle;
- bezogen auf die Tierwelt:
  Kampf, Verteidigung, Angriff;
- bezogen auf das Kind:
  sich lösen, entwurzelt sein, hin- und hergerissen werden.

Die „Möglichkeitsphase" bedeutet weiters die Opposition, das Nein-Sagen und weiters auch jene Entwicklungsphase, in der die Möglichkeit ebensoviel Realität hat wie die Wirklichkeit.

Bewegung charakterisiert

nach traditionell-chinesischer Sicht:
den Leber-GAN-Typ;

nach der KRETSCHMER'schen Konstitutionslehre:
den mesodermalen Athleten.

Bewegung steht hier stellvertretend für:
die Summe des oben Erwähnten, nämlich Streben nach Macht und Ehre, Befreiung von der Vergangenheit. Bewegung bedeutet für diese Menschen: entwurzelt werden. Ihr Wünschen richtet sich nach dem nur schwer Erreichbaren, den Frieden – die Befriedigung – finden diese Menschen nur in dem mit großen Schwierigkeiten Erreichten, Erkämpften.

Als Partner im Leben suchen sie den Weggenossen, den gleichaltrigen Gefährten, den, der mit ihnen „fährt".

Der Konstitutionstyp Leber-GAN hat – ähnlich dem mesodermalen Athleten – das laterale Längsdrittel, also die Naht- und Übergangsstelle zwischen ventralem und dorsalem Längsdrittel (entsprechend der Zwischenzone im Blastula-Stadium), betont.

Die Schulterpartie ist breit ausladend, die Arme sind im Ellbogengelenk seitlich abgewinkelt, meistens in die Hüfte gestemmt, wodurch sich der Mensch in eine Imponierpose zu setzen scheint.

108

Der Gesichtsschnitt wirkt eckig, markant, entschlossen bzw. verbissen, die Körperhaltung gespannt, angespannt. Die Spannung im Gesichtsausdruck wird bei Frauen durch ein ständiges „keep smiling" verstärkt, welches oft wie ein Zähnefletschen, ein Zubeißenwollen wirkt. (Ein Schäferhund empfindet das menschliche Lachen mit einem Zähnezeigen als Angriffssituation.)

Vereinfacht graphisch dargestellt, scheint dieser Mensch eingespannt zwischen einem linken und einem rechten Pol, also zwischen zwei Seiten hin- und hergerissen, hektisch angespannt und immer in Bewegung, immer bereit, nein zu sagen, abzuwehren.

Die embryonale aktive Streckungs- und Bewegungstendenz der Zellen der Zwischenzone, dem präsumptiven Bewegungsapparat, scheinen das spätere Verhaltensmuster des mesodermalen Athleten zu prägen, dieses energischen, durchsetzungsfreudigen Menschen, für den jede Möglichkeit ebensoviel Gewicht hat wie die Wirklichkeit. Er will nicht – wie der entodermale Pykniker – in der Welt verwurzelt, sondern unabhängig und beweglich sein und jede Möglichkeit zur Wirklichkeit machen können.

3. Die Zellen der animalen Polkappe der Blastula

repräsentieren die animale, dritte Entwicklungsstufe des Lebendigen.

Die Ausbreitungs- und Umhüllungstendenz dieser Zellgruppen, das Einhüllen und Bewahren, spiegelt sich in der Ausbildung des Tierkleides, (des Felles, der Federn, der Schuppen) wider, welches dem Schutz und der Anpassung an die Umwelt dient.

In der Phylogenese kommt es bei höheren Tieren und den Menschen zur Ausbildung eines Zentralnervensystems, welches ein Charakteristikum der hoch- und höchstentwickelten Lebewesen ist, und wie die Haut aus dem Ektoderm und damit aus der animalen Polkappe stammt.

In der seelischen Entwicklung des Menschen entspricht diese dritte Entwicklungsstufe dem reifen Erwachsenenstadium, dem alten Menschen.

Die embryonale Bewegungstendenz der Zellen der animalen Polkappe, das Strecken, Ausdehnen und Bewahren prägt – so scheint es – auch das Verhalten des alten Menschen; seine Reife, das Über-Sich-Hinauswachsen-Können und die Tendenz, das Essentielle für die Nachkommen aufzubewahren. (Traditionell-chinesisch: JING – die Essenz wird von der Niere bewahrt.)

Diese embryonale Bewegungstendenz charakterisiert in gewissem Sinn auch das ideelle Streben, ein Streben, das Wesentliche über den individuellen Tod hinaus zu bewahren. Man könnte dies auch als die Sorge um die Nachkommenschaft oder als Hinwendung zu geistigen, ideellen Werten verstehen. Nicht mehr das außer-individuelle, sondern das über-individuelle Streben prägt diesen Menschentyp und den alten Menschen.

In der Tiefenpsychologie und in der Traumsymbolik gilt das Strecken und Ausdehnen auch als männliches, das Bewahren und Umhüllen als weibliches Sexualsymbol. Man könnte demnach „ausdehnen und bewahren" symbolisch auch als das Weiterleben in den Nachkommen verstehen.

Idee, Geist, Prinzip könnte man als Charakteristikum der dritten Entwicklungsstufe in der Phylogenese, Ontogenese und Psychogenese ansehen.

Idee, Geist, Prinzip könnte man auch interpretieren:

- bezogen auf die Tierwelt:
  sozialen Kontakt, Gruppengemeinschaft, Tendenz zum Überleben der Gruppe auch auf Kosten des Einzelindividuums;
- bezogen auf das Kind:
  das Erlernen sozialer Kontakte, verstehen lernen, das Allgemeininteresse über das Einzelinteresse zu stellen, selbständig sein im Sinn von nicht mehr befolgen, sondern selbst entscheiden können, was richtig und was falsch ist.

Idee, Geist, Prinzip charakterisiert

nach traditionell-chinesischer Sicht:
den Herz-XIN und Niere-SHEN-Typ;

nach der KRETSCHMER'schen Konstitutionslehre:
den ektodermalen Astheniker.

Idee, Geist, Prinzip steht hier stellvertretend für: die Summe alles oben Erwähnten, nämlich ideelles Streben, die Tendenz, über sich hinaus zu wachsen, aber auch die Gefahr, ein irrealer Phantast zu werden.

Idee, Prinzip und Geist bedeutet für diese Menschen weiters:
Moral, Gesetz und Pflicht. Ihr Wünschen ist in die Zukunft gerichtet und gilt dem Jenseits, dem nicht Erreichbaren. Ihren Frieden – ihre Befriedigung – finden sie nur in der eigenen Selbstüberwindung, zum Teil Selbstbestrafung, ja sie fordern, wie GOETHE's Tasso „das Unmögliche von sich, damit sie es von anderen fordern können".

Im negativen Fall scheinen diese Menschen aus dem Hinterhalt zu kommen, aus dem Hinterhalt anzugreifen, hinterhältig zu sein und für das zu leben, was hinter den Dingen vermutet wird.

Der Konstitutionstyp Herz-XIN und Niere-SHEN hat, ähnlich dem ektodermalen Astheniker, das dorsale Längsdrittel, die Streckseite des Menschen betont, an welcher sich die embryonale Ausbreitungs-, Umhüllungs- und Streckungstendenz widerzuspiegeln scheint. Diese Menschen entsprechen in Haltung, Gestik und Mimik einem Typ, der charakterisiert ist durch ein – im wahrsten Sinn des Wortes – über- bis unmenschliches Streben nach sehr hoch gesteckten ethischen und moralischen Werten. Hierher gehören die strengen Gouvernanten-Typen (von W. BUSCH treffend gezeichnet) und auch jene Frauen, deren ganzes Streben es zu sein scheint, einem Madonnen-Typ nahe zu kommen.

Auch die Asketen, Eiferer und Fanatiker sind hier einzureihen, deren religiöse, moralische und ethische Ziele so hoch gesteckt sind, daß es sogar den Anschein hat, sie müßten auch ihren Körper nach diesen hohen Zielen strecken. (El GRECO z. B. hat in seinen Bildern religiöse Verzückung in überlangen Gestalten personifiziert.)

Die in der Folge verspannte dorsale Streckermuskulatur belastet diese Menschen ebenso wie die Last ihrer moralischen Werte. Diese Menschentypen haben soziale Kontaktschwierigkeiten, so als ließe die vertikale Zugkraft keine horizontalen, also sozialen Kontakte mehr übrig.

Akupunktur-Behandlung bei Neurasthenie

Neurasthenischen Beschwerden liegt nach traditionell-chinesischer Ansicht eine Störung von zwei Funktionskreisen zugrunde, entweder

a) von Herz-XIN und Milz-PI
   oder
b) von Herz-XIN und Leber-GAN
   oder
c) von Herz-XIN und Niere-SHEN

Diese Kombinationen prägen die jeweiligen Neurasthenie-Symptome und spiegeln sich zum Teil im Konstitutionstyp und im Verhalten des Patienten wider.

1. Neurasthenische Beschwerden mit Kreislauf- und Verdauungs-Symptomen,

verbunden mit Schwerfälligkeit und einem Gefühl der Schwäche:

Diesen liegt – nach traditionell-chinesischer Sicht – eine Störung von Herz-XIN und Milz-PI zugrunde.

Bei diesen Kranken kann man häufig finden:

eine Störung der Persönlichkeit, der Gesinnung und Reife (Herz-XIN) im Hinblick auf
- das Streben nach materiellen Werten, nach Besitz,
- den Gewinn und Vorteil (Milz-PI).

Ein gestörtes Besitzstreben und Einverleibenwollen charakterisiert auch diesen Kranken und prägt das neurasthenische Krankheitsbild, welches Züge einer depressiven Neurose-Struktur hat, die nach DERBOLOWSKY (s. S. 101) zum Digestions- und Respirationstrakt, also zu den Entodem-Derivaten und zum Besitzstreben Beziehung hat und sich oft in Habgier, Neid, Mißgunst, Suchtproblemen, Dysphagie u. a. widerspiegelt.

Hier zeigt sich – wie schon erwähnt – eine auffallende Übereinstimmung mit der embryonalen Bewegungstendenz der Blastula-Zellen an der vegetativen Polkappe – der Einverleibungstendenz – welche die Organsprache der Entoderm-Derivate, also des Digestions- und Respirationstraktes, zu prägen scheint.

„Besitzstreben und depressive Neurose-Struktur" (DERBOLOWSKY), „aufnehmen und umwandeln" (traditionell-chinesisches Entsprechungssystem), „einstülpen und einverleiben" (embryonale Bewegungstendenz) sind nur unterschiedliche Worte für die Organsprache der Entoderm-Derivate: Digestions- und Respirationstrakt, bzw. für die Organsymbole Milz-PI und Lunge-FEI in der traditionell-chinesischen Medizintheorie.

Eine Störung der inneren Reife und der Verdauungsfunktion charakterisieren also das neurasthenische Krankheitsbild dieser Herz- und Milzschwäche, welche digestive und Kreislauf-Symptome umfaßt, wie z. B.:

Hypotonie, Schlafstörung, Konzentrations- und Gedächtnisstörung,	Herz-XIN
Hyp- bzw. Hyperacidität, Fermentschwäche u. Meteorismus, Obstipation und Diarrhoe, Gastroduodenitis usw.	Milz-PI

Analog dieser gestörten „inneren Organsprache" drückt die „äußere Körpersprache" des Patienten, also Gestik, Mimik und Körperhaltung seine schwerfällige, unbewegliche Schwäche aus, nämlich ein freudloses (Störung von Herz-XIN), sattsames Genügendsein (Störung von Milz-PI), welches im Gegensatz zum zufriedenen Genügsamsein eines Gesunden steht.

Der Volksmund charakterisiert dies mit: „ang'speist sein, ang'fressen sein".

Ein neurasthenisches Beschwerdebild mit digestiven und Kreislaufsymptomen entspricht der traditionell-chinesischen Diagnose einer
„Herzschwäche" – XIN XU
„Milzschwäche" – PI XU

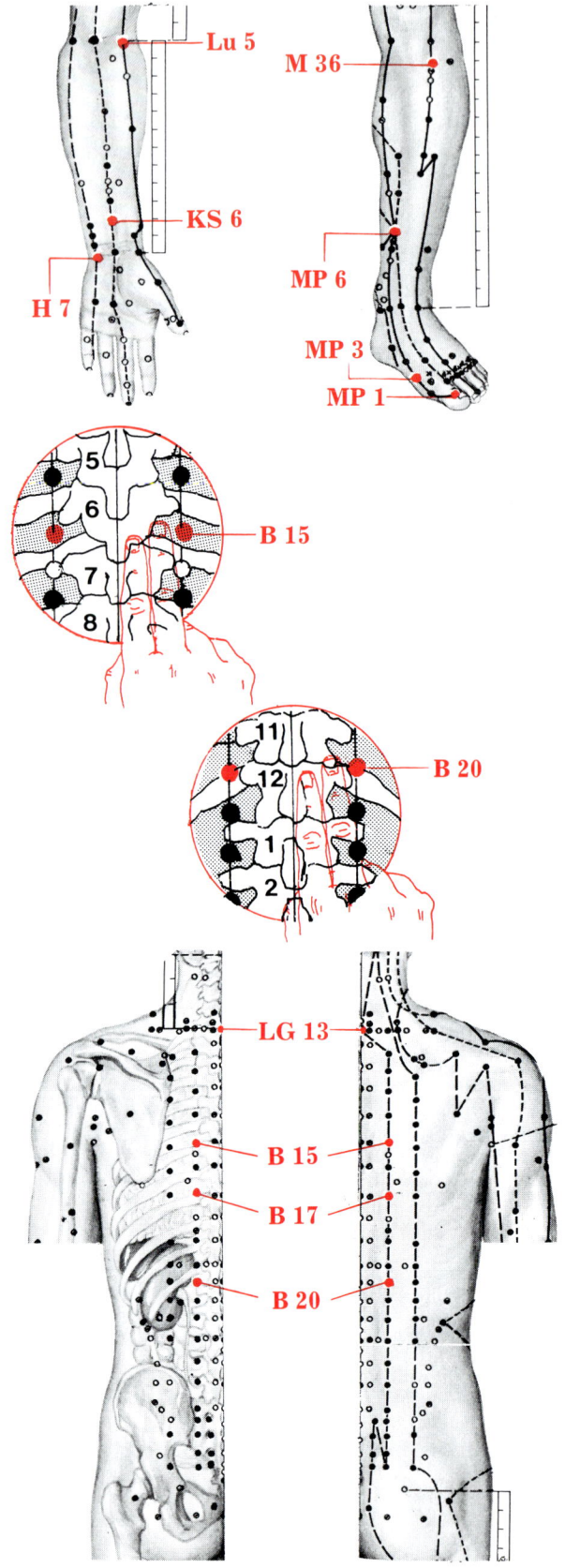

Subjektive Symptomatik:

Die Patienten sind:
depressiv, müde, erschöpft, vergeßlich, antriebsschwach;

sie haben:
blaß-gelblich glanzlose Haut,
Gefühl der Kraftlosigkeit und Schwere,
Appetitstörungen,
Verdauungsstörungen und Blähungen,
Ödemneigung,
weißen Fluor (bei Frauen),
Herzklopfen bei geringster Belastung,
Schlafstörungen.

Zungenkörper: groß, mit Eindruck der Zahnreihen am Zungenrand,
Zungenbelag: weiß, dünn,
Puls: fein, schwach.

Punkte-Wahl nach traditionell-chinesischen Überlegungen:

„Stärke Herz und Milz"
Basis-Punkte:
H 7 und MP 6
Zusatz-Punkte:
MP 3
B 15
B 20

Weitere empfohlene Punkte für dieses Krankheitsbild:

Weiters heißt es in den Skripten:

Eine Milzschwäche (PI XU) kann zu Schleim-Feuer (TAN-HUO) und dadurch zu Blutmangel (XUE SHAO) mit folgenden Symptomen führen:
Palpitationen
Druckgefühl im Thorax
Widerwillen gegen Nahrungsaufnahme
trockener Mund
Durstgefühl

B 17 – Wirkung auf Zwerchfell und Zwerchfellhochstand

M 36 – Wirkung auf Magen und Milz
KS 6

Lu 5 – Meridian-Paar TAI YIN (Milz–Lunge)

LG 13 – Konfluenz-Punkt mit Wirkung auf alle YANG-Meridiane und auf das YANG der Milz

MP 1 – dieser Punkt wird nicht gestochen, sondern mit Moxibustion behandelt und insbesondere dann gewählt, wenn der Patient unter vielen Angstträumen leidet.

114

2. Neurasthenischen Beschwerden mit Kreislauf- und Durchblutungsstörungen,

verbunden mit einem leicht reizbaren Schwäche-zustand des Patienten:

Diesen liegt nach traditionell-chinesischer Sicht eine Störung von Herz-XIN und Leber-GAN zugrunde.

Bei diesen Kranken kann man häufig finden:

eine Störung der Persönlichkeit, Gesinnung und Reife (Herz-XIN) im Hinblick auf
- das soziale Verhalten, das Durchsetzen eigener Vorstellungen *),
- das Unabhängigkeitsstreben,
- das sich selbst-Verwirklichen ohne Rücksicht und Vorsicht, wie auch ein Verhalten mit mangelnder Einsichtigkeit **).

Ein gestörtes Geltungsstreben charakterisiert auch diesen Kranken und prägt das neurasthenische Krankheitsbild, welches zwangsneurotische Züge hat, die nach DERBOLOWSKY (s. S. 101) zum Bewegungsapparat, also zu den Mesoderm-Derivaten und zum Geltungsstreben Beziehung haben und sich oft in Rücksichtslosigkeit, Aggressivität und übertriebenem Autonomie-streben widerspiegelt.

Hier zeigt sich, wie schon erwähnt, eine auffallende Übereinstimmung mit der embryonalen Bewegungstendenz der Blastula-Zellen der Zwischenzone, welche die Organsprache der Mesoderm-Derivate, also des Bewegungsapparates, zu prägen scheint.

*) In allen diesen Worten steckt die Tätigkeit des Bewegungsapparates: halten, setzen, Stellung, die ähnlich wie die Redewendung „mit den Füßen treten" oder „ein Ellbogenmensch sein" ja auch auf die Tätigkeit des Bewegungsapparates (Mesoderm) hinweist.

**) Sicht und sehen hat Beziehung zum Auge, welches in altchinesischer Sicht auch Symbol oder Öffner für den Funktionskreis Leber und somit auch für den Bewegungsapparat ist.

„Geltungsstreben und Zwangsneurose" (DERBOLOWSKY), „sich entwickeln und entstehen" (traditionell-chinesisches Entsprechungssystem), „aktive Bewegungs- und Streckungstendenz" (embryonale Bewegungstendenz) sind nur unterschiedliche Wort für die Organsprache der Mesoderm-Abkömmlinge: Bewegungsapparat bzw. für das Organsymbol Leber-GAN in der traditionell-chinesischen Medizintheorie.

Eine Störung der inneren Reife und der Kreislauffunktion charakterisieren also das neurasthenische Krankheitsbild dieser Herz- und Leberschwäche, welche Kreislauf- und Durchblutungs-Symptome umfaßt, wie z. B.:

labile Hypertonie,
Coronarspasmen,
Gefäßspasmen, die Schmerzattacken auslösen,
z. B. Migräne,
vasomotorischer Kopfschmerz,
kolikartige, krampfartige Schmerzen.

Analog dieser gestörten „inneren Organsprache" drückt die „äußere Körpersprache" des Patienten, also Gestik, Mimik und Körperhaltung seine leicht reizbare Schwäche aus und sein ohnmächtiges ständig in Kampfbereitschaft sein. Es besteht eine besondere Neigung zu hexenschuß-artigen Muskelverspannungen und Schmerzen, besonders an den lateralen Partien, also am Nacken, am Ellbogen, an den Hüft- und Kniegelenken.

Dies entspricht jenen Gebieten, welche der in Kampfbereitschaft befindliche Mensch anspannt und inneviert. Weiters bestehen Neigungen zu neuralgieformen Beschwerden und Intercostalschmerzen.

Die Patienten wirken körperlich und psychisch gespannt oder, wie es der Volksmund ausdrückt, gereizt und überspannt.

Dem **neurasthenischen Beschwerdebild mit Kreislauf- und Durchblutungs-Störungen** entsprechen folgende traditionell-chinesische Diagnosen:

„Leber-Feuer" – GAN DAN YOU RE
„aufsteigendes Leber-YANG" – GAN YANG SHANG KANG
„Blockierung des Leber-QI" – GAN QI YU

Die angeführten Punkte gelten für alle drei Symptomenbilder. Der Schmerzort soll durch weitere lokale Punkte berücksichtigt werden.

Subjektive Symptomatik:

Die Patienten sind:
leicht reizbar, zornig,
leicht schreckbar;

sie haben:
ängstliche Träume,
Palpitationen,
Druck- und Oppressionsgefühl im Thorax,
Kopfschmerzen,
bitteren Mundgeschmack,
trockenen Rachen.

Zungenbelag: gelb und dünn,
Puls: gespannt.

Punkte-Wahl nach traditionell-chinesischen Überlegungen:

„Senke das Leber-Feuer"

1. Le 2, Le 3 (RONG-Hitze-Punkt, Quell-Punkt der Leber)
   B 18, B 19 (Zustimmungs-Punkt von Leber und Gallenblase)
   (zerstreuen das Feuer in Leber und Gallenblase)

   KS 6
   G 20
   oder
2. MU-SHU-Kombination
   Le 14 (MU-Punkt der Leber)
   B 18 (SHU-Punkt der Leber)
   bewirken eine bessere Zirkulation des Leber-QI und fördern die Tätigkeit der Leber

   oder
3. KS 7 Diese Punkt-Kombination kann
   G 34 Hitze-RE und Feuchtigkeit-SHI in Leber und Gallenblase zerstreuen.

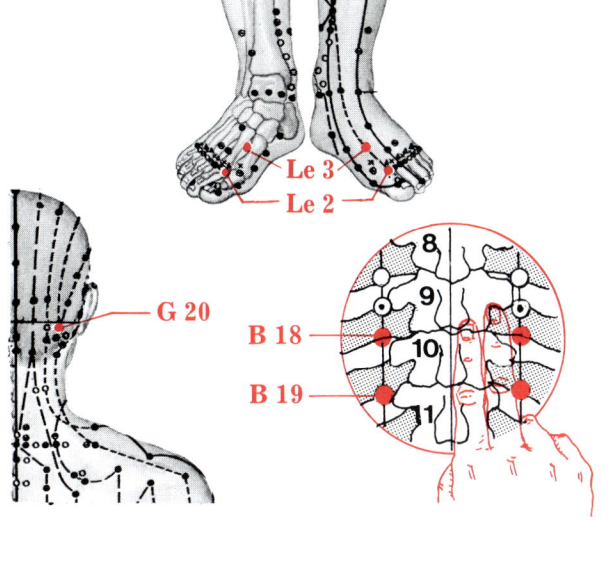

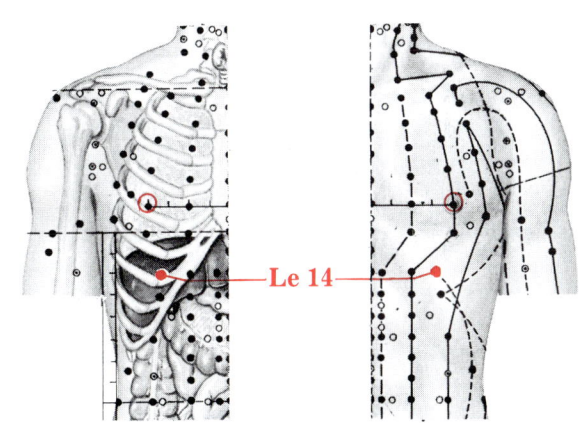

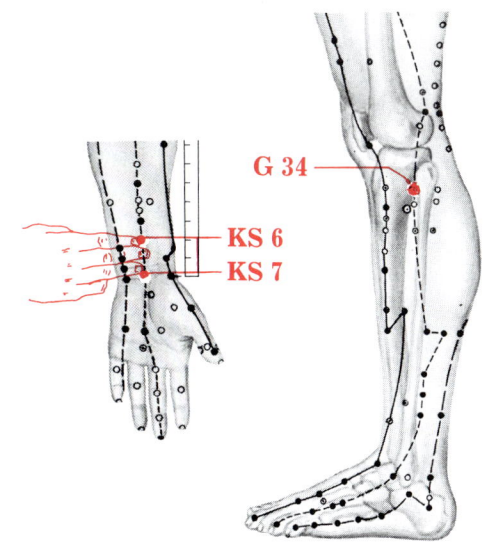

**Dem neurasthenischen Beschwerdebild mit car-
dialen Symptomen, Konzentrationsstörungen
und leicht reizbarer Schwäche** entspricht die
traditionell-chinesische Diagnose:
„Schleim*)-Feuer" – TAN HUO

Dieses Symptomenbild entsteht nach altchinesi-
scher Ansicht durch „eine Steigerung der Milz-
PI-Schwäche, wodurch es zu einer Stagnation
von Schleim-TAN und zu einer Symptomatik des
Feuers (HUO) kommt; dadurch können Herz-
XIN und Gehirn irritiert werden."

Subjektive Symptomatik:

Palpitationen,
leicht reizbare Schwäche,
viele Träume,
Schlafstörungen,
unklares Gefühl im Kopf,
Nahrungsverweigerung,
Gefühl der Müdigkeit in den Extremitäten,
allgemeine Müdigkeit,
trockener Mund,
Durstgefühl.

Zungenbelag: gelb, körnig,
Puls: schlüpfrig, rasch.

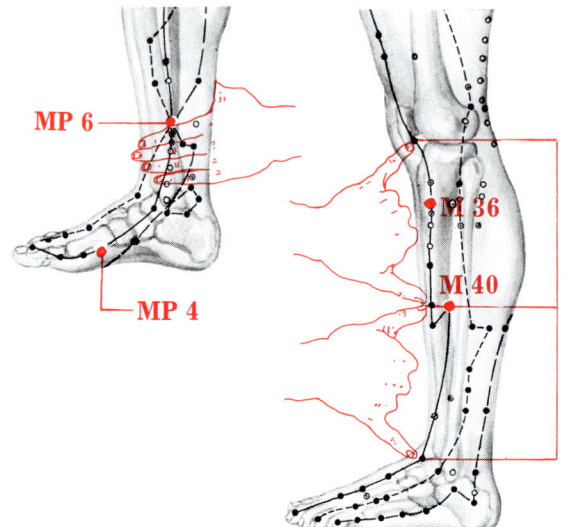

Punkte-Wahl nach traditionell-chinesischen Überlegungen:

MP 6
M 40   (stärkt die Milz-PI und löst
                Schleim-TAN)
MP 4 und KS 6 (Kardinal-Punkte der zusätzli-
                chen oder Wundermeridiane,
                welche für die Transportfunk-
                tion von Milz-PI von besonderer
                Bedeutung sind)
H 7
LG 13
M 36   (unterer HUI-Punkt des Magen-
                Meridians mit stärkender Wir-
                kung auf die Milz-PI)

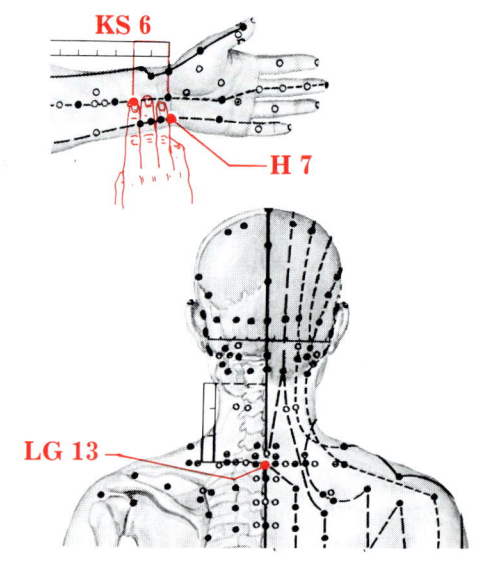

Reizstärke:
Mittelstarke bis relativ starke Reizung.

*) TAN bedeutet auch erhöhte Viscosität.

3. Neurasthenische Beschwerden mit Kreislauf- und sexuellen Störungen,

verbunden mit Angst und innerer Unruhe des Patienten:

Diesen liegt in traditionell-chinesischer Sicht eine Störung von Herz-XIN und Niere-SHEN zugrunde.

Bei diesen Kranken kann man häufig finden:

eine Störung der Persönlichkeit, der Gesinnung und Reife (Herz-XIN) im Hinblick auf
- das Streben nach ideellen Werten,
- das Verharren in abstrakten Vorstellungen,
- den Kontakt zur Umwelt, welcher meist von einer streng moralisch religiösen Einstellung, von Selbstaufopferung und dem Bestreben geprägt ist, das eigene individuelle Interesse in ein allgemein überindividuelles zu verwandeln (Niere-SHEN).

Auch ein gestörter Kontakt zur Umwelt charakterisiert diesen Kranken und prägt das neurasthenische Krankheitsbild, welches Züge einer hysterischen Neurose-Struktur hat, die nach DERBOLOWSKY (s. S. 101) zum Zentral-Nervensystem, zur Haut und den Sinnesorganen, also zu den Ektoderm-Derivaten und zum Liebesstreben Beziehung hat und sich oft in Kontaktschwierigkeiten, sexuellen Störungen und Problemen der zwischenmenschlichen Beziehung widerspiegelt.

Hier zeigt sich – wie schon erwähnt – eine auffallende Übereinstimmung mit der embryonalen Bewegungstendenz der Blastula-Zellen an der animalen Polkappe – der Umhüllungstendenz – welche die Organsprache der späteren Ektoderm-Derivate, der Haut und Sinnesorgane, zu prägen scheint.

„Liebesstreben und Hysterieforme-Krankheiten" (DERBOLOWSKY), „Ausdehnen und bewahren" (traditionell-chinesisches Entsprechungssystem), „Ausdehnen und umhüllen" (embryonale Bewegungstendenz) sind nur unterschiedliche Worte für die Organsprache der Ektoderm-Abkömmlinge: Haut und Sinnesorgane (diesen entsprechen in der traditionell-chinesischen Medizintheorie die Organsymbole Niere-SHEN und Herz-XIN).

Eine Störung der inneren Reife und der Urogenitalfunktion charakterisieren also das neurasthenische Krankheitsbild dieser „Herz- und Nierenschwäche", welche Kreislaufsymptome und Urogenitalsymptome umfaßt, wie z. B.:

Hypotonie,
Schlafstörungen,   } Herz-XIN
Gedächtnisstörungen,

sexuelle Störungen,
Reizblase,
Prostatitis,   } Niere-SHEN
Bettnässen,
Menstruationsbeschwerden.

Analog dieser „inneren Organsprache" drückt die „äußere Körpersprache" des Patienten, also Gestik, Mimik und Körperhaltung seine ängstliche Verspannung und Unruhe aus. Er glaubt unbedingt, „gerade und aufrecht stehen" zu müssen, symbolisch also für etwas geradestehen und dafür einstehen zu müssen und will Haltung bewahren in jeder Situation.

Dadurch können schmerzende Verspannungen an der dorsalen Streckermuskulatur auftreten sowie ein Gefühl der Müdigkeit in der unteren Körperhälfte (lendenlahm).

Dieser Patiententyp entspricht dem ängstlich verspannten, introvertierten Neurastheniker, dem abgekapselten Einzelgänger, dem ideellen Frömmler, dem devoten Menschen; dem mißtrauischen Menschentyp, der „überall das Gras wachsen hört" *) und die Meinung des Nachbarn, des Vorgesetzten überbewertet. Weiters gehören zu diesem Menschen die lebensfremden, gefühlsschwachen und kontaktarmen Idealisten **) und die weltfremden Phantasten.

*) Das Hören ist in traditionell-chinesischer Sicht eine Funktion der Niere.
**) Dazu zählen auch Menschen, die „angekränkelt von des Gedankens Blässe" sind. (Hamlet)

Dem neurasthenischen Beschwerdebild mit Kreislauf- und sexuellen Störungen entspricht die traditionell-chinesische Diagnose:

„Herzschwäche" – XIN XU
„Nierenschwäche" – SHEN XU
„YIN-Schwäche mit Hitzesymptomen" – YIN XU YOU RE

Subjektive Symptomatik:

Die Patienten sind:
unruhig, ängstlich,
von innerer Unruhe, Rastlosigkeit,
unsicher und schwindlig,
den anderen und sich selbst eine Last;

sie haben:
Tinnitus und Schwerhörigkeit
(diese verstärken den Eindruck des Mißtrauens),
schmerzhafte Müdigkeit im Lumbosacralbereich,
sexuelle Störungen,
Menstruationsstörungen,
Schlafstörungen,
Schweißausbruch nachts,
ausgetrocknetes Gefühl im Mund.

Zungenkörper: rot,
Zungenbelag: weiß, dünn,
Puls: rasch, fein.

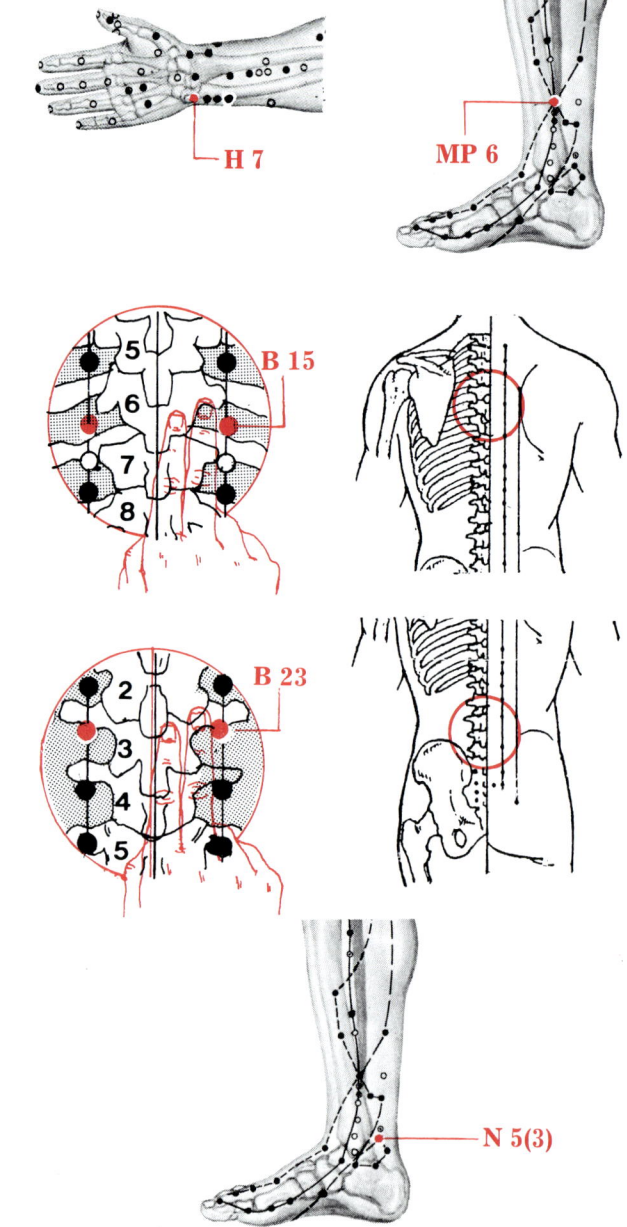

Punkte-Wahl nach traditionell-chinesischen Überlegungen:

1. Basis-Punkte   H 7, MP 6
    Zusatz-Punkte   N 5^B = 3^{CH}
                      B 15
                      B 23

2. MU-SHU-Kombination

KG 14	MU-(Alarm)-P.
B 15	SHU-(Zustimmungs)-P.
H 7	YUAN-(Quell)-P.
KS 6	
B 23	SHU-(Zustimmungs)-P.

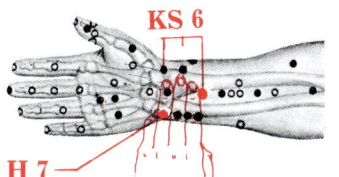

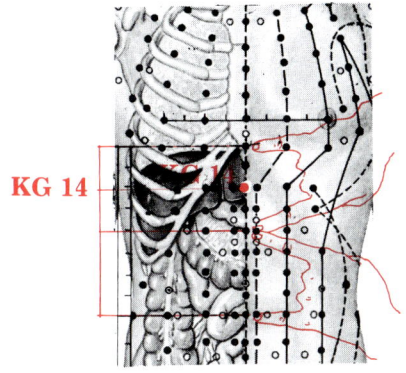

Die MU-SHU*)-Kombination (Alarm-Punkte und Zustimmungs-Punkte) gleichzeitig gestochen, führt nach traditionell-chinesischer Sicht zu einer Stärkung und besseren Durchblutung von Herz und Hirn. Die zusätzliche Nadelung des Quell-Punktes der Niere kann die Abalance von Herz und Niere beheben und die Funktionskreise wieder vereinen.

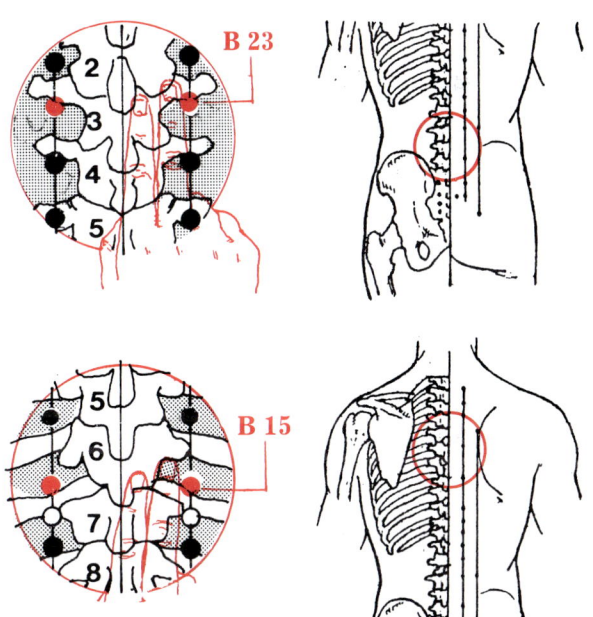

*) Zustimmungspunkte werden sowohl SHU- als auch YU-Punkte bezeichnet.

Empfohlene Punkt-Kombinationen je nach den vorherrschenden Symptomen der Neurasthenie:

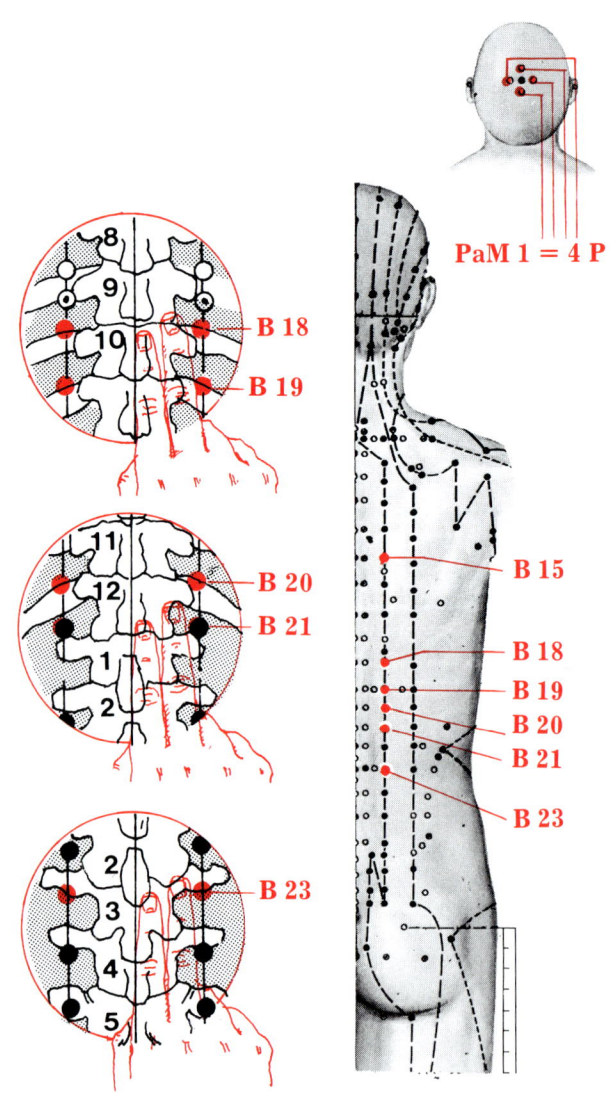

1. bei Schlafstörungen

MP 6
H 7
PaM 1
B 15, B 18, B 19, B 20, B 21, B 23

Die Zustimmungs-Punkte am Rücken werden hier sehr oberflächlich gestochen.

Bei Schlafstörungen werden die dem Krankheitsbild entsprechenden Zustimmungspunkte am Rücken gegeben:

bei Leber-GAN Typ:

B 18   ⎱ nadeln und 5–6mal kurz und leicht
B 19   ⎰ reizen

bei Milz-PI und Herz-XIN Typ:

B 15   ⎫
B 20   ⎬ nadeln und max. 5mal kurz und leicht reizen
B 21   ⎭

bei Niere-SHEN-Typ:
B 23   nadeln, nicht manipulieren.

Ohr-Akupunktur, die zur Behandlung der Neurasthenie zusätzlich angewendet werden können:
55
51
34
100 (Herz)
98 (Milz)
97 (Leber)
95 (Niere)

2. **bei Druckgefühl am Thorax und Palpita-
tionen**
MP 6
H 7
KS 6
H 5

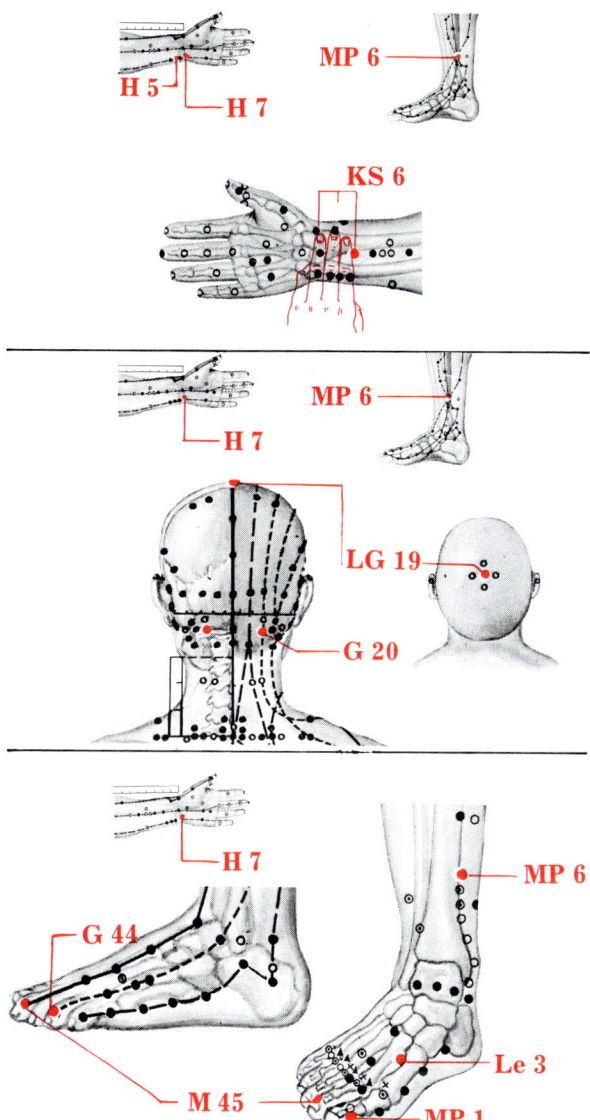

3. **bei Kopfschmerzen und Schwindel**
MP 6
H 7
G 20
LG 19

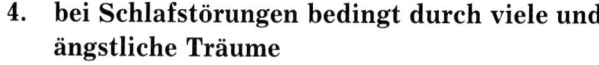

4. **bei Schlafstörungen bedingt durch viele und
ängstliche Träume**
MP 6
H 7
MP 1
M 45

5. **bei ängstlichen Träumen**
MP 6
H 7
G 44
Le 3 (eventuell)

6. bei Ohrensausen

MP 6
H 7
3 E 17, 3 E 3
N 5^B = 3^{CH}
G 39

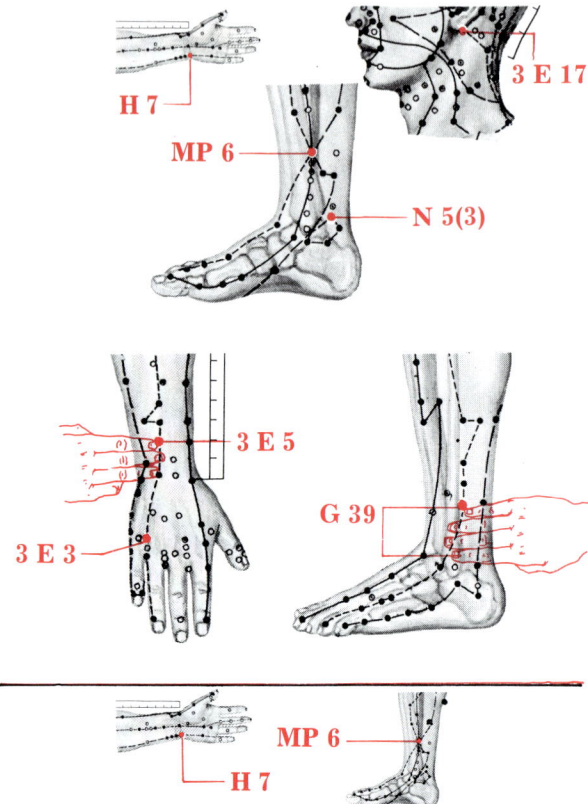

7. bei sexuellen Störungen

MP 6
H 7
KG 4

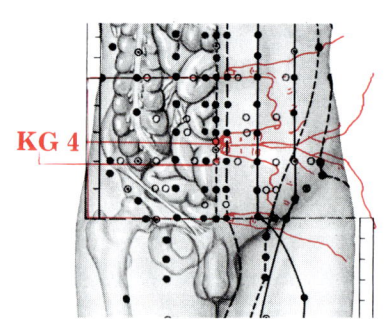

Weitere Punkt-Kombination aus der persönlichen Erfahrung meines Lehrers in Peking:

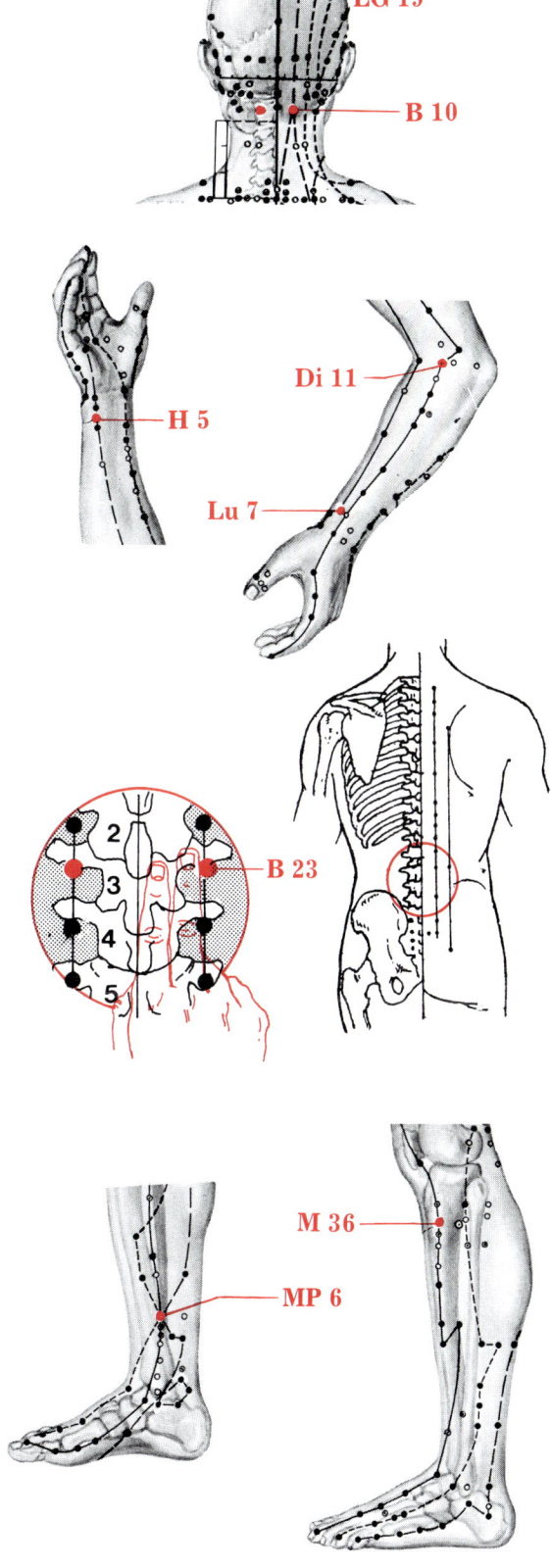

LG 19
Di 11 *) } regulieren zusammen QI und Blut-
M 36   } XUE
Lu 7   bei   neurasthenischen   Kopf-
           schmerzen
H 5   bei Palpitationen
MP 6

*) Di 11 wird bei einer „Hitze-Schwäche" XU RE (trockener Mund, Unruhe, reizbare Schwäche) ebenso empfohlen wie bei tatsächlichen Temperaturerhöhungen im Rahmen einer Infektion.

Die 8 zusätzlichen Meridiane (JI JING)

„Die Wundermeridiane" zur Behandlung neurasthenischer Beschwerden.

JI heißt im Chinesischen „einzeln, isoliert" und auch „zusätzlich".

JI JING heißt demnach die „einzelnen, nichtpaarig verlaufenden Meridiane" oder die zusätzlichen, weiteren Meridiane.

Als letztgereihte Übersetzung von JI findet man im Wörterbuch: wundersam.

Die französischen Sinologen der Jahrhundertwende, deren interpretierende Übersetzung zur Basis der in Europa üblich gewesenen Akupunktur wurde, waren aber vor allem von dem mystisch Unverständlichen dieser Therapiemethode fasziniert und wählten vermutlich daher die Übersetzung „wundersam" statt „zusätzlich" für JI.

So prägten sie die Vorstellung von „Wundermeridianen", wie diese 8 unpaarigen zusätzlichen Meridiane in der in Europa üblichen Akupunktur-Nomenklatur benannt werden.

Diese 8 zusätzlichen (Wunder-)Meridiane können besonders zur Behandlung neurasthenischer und vegetativer Beschwerden herangezogen werden, da sie – dieser Medizintheorie zufolge – „eine Vielzahl ähnlicher Krankheitssymptome des Körperinneren beeinflussen können und gleichzeitig viele Areale der Körperoberfläche verbinden".

In der traditionell-chinesischen Ausdrucksweise heißt dies „viele Oberflächen-BIAO- und viele Innen-LI-Symptome erfassen können". Ihre Anwendung in der Akupunktur erfolgt also bei häufig wechselnden und wandernden, also bei „vielseitigen" und mannigfach bedingten, also bei „vielschichtigen" Beschwerden.

Vielseitige und vielschichtige Beschwerden sind ja für neurasthenische und psychosomatische Krankheiten geradezu typisch. Der bei uns übliche Ausdruck „vielseitig" und „vielschichtig" für eine Vielzahl von Beschwerden erhält in der traditionell-chinesischen Medizin auch eine wortwörtliche Bedeutung, da dieser Medizintheorie zufolge der Körper gedanklich in drei longitudinale Seiten und fünf horizontale Schichten geteilt wird.

Neurasthenische Beschwerden erfassen tatsächlich oft mehrere longitudinale Seiten und horizontale Schichten, sind also, im wahrsten Sinn des Wortes, vielseitig und vielschichtig.

Da sie fast immer auch Zeichen einer Schwäche und nervösen Überforderung, „Neur-Asthenie", aufweisen, sollten auch nur schwache Reizdosen angewendet werden.

Das bedeutet neben einer geringen Reizintensität die Auswahl von nur wenigen Punkten, die jedoch eine Vielzahl von Symptomen und Arealen der Körperoberfläche erfassen sollen. Dazu dienen nun die 8 zusätzlichen (Wunder-) Meridiane, von denen jeweils zwei über ihre Einschalt- oder Kardinal-Punkte „eingeschaltet" werden.

Nach traditionell-chinesischer Sicht

- bedeuten viele Krankheitssymptome viele gestörte Funktionskreise; demnach wären aber auch viele Punkte nötig, um all diese Symptome zu erfassen.

- benötigen hingegen Schwächekrankheiten wenige Punkte und schwache Reizdosen.

- kann man viele Krankheitssymptome mit gleichzeitigen Schwächesymptomen durch eine Therapie über die zusätzlichen und Wunder-Meridiane erfassen.

Die 8 zusätzlichen (Wunder-)Meridiane haben folgende Eigenschaften:

- sie haben Beziehung zu den 12 Hauptmeridianen,
- sie regulieren in diesen Blut-XUE und QI,
- sie verbinden über ihre Einschalt-Punkte einen Haupt- mit einem zusätzlichen (Wunder-)Meridian.

Die 8 zusätzlichen (Wunder-)Meridiane werden eingeteilt:

a) nach dem Verlauf an der YANG- oder YIN-Seite,

b) nach der Beziehung zu YANG- oder YIN-Aspekten.

ad a) Gruppierung nach dem Verlauf an der YANG- oder YIN-Seite:

Vorwiegend in dieser Gruppierung finden die zusätzlichen (Wunder-)Meridiane in der Praxis Anwendung, wie es in folgender Übersicht dargestellt wird:

Einschalt-Punkte	betroffene Oberflächen-Areale	Kranksheitssymptome der Funktionskreise	Name der zusätzlichen Meridiane
Dü 3 B 62	dorsales Längsdrittel u. schmaler dorsaler Anteil vom seitlichen Längsdrittel (Rücken)	Herz-XIN Niere-SHEN (Leber-GAN)	DU MAI YANG QIAO MAI
3 E 5 G 41	dorsales und laterales Längsdrittel, gürtelförmiger Bereich im Lendengebiet (Rücken, Seite, Lendengürtel)	Leber-GAN Gallenblase-DAN Milz-PI Magen-WEI Niere-SHEN	YANG WEI MAI DAI MAI
Lu 7 N 3^B = 6^{CH}	Rachen Thorax Genitalregion	Lunge-FEI Niere-SHEN	REN MAI YIN QIAO MAI
KS 6 MP 4	ventrales Längsdrittel (Thorax, Abdomen)	Herz-XIN Leber-GAN Milz-PI, Magen-WEI Niere-SHEN Zwerchfell-GE	YIN WEI MAI CHONG MAI

Die genaue Kenntnis vom Verlauf der zusätzlichen (Wunder-)Meridiane ist für die Praxis nicht unbedingt erforderlich, wohl aber sollte dem Akupunkturarzt jenes Erfahrungswissen geläufig sein, wonach bestimmte Symptome durch jeweils zwei Einschalt-Punkte therapeutisch erfaßbar sind:

	YANG-GRUPPEN		YIN-GRUPPEN	
AUSSEN BIAO				
betroffen:	Rücken, Hinterkopf	Rücken, Becken, Schädel	Thorax, Rachen, Unterbauch	Thorax Abdomen
INNEN LI	Herz-XIN Leber-GAN Niere-SHEN	Leber-GAN Milz-PI Magen-WEI Niere-SHEN	Lunge-FEI Niere-SHEN	Leber-GAN Milz-PI Niere-SHEN Herz-XIN Magen-WEI Zwerchfell-GE
zusätzl. („Wunder") Meridiane				
	DU MAI, YANG QIAO MAI	YANG WEI MAI, DAI MAI	REN MAI, YIN QIAO MAI	CHONG MAI, YIN WEI MAI
Einschalt-Punkte	Dü 3, B 62	3 E 5, G 41	Lu 7, N 3^B = 6^{CH}	KS 6, MP 4

**ad b) Einteilung nach der Beziehung zu YANG-
oder YIN-Aspekten:**

Werden die Einschalt-Punkte im Hinblick auf
ihren YIN- oder YANG-Aspekt gewählt, so
erfolgt ihre Anwendung nicht paarig, sondern
einzeln.

Diese Einteilung ist auch im Hinblick auf die
Lokalisation der Punkte interessant: Jene Ein-
schalt-Punkte, die gleichnamigen, zusätzlichen
(Wunder-)Meridianen zugeordnet sind, liegen
entweder im selben Dermatom, jeweils an der
Außenseite (YANG) oder Innenseite (YIN).

Z. B.:

YIN QIAO MAI	N 3^B = 6^{CH}
YANG QIAO MAI	B 62
YIN WEI MAI	KS 6
YANG WEI MAI	3 E 5

oder, wie die restlichen Einschalt-Punkte in
derselben Entfernung zu den Endkuppen der
Finger oder Zehen, somit zu der Endaufzweigung
der Gefäße, die nach Ansicht meiner Lehrer in
Peking für den Wirkungsmechanismus der
Akupunktur von besonderer Bedeutung sind.

Ein-schalt-Punkte	zusätzliche Meridiane		reguliert:
Dü 3	DU MAI	LG	die YANG-Meri-diane und die YANG-Organe
Lu 7	REN MAI	KG	die YIN-Meridiane und die YIN-Or-gane
3 E 5	YANG WEI MAI		die YANG-Organe
KS 6	YIN WEI MAI		die YIN-Organe
B 62	YANG QIAO MAI		das Auswärtsro-tieren der Knöchel
N 3^B = 6^{CH}	YIN QIAO MAI		das Einwärtsrotie-ren der Knöchel
G 41	DAI MAI		in beiden Fällen
MP 4	CHONG MAI		die Beziehung zwi-schen oberer und unterer Körper-hälfte

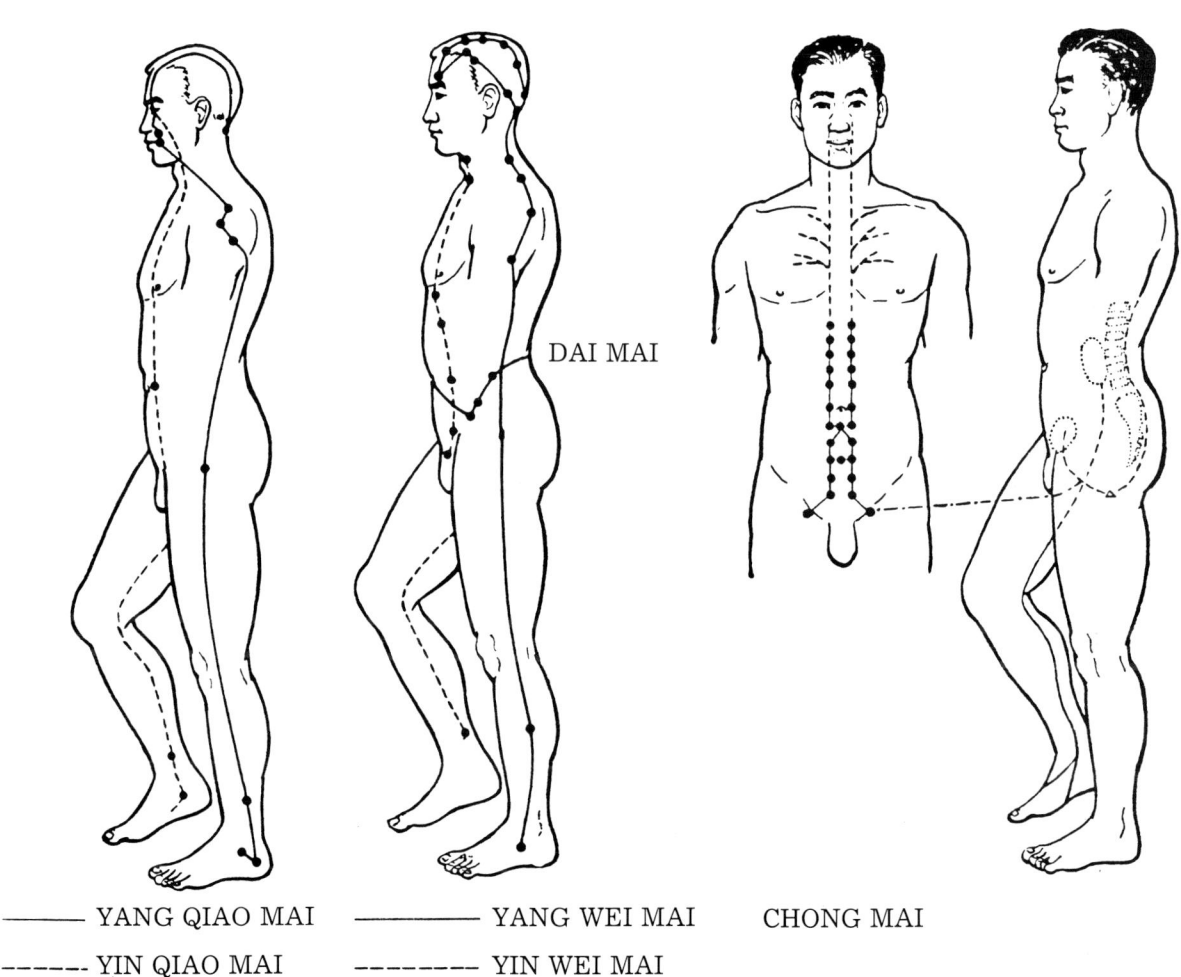

DAI MAI

——— YANG QIAO MAI   ——— YANG WEI MAI   CHONG MAI

------ YIN QIAO MAI   -------- YIN WEI MAI

1. YANG-Gruppe der zusätzlichen (Wunder-)Meridiane

(DU MAI, YANG QIAO MAI)

Die **Einschalt-Punkte Dü 3 und B 62** erfassen die Meridiane:

a) **DU MAI (LG)**
b) **YANG QIAO MAI**
c) **TAI YANG** (Blasen- u. Dünndarm-Meridian)

und daher **folgende Areale an der Körperoberfläche:**

**dorsales Längsdrittel,
dorsaler Teil des lateralen Längsdrittels** (Rücken)

und daher **Störungen folgender innerer Organe:
Herz-XIN
Niere-SHEN** (z. T. auch Leber-GAN)

Zusammenfassend: Nadelung der Punkte Dü 3 und B 62 wird bei neurasthenischen Beschwerden empfohlen, wenn folgende Symptome gemeinsam vorliegen („viele Oberflächen-BIAO- und viele Innen-LI-Symptome"):

Schmerzen und Muskelverspannung am Hinterkopf, paravertebral am Nacken, Rücken und im Lumbalbereich, an der Streckseite der Extremitäten (besonders ulnar und fibular) und auch bei Neigungen zu Krampfgeschehen, wie z. B. bei Hysterie und Epilepsie, Wetterfühligkeit, Kreislaufschwäche, Konzentrations- und Gedächtnisstörungen, Schlafstörungen (als Folge einer zentralen Hypotonie), Sprechstörungen, wie Heiserkeit und Stimmbandschwäche, Rachenschmerzen, Störungen der Urogenitalfunktionen, z. B. Bettnässen, funktionelle Sterilität.

a) **DU MAI (Lenkergefäß) mit Einschalt-Punkt Dü 3** hat Beziehung zu:

– den YANG-Meridianen,
– den Zugluft-FENG-Krankheiten,
– den Niere-SHEN-Krankheiten, z. B. Bettnässen, funktionelle Sterilität, sexuelle Störungen, Rachenschmerzen.

b) **YANG QIAO MAI mit Einschalt-Punkt B 62** hat Beziehung zu:

– den TAI YANG-Krankheiten (Dünndarm, Blase),
– den Leber-GAN-Krankheiten,
– den Herz-XIN-Krankheiten.

Entsprechend seinem Verlauf vom Außenknöchel über Thorax, Schulter, Gesicht und Augeninnenwinkel zu G 20 erfaßt er Störungen im Bereich des LG-, Blasen- und Dünndarm-Meridians und z. T. auch des Gallenblasen-Meridians.
Er beeinflußt das YANG QI (Intelligenz) des Menschen. Dies beruht vermutlich auf der bei Nadelung dieses Punktes ausgelösten zerebralen Durchblutungsförderung, die sich oft auch in einem Wärmegefühl am Hinterkopf äußert.

c) **TAI YANG** (Blasen- und Dünndarm-Meridian) (siehe auch Funktionskreise in Band 1) hat Beziehung zu:

– dem dorsalen Längsdrittel am Körper und Kopf,
– dem kleinfinger- bzw. kleinzehenseitigen äußeren Drittel der Extremitäten,
– dem Organ Herz-XIN,
– dem Organ Niere-SHEN.

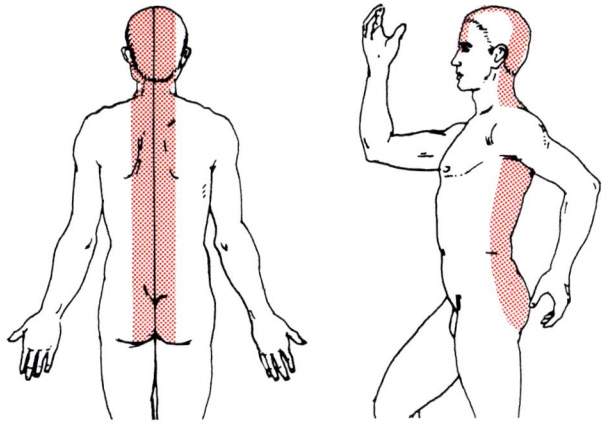

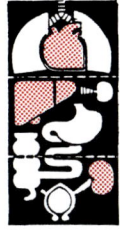 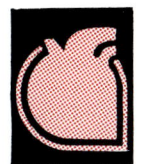 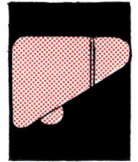 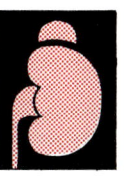

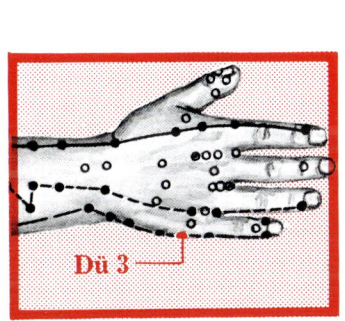 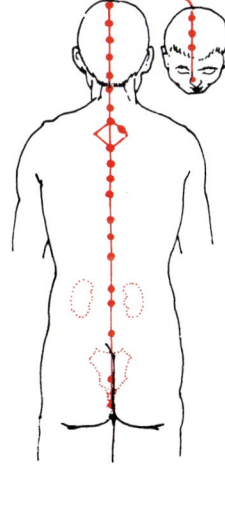 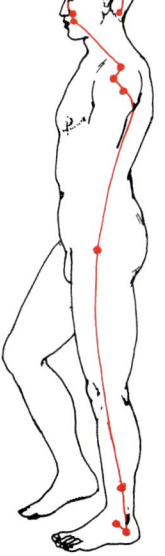 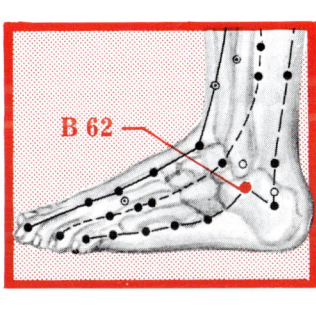

Einschalt-Punkt Dü 3 **DU MAI** **YANG QIAO MAI** **Einschalt-Punkt B 62**

2. YANG-Gruppe der zusätzlichen (Wunder-)Meridiane
(YANG WEI MAI, DAI MAI)

Die **Einschalt-Punkte 3 E 5 und G 41** erfassen die Meridiane:

a) **YANG WEI MAI**
b) **DAI MAI**
c) **SHAO YANG** (Gallenblasen- u. 3 E-Meridian)

und daher **folgende Areale an der Körperoberfläche:**

– **das dorsale und laterale Längsdrittel von Körper und Kopf,**
– **das kleinfinger- bzw. kleinzehenseitige und auch das mittlere Längsdrittel der Außenseite der Extremitäten;**

und daher Störungen folgender innerer Organe:

Milz-PI
Magen-WEI
Leber-GAN
Niere-SHEN

Zusammenfassend: Nadelung der Punkte 3 E 5 und G 41 wird bei neurasthenischen Beschwerden empfohlen, wenn folgende Symptome gemeinsam vorliegen („viele Oberflächen-BIAO- und viele Innen-LI-Symptome"):

Schmerzen und Muskelverspannung am seitlichen Kopf und Nacken und am Hinterkopf und paravertebral am Nacken, ausstrahlende Kopfschmerzen in den Zahnbereich, Rückenschmerzen, Schmerzen im Bereich des Auges und der Augenbraue, Schmerzen im Bereich des Ohres, Gefühl der Kraftlosigkeit im Lumbalbereich und an den Extremitäten, Schwerhörigkeit und Tinnitus, Blähungen und Verdauungsstörungen.

a) YANG WEI MAI mit Einschalt-Punkt 3 E 5 hat Beziehung zu:

– den drei Abschnitten der Leibeshöhle (Brust, Bauch, Beckenraum) und kann QI und Blut-XUE dieser Bereiche beeinflussen.

Er verbindet die Meridiane TAI YANG (Dü und B) mit den Meridianen SHAO YANG (3 E 5 und G) und kann daher Symptome am dorsalen und lateralen Längsdrittel des Körpers beeinflussen.

b) DAI MAI mit Einschalt-Punkt G 41 hat Beziehung zu:

– dem Lendengebiet, welches er gürtelförmig umkreist, was ihm auch den Namen „Gürtelgefäß" einbrachte,
– den Leber-GAN- und Gallenblasen-DAN-Krankheiten,
– den Milz-PI- und Magen-WEI-Krankheiten,
– den Niere-SHEN-Krankheiten.

c) SHAO YANG (3 E- und Gallenblasen-Meridian) (siehe auch Funktionskreis Band 1) hat Beziehung zu:

– dem lateralen Längsdrittel der Körperoberfläche und des Kopfes,
– dem mittleren äußeren Drittel der Extremitäten,
– dem Organ Leber-GAN,
– dem Pericard (KS).

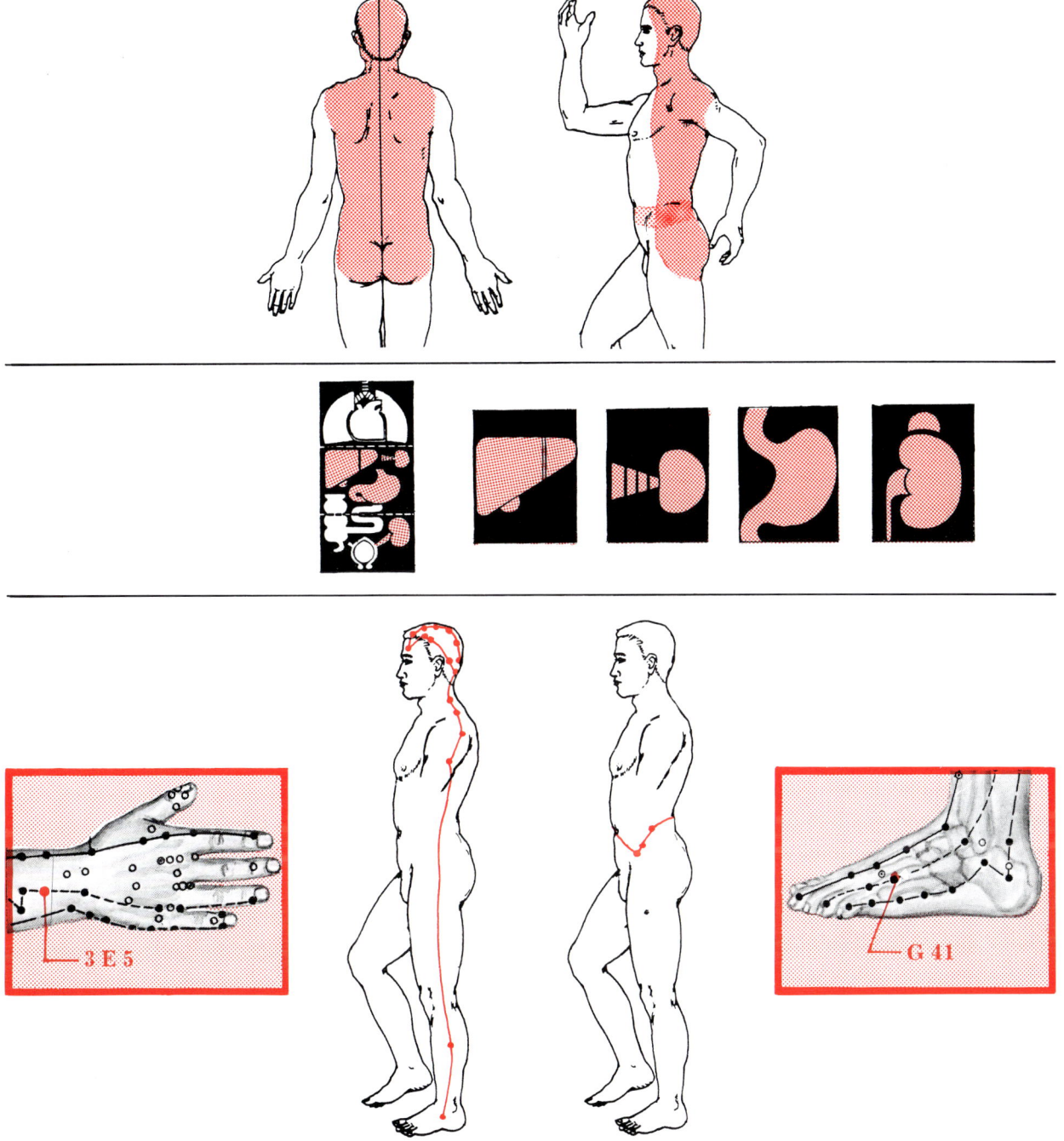

133

Einschalt-Punkt 3 E 5 **YANG WEI MAI** **DAI MAI** **Einschalt-Punkt G 41**

1. YIN-Gruppe der zusätzlichen (Wunder-)Meridiane

(REN MAI, YIN QIAO MAI)

Die Einschalt-Punkte Lu 7 und N 3^B = 6^{CH} erfassen die Meridiane:

a) REN MAI (KG)
b) YIN QIAO MAI

und daher folgende Areale an der Körperoberfläche:
Rachen
Thorax (Lunge und Diaphragma)
Unterbauch
Inguinal- und Genitalregion

und daher Störungen folgender innerer Organe:
Lunge-FEI
Niere-SHEN (z. T. Leber-GAN und Milz-PI)

Zusammenfassend: Nadelung der Punkte Lu 7 und N 3^B = 6^{CH} wird bei neurasthenischen Beschwerden empfohlen, wenn folgende Symptome gemeinsam vorliegen („viele Oberflächen-BIAO- und viele Innen-LI-Symptome"):

Schmerzen in der Inguinal- und Genitalregion, krampfhafte Schmerzen im Unterbauch, Schmerzen und Krankheiten des Rachens, Schmerzen und Krankheiten im Thorax, sexuelle Störungen, gynäkologische Krankheiten, Durchfallskrankheiten, Schlafstörungen, Globusgefühl, Harninkontinenz.

a) REN MAI (KG) mit Einschalt-Punkt Lu 7 hat Beziehung zu:

- den YIN-Meridianen,
- den ZANG-Krankheiten (Herz, Lunge, Milz, Leber, Niere),
- den gynäkologischen Krankheiten,
- den Niere-SHEN-Krankheiten, z. B. sexuelle Störungen, Rachenschmerzen, Durchfall.

b) YIN QIAO MAI mit Einschalt-Punkt N 3^B = 6^{CH}:

Entsprechend seinem Verlauf vom Innenknöchel zur Niere und nach cranial zum Auge erfaßt er Niere-SHEN-Krankheiten und gynäkologische Krankheiten.

Er hat Beziehung zu:
Niere-SHEN
Lunge-FEI
Leber-GAN.

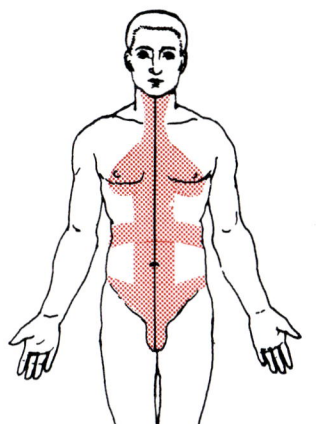

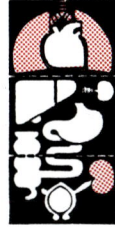 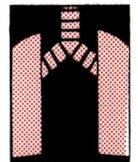 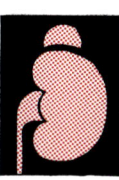

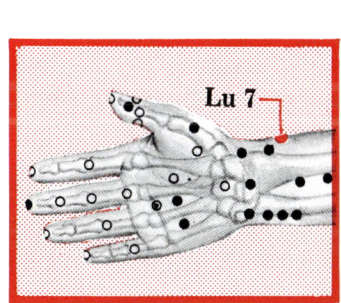

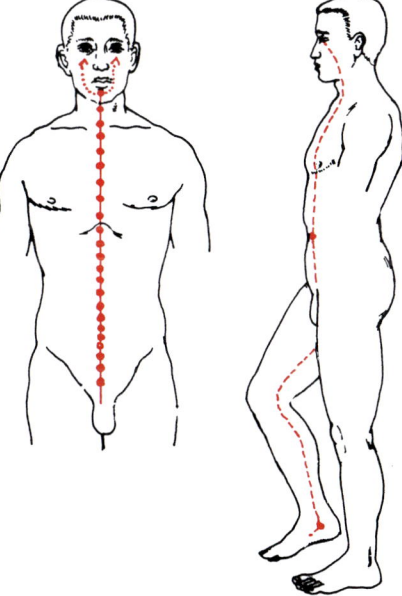

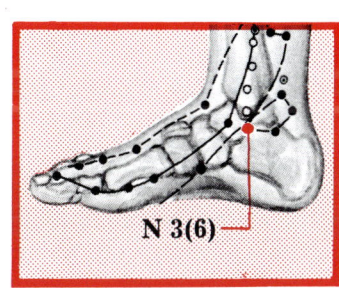

Einschalt-Punkt Lu 7   **REN MAI**   **YIN QIAO MAI**   **Einschalt-Punkt N 3(6)**

2. YIN-Gruppe der zusätzlichen (Wunder-)Meridiane
(YIN WEI MAI, CHONG MAI)

Die Einschalt-Punkte KS 6 und MP 4 erfassen die Meridiane:

a) YIN WEI MAI
b) CHONG MAI

und daher folgende Areale an der Körperoberfläche:

Thorax
Abdomen

und daher Störungen folgender innerer Organe:

Leber-GAN
Milz-PI
Niere-SHEN
Herz-XIN
Magen-WEI
Zwerchfell-GE

Zusammenfassend: Nadelung der Punkte KS 6 und MP 4 wird bei neurasthenischen Beschwerden empfohlen, wenn folgende Symptome gemeinsam vorliegen („viele Oberflächen-BIAO- und viele Innen-LI-Symptome"):

Schmerzen und Muskelverspannungen an Thorax und Abdomen, Blähungen, Völlegefühl und Aufstoßen, Erbrechen und Durchfall, Singultus, gynäkologische Störungen (auch post partal), Kreislaufstörungen, Schlafstörungen.

a) YIN WEI MAI mit Einschalt-Punkt KS 6:

Entsprechend seinem Verlauf vom Fuß über die Innenseite des Oberschenkels, Bauch, Thorax und Rachen erfaßt er Störungen im Bereich von Brust- und Bauchraum bzw. Brust- und Bauchwand (ventrale Hälfte des Rumpfes), verbindet er die drei YIN-Meridiane und drei YIN-Organe
Leber-GAN
Milz-PI
Niere-SHEN
mit dem Herz-XIN-Meridian und Organ.

b) CHONG MAI mit Einschalt-Punkt MP 4 zieht von dorsal (Konnex mit Niere) nach ventral und dann vorwiegend an der ventralen Seite aufwärts zur Zunge.

und hat Beziehung zu:
Leber-GAN
Milz-PI
Niere-SHEN.

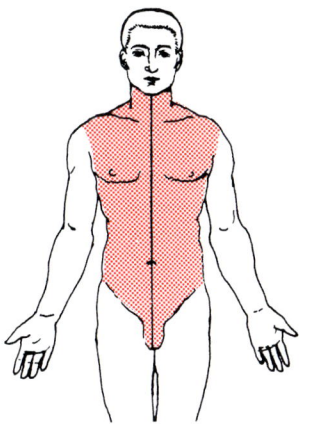

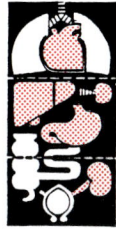 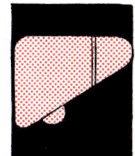 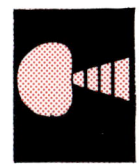 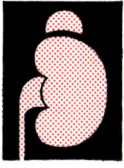 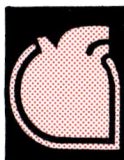 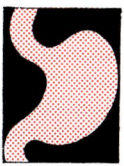

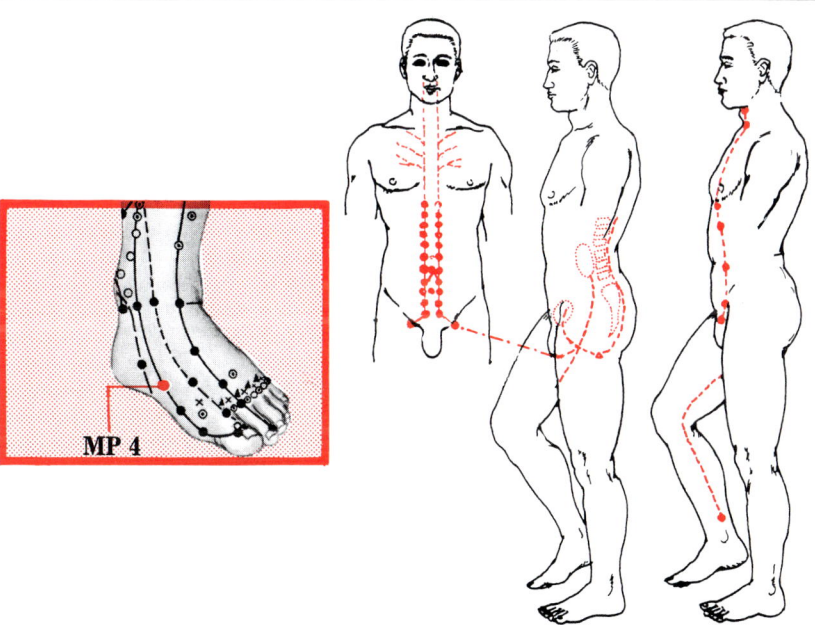

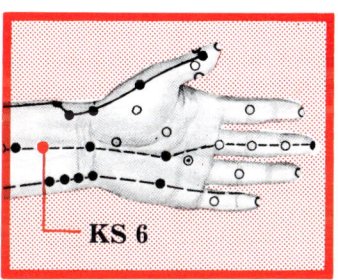

MP 4

KS 6

Einschalt-Punkt MP 4   **CHONG MAI**   **YIN WEI MAI**   **Einschalt-Punkt KS 6**

Ergänzend sei noch auf zwei weitere Möglichkeiten der Punkteauswahl hingewiesen, die bei Akupunkturtherapie bei Schwäche-XU-Krankheiten angewendet werden können:

a)

wenn zwei Organe betroffen sind, die einem Meridianpaar zugeordnet sind, dann können sie durch deren YUAN-(Quell)-Punkte behandelt werden. z. B.:

bei Schwäche-XU-Krankheiten

von Lunge-FEI und Milz-PI: Lu9 und MP3

von Herz-XIN und Niere-SHEN: H7 und N5^B = 3^{CH}

von Leber-GAN: Le 3 und KS7

von Milz-PI und Lunge-FEI: MP3 und Lu9

von Niere SHEN und Herz-XIN: N5^B = 3^{CH} und H7

oder

b)

es werden bei Schwäche-XU-Krankheiten eines Organs sein YUAN-(Quell)-Punkt und der, des ihm im 5-Elemente-System vorausgehenden Organs, gestochen z. B.:

($\rightarrow$ Leber $\rightarrow$ Herz $\rightarrow$ Milz $\rightarrow$ Lunge $\rightarrow$ Niere $\rightarrow$)

bei Schwäche-XU

von Lunge-FEI: Lu9 und MP3

von Herz-XIN: H7 und Le3

von Leber-GAN: Le 3 und N5^B = 3^{CH}

von Milz-PI: MP3 und H7

von Niere-SHEN: N5^B = 3^{CH} und Lu9

DIE FÜNF INNEREN ORGANE NACH TRADITIONELL-CHINESISCHER MEDIZINTHEORIE

Allgemeines
Hinweise auf die Segmentlehre
Gedanken zur Fortleitung der Krankheit
Grundsätzliches zum Unterschied in der Einstellung zur Therapie
Hinweise auf entwicklungsgeschichtliche und biologische Zusammenhänge
Hinweise auf Märchen und Mythen aus dem europäischen Gedankengut
Zum chinesischen Entsprechungsdenken

In der traditionell-chinesischen Medizin liegt dieser Einteilung die Bezugnahme auf jene fünf inneren Organe ZANG zugrunde, deren „wechselseitige Beziehungen zwischen den Organen, zwischen Körperoberfläche und -innerem, und deren vielfältige Entsprechungen die Basis der traditionell-chinesischen Medizin bilden" (Skriptum der Hochschule für traditionell-chinesische Medizin Peking, 1975/76).

Allgemeines

Die Gruppe der inneren Krankheiten NEI KE umfaßt jene Krankheiten, welche früher auch bei uns zur Inneren Medizin gezählt wurden, nämlich:

- **Krankheiten des Herz-Kreislauf-Systems,**

- **Krankheiten des Atmungstraktes,**

- **Krankheiten des Verdauungstraktes,**

- **neurologische Krankheiten,**

- **ein Teil der urologischen Krankheiten.**

Die in diesem Band vorgelegte Bearbeitung der inneren Organe und ihrer Krankheiten, sowie deren Therapie mit Akupunktur richtet sich im wesentlichen nach diesem Einteilungsschema, mit zwei Ausnahmen:

Das Kapitel „Kopfschmerzen" und „Neurasthenie" wurde an den Anfang des Buches gereiht, weil diese Krankheiten für den Akupunktur-Arzt eine besondere Bedeutung haben, da sie auf eine Akupunktur-Therapie besonders gut ansprechen und daher relativ häufig zur Behandlung kommen. Die Akupunkturbehandlung bei neurologischen Krankheiten wird einer späteren Darstellung vorbehalten.

Zu den inneren Krankheiten NEI KE zählen die Erkrankungen der im Körperinneren liegenden kompakten Organe ZANG (YIN-Organe), als auch die der Hohlorgane FU (YANG-Organe).

Diese Krankheiten werden als Innen-LI-Krankheiten bezeichnet und den Außen-BIAO-Krankheiten gegenübergestellt. Letztere umfassen im wesentlichen die im 1. Band abgehandelten Erkrankungen des Bewegungsapparates sowie zum geringeren Teil einige chirurgische Krankheiten.

Die Einteilung in YIN-Organe und YANG-Organe hat Ähnlichkeit mit der im 18. Jhdt. in Europa vertretenen Ansicht, wonach die Organe und ihre Leistungen in vegetative und animale eingeteilt wurden; demnach sollen die Ernährungsorgane das pflanzlich-vegetative Leben, die Bewegungsorgane (Muskel und Nerven) das tierisch-animale Leben verkörpern.

Auch in der traditionell-chinesischen Medizin wird – cum grano salis – das pflanzliche Leben durch die inneren Organe ZANG und das Körperinnere symbolisiert, das tierische Leben durch die Hohlorgane FU und durch die Körperoberfläche symbolisiert. Diese Zuordnung erfolgt u. a. vermutlich deshalb, weil die Hohlorgane – YANG – eine Bewegungstendenz erkennen lassen und somit ein Charakteristikum des animalen Lebens aufweisen; die kompakten Organe – YIN – im Vergleich dazu aber keine Eigenbewegung haben (soweit dies mit freiem Auge sichtbar ist) und daher dem pflanzlichen Leben entsprechen.

Um das im Krankheitsprozeß in Erscheinung tretende und mit freien Sinnesorganen faßbare Krankheitsbild beschreiben zu können, bedienten sich die traditionell-chinesischen Ärzte bildhafter Darstellungen und Analogien.

Zum besseren Verständnis der inneren Krankheiten in traditionell-chinesischer Sicht ist für den westlich naturwissenschaftlich ausgebildeten Arzt aber nicht nur das Verstehen der altchinesischen Analogien und Entsprechungen vorteilhaft, sondern vor allem notwendig, sich einige grundlegende Zusammenhänge aus der Embryologie und Biologie sowie der Segmentlehre zu vergegenwärtigen.

Da meines Erachtens Vieles von dem Unverständlichen und Mysthischen dieser Krankheitsbeschreibung durch Hinweise auf

– entwicklungsgeschichtliche und biologische Zusammenhänge,

– Erkenntnisse aus der Segmentlehre und Sinnesphysiologie,

– Vorstellungen und Bilder aus dem abendländisch-christlichen Gedankengut

erläutert werden kann, soll dies – an entsprechender Stelle – kurz angeführt werden.

Hinweise auf die Segmentlehre

Das Krankheitsbild*)
a) ein algetisch-reflektorisches Krankheitszeichen
b) ein Bewußtseinsphänomen

a) den segmental und vegetativ reflektorischen Krankheitszeichen des erkrankten inneren Organs an der Körperoberfläche und

b) der zentral-nervösen Verarbeitung, also dem Bewußtseinsphänomen, dem Kranksein.

Gemäß der traditionell-chinesischen Medizintheorie liegt den inneren Organen im Krankheitsfall entweder eine isolierte oder kombinierte Störung der Organe ZANG zugrunde.

Diese Krankheiten werden als Krankheitsbilder im ursprünglichsten Sinn des Wortes beschrieben, weil nicht nur das Substrat oder funktionsgestörte innere Organ selbst, sondern auch das dadurch verursachte Krankheitsbild, also die Phänomenologie der Krankheit beschrieben wird.

Wenn man – wie einleitend erwähnt (siehe S. 13) – die von den traditionell-chinesischen Ärzten beschriebenen Krankheitsbilder der inneren Medizin für den naturwissenschaftlich orientierten Mediziner definieren soll, so muß man zwei Aspekte hervorheben:

Das Krankheitsbild, gleichbedeutend mit der Krankheitserscheinung (ZANG XIANG) entspricht

Das Krankheitsbild umfaßt demnach alle jene Phänomene, welche vom Arzt und Patienten mit Hilfe der Sinnesorgane wahrnehmbar sind, welche **der Arzt** objektiv tasten, sehen, hören, also mitempfinden kann, **der Patient** subjektiv empfindet und erleidet.

Das sinnenmäßig Faßbare vom Krankheitsbild ist für den Arzt und für den Patienten ident. Denn was der Arzt objektiv sehen, greifen, fühlen kann, wird vom Patienten meistens auch ganz analog begriffen und erfühlt, z. B.:

Eine objektivierbare Muskelverspannung wird auch vom Patienten als schmerzhafte Verspannung empfunden.

Eine objektivierbare Temperaturerhöhung wird auch vom Patienten als Hitzeempfindung empfunden.

Eine objektivierbare Minderdurchblutung der Akren wird auch vom Patienten als Kältegefühl empfunden.

Dieses „innere Wissen" bezüglich der sicht- und tastbaren Veränderungen an der Körperoberfläche wertet diese Krankheitssymptome in den Augen des Patienten zu seinen wichtigsten, den eigentlichen Krankheitssymptomen auf, und macht jenen Arzt, der das Tastbare zu ergreifen, zu erfühlen, zu erfassen versteht, zum „guten", richtig behandelnden Arzt.

*) Krankheitsbild ZANG XIANG chin.: Bild, Zeichen, Phänomen, des Organs ZANG.

142

ad a) Das Krankheitsbild: ein algetisch-reflektorisches Krankheitszeichen

Auch die im Kapitel der inneren Krankheiten NEI KE beschriebenen Krankheitsbilder beruhen zum großen Teil auf der reflektorischen Beziehung zwischen Enterotom, Dermatom, Myotom, Sklerotom.

Sie berücksichtigen – wie wir schon 1972 aufzeigen konnten (KÖNIG, WANCURA) – die „bei Erkrankungen eines inneren Organs auf die äußere Bedeckung ausstrahlenden Phänomene" (HANSEN, SCHLIACK).

Zwischen dem Erfahrungswissen der traditionell-chinesischen Medizin und den Erkenntnissen über algetische und reflektorische Krankheitszeichen besteht auffallende Übereinstimmung:

Demnach könnte man die Akupunktur als eine Reiztherapie von der Körperoberfläche aus bezeichnen, welche

α **die bekannten segmental-reflektorischen und vegetativ-reflektorischen Wechselwirkungen zwischen Körperoberfläche und Körperinneren berücksichtigt.**

Nach meiner Analyse liegen die bei inneren Erkrankungen für eine Akupunktur-Therapie von den traditionell-chinesischen Ärzten seit vielen Jahrhunderten empfohlenen Punkt-Kombinationen in den Zonen:

– des direkten Organschmerzes (Zustimmungs-Punkte, Alarm-Punkte, lokale Punkte),
– des fortgeleiteten Schmerzes (Meridian-Punkte),
– des übertragenen Schmerzes „referred pain" (Quell-Punkt, Passage-Punkt, Kreuzungs-Punkt).

Die für eine Akupunktur-Therapie empfohlenen Punkte liegen also jeweils in jenen Zonen der Körperoberfläche, die segmental-reflektorisch und vegetativ-reflektorisch mit dem erkrankten inneren Organ in Beziehung stehen.

Weiters könnte man die Akupunktur als eine Reiztherapie von der Körperoberfläche aus bezeichnen, welche

β **die Wechselwirkungen zwischen den einzelnen Organen, die Viscero-Visceralreflexe berücksichtigt.**

Nach HANSEN–SCHLIACK treten bei Erkrankungen innerer Organe – neben den auf die äußere Bedeckung ausstrahlenden Phänomenen – auch noch reflektorische Funktionsstörungen anderer, benachbarter oder fernliegender Organe auf.

Diese Funktionsstörungen entstehen durch ein „sympathisches" Mitreagieren anderer, an sich gesunder Organe, werden also durch den Sympathikus ausgelöst und als Viscero-visceral- oder Organreflexe bezeichnet.

So kommt es z. B. bei Krankheiten des Respirationstraktes reflektorisch auch zu einer Störung des Digestions- und Urogenitaltraktes.

In den traditionell-chinesischen Lehrbüchern wird diese Tatsache folgendermaßen beschrieben:

Krankheiten von Lunge-FEI sind oft mit Störungen von Milz-PI und Niere-SHEN kombiniert.

Ganz übereinstimmend mit dem Wissen aus der Segmentlehre haben also die altchinesischen Ärzte schon vor vielen Jahrhunderten erkannt, daß bei Erkrankung eines Organs auch andere, an sich gesunde Organe in Mitleidenschaft gezogen werden können, und hatten daraus auch eine ganz wesentliche therapeutische Konsequenz abgeleitet:

nämlich, nicht nur das primär erkrankte innere Organ, sondern auch die sympathisch mitreagierenden anderen Organe durch eine gezielte Segmenttherapie von der Körperoberfläche aus zu beeinflussen.

Eine gezielte Behandlung im Sinn der chinesischen Akupunktur würde also all jene Areale der Körperoberfläche mitberücksichtigen, welche zu den auf reflektorischem Weg funktionsgestörten inneren Organen in segmentaler Beziehung stehen. So werden z. B. Erkrankungen von Lunge-FEI in der chinesischen Akupunktur nicht nur als Erkrankungen des Respirationstraktes angesehen und demnach durch Akupunktur-Punkte in den cervico-thoracalen Segmenten erfaßt, sondern auch über Akupunktur-Punkte in jenen Zonen der Körperoberfläche behandelt, die mit dem Digestions- und Urogenitaltrakt in Beziehung stehen.

Z. B. bei Erkrankungen von Lunge-FEI:

B 13
KG 17 . . . . cervico-thoracale Segmente
Lunge-FEI
Respirationstrakt

B 20 . . . . thoracale Segmente
Milz-PI
Digestionstrakt

B 23
KG 4 . . . . lumbale Segmente
Niere-SHEN
Urogenitaltrakt

Während für die naturwissenschaftliche Medizin die Kenntnis dieser Organreflexe „eine ungemein große diagnostische Bedeutung hat" (HANSEN-SCHLIACK), wird sie für die traditionell-chinesische Medizin von eminenter Bedeutung für die Therapie*).

Auch dies ist einer der wesentlichen Unterschiede zwischen der traditionell-chinesischen und der westlichen Medizin:

Während erstere vorwiegend therapeutisch orientiert ist und alle Erkenntnisse und Erfahrungen in den Dienst der Therapie stellt, ist letztere vorwiegend diagnostisch orientiert und stellt ihre Erkenntnisse und Studien vor allem in den Dienst der Diagnose.

*) „Die Theorie leitet die Therapie", Akupunktur-Forschungsgruppe Nanking.

b) Das Krankheitsbild: ein Bewußtseinsphänomen

Um die Beschreibung der Krankheitsbilder in der traditionell-chinesischen Medizin besser zu verstehen, muß man auch berücksichtigen, daß jeder Krankheit – durch ihre zentral-nervöse Verarbeitung – ein subjektives Phänomen entspricht und dieses bei der Darstellung und Beschreibung von diesen Ärzten ebenfalls berücksichtigt wird.

Die in dieser Theorie beschriebenen Krankheitsbilder sind also, wie eingangs erwähnt, auch der Ausdruck eines individuellen Krankseins und nicht nur der Ausdruck einer Krankheit.

Schon 1978 habe ich, nach Analyse meines chinesischen Studienmaterials und meiner persönlichen Beobachtungen während meines Aufenthaltes 1975/76 in den Akupunktur-Ambulanzen in Peking, auf die große Bedeutung hingewiesen, welche der Lokalisation, Wertung und Empfindung des Patienten im System der traditionell-chinesischen Medizin eingeräumt wird.

Im Gegensatz zur westlich naturwissenschaftlichen Medizin berücksichtigt die traditionell-chinesische nicht nur die Ursache von Krankheit oder Schmerz, sondern auch die individuelle, zentral-nervöse Verarbeitung der Krankheit. Die vier Parameter eines Sinneserlebnisses (WO, WIE LANG, WIE STARK, VON WELCHER ART) nehmen daher in der traditionell-chinesischen Medizintheorie einen ebenso großen Raum ein wie die Erforschung der Krankheitsursache bei uns.

Vor allem aber wird diesen Parametern eine große therapeutische Bedeutung zugemessen, weil sie für die Wahl von Reizort, Reizart und Reizdosis von großer Bedeutung sind:

Der Schmerzort bestimmt den Reizort,
die Schmerzart bestimmt die Reizart,
die Schmerzintensität bestimmt die Reizintensität.

Daher könnte man die traditionell-chinesische Medizin auch als eine Individual- und Ganzheitsmedizin bezeichnen, die nicht nur das Objektivierbare der Krankheit, also den Befund, sondern auch die zentral-nervöse Verarbeitung der Krankheit, das Befinden, berücksichtigt und beide über eine gezielte Reiztherapie von der Körperoberfläche her zu erfassen trachtet (KÖNIG–WANCURA, Band 1).

Soweit gibt es in bezug auf diese Krankheiten Übereinstimmendes zwischen altchinesischem Erfahrungsgut und naturwissenschaftlicher Medizin.

Gedanken zur Fortleitung einer Krankheit

Das „nach außen" an die Körperoberfläche fortgeleitete Krankheitszeichen wurde viele Jahrhunderte lang als der Versuch des Körpers angesehen, die Krankheit ab- oder auszuleiten. Ein Gedanke, der den fort- und ableitenden Heilmethoden zugrundeliegt, die in allen Kulturen und zu allen Zeiten in der Volksmedizin beheimatet waren (Schröpfbehandlung, Aderlaß, Blutegel usw.).

In den meisten Fällen erfolgt dieser Reiz synchron mit den Oberflächenveränderungen, d. h. eine Blutfülle wird durch einen lokalen Aderlaß abgelassen, eine Blutleere wird durch eine durchblutungsfördernde lokale Therapie „aufgefüllt".

Man könnte den an die Oberfläche übertragenen Schmerz auch als eine Äußerung des inneren Organs verstehen, welche – stellvertretend für das zugeordnete kranke Organ – jene Oberflächentherapie als angenehm bzw. unangenehm empfinden läßt, welche sich auf das erkrankte innere Organ auch tatsächlich positiv bzw. negativ auswirkt.

Unter diesem Blickwinkel erhält der spontane, oft sehr hartnäckig und energisch geäußerte Wunsch des Kranken nach einer bestimmten Reizart (Wärme, Kälte, Massage usw.) und Reizintensität eine tiefere Bedeutung:
nämlich ein – im Sinne einer Selbstheilungstendenz – sinnvoller Reiz für das erkrankte Organ im Körperinneren zu sein.

Wie wir aus Untersuchungen von RICKER, RIESE, WERNOE zit. bei HANSEN u. a. wissen, verlaufen die algetischen und vegetativ-reflektorischen Veränderungen zwischen den segmentalen Abschnitten der Körperoberfläche und ihrem Enterotom synchron; eine Vasokonstriktion z. B. im Enterotom geht mit einer Vasokonstriktion im oberflächlichen Dermatom parallel.

Von dieser Tatsache ausgehend, müßte also die für den oberflächlichen übertragenen Schmerz als „angenehm" empfundene Reizart und -dosis auch für die Vorgänge im Körperinneren „richtig" sein, weil ja gleiche Veränderungen am Gefäßsystem des Körperinneren und der Körperoberfläche vorliegen.

Stellvertretend für den im Körperinneren gelegenen Segmentanteil „fordert" der an der Körperoberfläche gelegene Segmentanteil seine adäquate Reizart und -dosis.

Die Fortleitung der Krankheit an die Körperoberfläche würde somit einen ebenso wichtigen Zweck erfüllen, wie die oben erwähnte Fortleitung der Krankheit ins Bewußtsein, weil diese Weiterleitung nicht nur zweckdienliche lebenserhaltende Reaktionen, wie den Schlaf, die Ruhigstellung usw. auslösen, sondern auch die individuell notwendige Reizart, -intensität und den Reizort bestimmen helfen.

Das Berücksichtigen der subjektiven Empfindungen des Kranken, sein individuelles Reagieren und Agieren müßte aus diesem Grunde zumindest ebensolche Bedeutung haben wie das Berücksichtigen des meßbaren Befundes der Krankheit.

Das Einbeziehen derartiger Äußerungen in das therapeutische und theoretische Medizinkonzept mußte in der naturwissenschaftlich orientierten Medizin auf Schwierigkeiten stoßen, weil ja die Projektion ins Bewußtsein und die Projektion an die Körperoberfläche nicht exakt meßbar sind und das Kriterium angenehm oder unangenehm als Hinweis für die Anwendung der therapeutischen Reize ja tatsächlich nur ein subjektives, vom Bewußtsein des Individuums abhängiges, relatives Kriterium ist.

Das subjektive Kriterium, ob die Reiztherapie angenehm oder unangenehm, wie der qualitative Anteil der Sinneswahrnehmung ist, kann ja auch nur subjektiv und daher relativ sein.

Vom Standpunkt einer individuell orientierten Reiztherapie sollten diese Parameter ja auch subjektive, relative sein, um eine individuelle Anwendung des therapeutischen Reizes zu ermöglichen.

Interessanterweise aber wird in der naturwissenschaftlich orientierten westlichen Medizin nur das als maßgebend für Krankheit und Therapie bezeichnet, was keine Projektion „nach außen und oben", also an die Körperoberfläche oder ins Bewußtsein, hat und daher objektiv ist.

Laborbefunde, die in unserem medizinischen Denken eine so große Bedeutung haben, werden vom Patienten nicht mit einer adäquat subjektiven Empfindung, sondern höchstens durch ein unbestimmtes Krankheitsgefühl registriert: Veränderungen von Blutsenkung oder Cholesterinspiegel u. v. a. vermitteln keine adäquate Resonanz im Bewußtsein, denn der Patient kann den erhöhten Cholesterinspiegel, die erhöhte Blutsenkung u. v. a. nicht bewußt erkennen, also adäquat empfinden wie es bei einer Muskelverspannung oder Temperaturerhöhung der Fall ist. Für Laborwerte gibt es im Bewußtsein kein WO, WIE STARK, WIE LANG, VON WELCHER ART.

Objektivierbare Muskelverspannungen hingegen werden vom Patienten auch als solche registriert und bewußt empfunden; diesen Symptomen hingegen mißt man in unserer Medizin nur eine relative – im Sinn von zweitrangige – Bedeutung zu.

Zusammenfassend kann man sagen: wenn die Veränderungen an der Körperoberfläche mit jenen im Körperinneren synchron verlaufen, dann wird vermutlich auch der Reiz an der Körperoberfläche auf das innere Organ synchron wirken. Was aber bezüglich Reizart, Reizort und Reizdosis für das innere erkrankte Organ richtig ist, darüber gibt das Gefühl des Patienten „angenehm und unangenehm" genauere Auskunft als objektive Daten.

Grundsätzliches zum Unterschied in der Einstellung zur Therapie in Ostasien und im Westen

Ein gewisser Unterschied zwischen der östlichen und westlichen Medizin besteht in der Einstellung bzw. in den Konsequenzen auf dem Gebiet der Therapie, was sich besonders in der inneren Medizin gut aufzeigen läßt:

Im Gegensatz zur naturwissenschaftlichen Medizin werden Krankheitssymptome von den traditionell-chinesischen Ärzten häufig auch als Ausdruck einer Selbstheilungstendenz des Körpers angesehen. So erkannte man z. B.:

- im Fieber die bakterizide und virizide Wirkung,
- im Erbrechen und Durchfall die antitoxische Wirkung,
- in Hautveränderungen Ausscheidungsprozesse.

Die altchinesischen Ärzte trachteten daher, diesen natürlichen Selbstheilungsvorgängen des Körpers entgegenzukommen, indem sie diese unterstützend, fördernd oder auslösend zu beeinflussen suchten, in jedem Fall aber die Therapie synchron zu diesen Symptomen ansetzten.

Man könnte eine derartige Therapie – vom Standpunkt des Lebens, des Bios gesehen – als folgerichtig, somit als „bio-logisch" im wahrsten Sinn des Wortes bezeichnen.

Die westliche Medizin hingegen sah – abhängig immer nur vom Zeitgeist – in Krankheitsursache und Krankheitssymptomen entweder das Üble, das Böse, die Schuld oder das von der Norm Abweichende.

So war auch im christlichen Abendland die Krankheit etwas, wovor der Mensch – wie vor der Sünde – bewahrt werden müsse; eine Aufgabe, die dem Arzt bzw. dem Priester und im 20. Jhdt. dem sozialen Gesundheitsdienst zukommt.

In jedem Fall aber „wird" der Kranke „gesund gemacht" wie er durch die Kirche „heilig gemacht" wird.

Weil die Krankheit als Unheil angesehen wurde, hatte man im Abendland immer versucht, sich auf die vielfältigste Weise davor zu schützen. So wurde im christlichen Abendland die Krankheit entweder ausgetrieben wie die Sünde, oder – dem Fegefeuer ähnlich – als Sühne, Buße oder Strafe angesehen. Selten aber hatte man in den Krankheitssymptomen die Anzeichen einer Selbstheilungstendenz des Körpers erkannt.

Diese christlich abendländische Einstellung gegenüber Krankheit und Schmerz mußte auch dazu führen, Krankheitsursachen auszuschalten, Krankheitssymptome zu unterbrechen, Schmerzen und Unlustgefühle prinzipiell zu bekämpfen. Diese Einstellung und therapeutische Konsequenz findet ihren Niederschlag vor allem in der naturwissenschaftlich orientierten modernen Medizin.

Eine derartige Therapie muß dem Krankheitsprozeß entgegenwirken, also asynchron zu den Krankheitssymptomen, sein.

In der traditionell-chinesischen Medizin ist der Therapie-Grundsatz ein anderer:

Da das Krankheitssymptom auch der Ausdruck einer Selbstheilungstendenz des Körpers sein kann, über dessen Weg die Krankheit „aus- und abgeleitet" wird, liegt im Krankheitsprozeß die Möglichkeit eines pro-cedere, d. h. eines Fortschreitens a u c h zur Gesundung, nicht auf jeden Fall nur zum Tod. Vermutlich auch aus diesem Grunde wurde in Ostasien der Krankheitsprozeß immer subtil beobachtet und aufgezeichnet, während im Abendland vor allem die Bekämpfung der Krankheit, die Wirksamkeit des Medikamentes beobachtet wurde.

Auch heute wird in den pharmazeutischen Prospekten vor allem die Effektivität eines Pharmakons bezüglich seiner antipyretischen, analgetischen, antibiotischen Wirkung beschrieben und nicht, was im oben definierten Sinn „bio-logischer", also dem Bios entsprechender wäre: die Reaktion des Organismus auf die Therapie.

So soll z. B. nach traditionell-chinesischer Theorie das Fieber so lange Zeit nicht unterdrückt werden, als der Patient ein Frösteln und Kältegefühl empfindet. In dieser Zeit werden heiße Getränke, hitzende Kräuter oder eine erwärmende Reiztherapie mit vasodilatatorischen Effekten an der Körperoberfläche empfohlen, also eine den Krankheitssymptomen synchrone Therapie.

Wenn hingegen das Fieber nach einigen Tagen voll ausgebrochen ist, die Temperaturerhöhung vom Patienten als Hitzgefühl auch empfunden wird, das Fieber seinen therapeutischen Zweck, die Selbstheilung, sozusagen erfüllt hat, dann

soll eine Fieber-ableitende Therapie durch kühlende Getränke, kühlende Kräuter und eine an der Körperoberfläche vasokonstriktorisch wirkende Reiztherapie einsetzen.

Fast niemals ist die traditionell-chinesische Medizin dem bei uns üblichen Weg gefolgt: das Fieber vorzeitig durch Gabe von Antipyretika zu unterdrücken, den Krankheitserreger vorzeitig durch die Gabe von Antibiotika zu vernichten, den Schmerz und die Muskelverspannung sofort durch die Gabe von Analgetika oder Antirheumatika zu lösen.

Heute wissen wir auch,
– daß sich im Fieber tatsächlich eine Selbstheilungstendenz des Körpers äußert, weil dieses eine virizide und bakterizide Wirkung hat,
– daß Schmerzen auch eine automatische Ruhigstellung und somit Heilungsmöglichkeit für das schmerzende Areal bedeuten,
– daß Muskelverspannungen manchmal auch eine Stützfunktion haben können.

Das Krankheitssymptom muß also – langfristig gesehen – keinesfalls nur schädlich sein, wenn es auch – kurzfristig gesehen – unangenehm bis gefährlich sein kann.

Auf jeden Fall trachtet die traditionell-chinesische Medizin viel häufiger als die westliche, im Sinne einer Selbstheilungstendenz des Körpers diesen bei der Abwehr seiner Krankheit zu unterstützen, und das Krankheitssymptom erst dann zu unterbinden, wenn dieses zur Ursache weiterer Beschwerden zu werden droht. (So z. B., wenn der an sich entgiftend wirkende Durchfall zur einer Kreislaufgefährdung oder Elektrolytstörung führt.)

Die traditionell-chinesische Therapie entspricht also einer **synchronen,** d. h. einer dem natürlichen Krankheitsprozeß analogen, entsprechenden Therapie.

Die naturwissenschaftliche Therapie entspricht einer **asynchronen,** d. h. einer gegensinnigen, die natürlichen Krankheitsprozesse unterbrechenden Therapie, so z. B. einer antiphlogistischen, antipyretischen Therapie.

Demnach könnte man auch sagen: Nach traditionell-chinesischer Medizintheorie „handelt" der Organismus, nach der westlich-naturwissenschaftlichen Medizin „handelt" das Medikament.

Nun wird zwar kein Arzt in der Krankheit oder im Leiden etwas Sinnvolles erkennen können; wohl aber müßte jeder Arzt im Krankheitssymptom d a s a u c h Sinnvolle zu erkennen trachten: nämlich die Selbstheilungstendenz des Körpers.

Während meiner Mittelschulzeit hatte mich ein Satz aus unserem Naturgeschichts-Buch ganz besonders beeindruckt und beeinflußt.

Darin wurden zwei Arten von Ärzten unterschieden:

- einerseits der mechanistisch denkende Arzt, der annimmt, der Organismus wäre geheilt, wenn man ihn nur hindere, Symptome zu produzieren,
und
- andererseits der biologisch denkende Arzt, der in der Krankheit den Versuch des Körpers erkennt, eine Disharmonie zu beseitigen.

Demnach wäre dann auch nicht das Verhindern und Hemmen eines Schnupfens anzustreben, sondern die Behandlung so zu gestalten, daß der Organismus in eine Lage versetzt wird, in der er des Schnupfens als Abwehrmittel nicht mehr bedarf.

Dieser Gedanke entspricht durchaus dem Therapie-Konzept und der Einstellung der traditionell-chinesischen Ärzte.

Hinweise auf entwicklungsgeschichtliche und biologische Zusammenhänge

Wie ich schon bei den neurasthenischen Krankheiten aufzeigen konnte, bestehen zwischen dem Entoderm und dem vorderen Längsdrittel (YANG MING / Lunge, Dickdarm, Milz, Pankreas, Magen),
dem Ektoderm und dem hinteren Längsdrittel (TAI YANG / Herz, Dünndarm, Blase, Niere),
dem Mesoderm und dem seitlichen Längsdrittel (SHAO YANG / Leber, Gallenblase, KS, 3 E) viele Übereinstimmungen.

Das Übereinstimmende findet sich zwischen der Bewegungstendenz der embryonalen Zellgruppen im Blastula-Stadium und den sog. Wandlungsphasen, welche im altchinesischen Entsprechungsdenken diesen Körperabschnitten und Organen zugeordnet werden; weiters findet sich Übereinstimmendes zwischen diesen Bewegungstendenzen und der späteren Organ- und Körpersprache, die von diesen Bewegungstendenzen der embryonalen Zellgruppen geprägt zu sein scheinen.

Viel Unverständliches bezüglich der Aufgabe und Funktion der inneren Organe, wie sie die altchinesische Medizin darstellt, wird verständlicher, wenn man in diesen Organen nicht nur die menschlichen Organe sieht, sondern darinnen Repräsentanten einer lebenserhaltenden Funktion in der gesamten Tierwelt erkennt.

Wenn man die in der traditionell-chinesischen Medizin beschriebenen Funktionen und Bewegungsrichtungen, Beziehungen und Zusammenhänge der einzelnen inneren Organe zueinander und zur Körperoberfläche studiert, so gewinnt man den Eindruck, es würde in dieser Beschreibung nicht nur das menschliche Organ, sondern das Wesentliche, die lebenswichtige Aufgabe dieses Organs so dargestellt werden, wie es im ganzen Tierreich von den niedersten Einzellern bis zu den höchsten Wirbeltieren zu erkennen ist.

So wird von den altchinesischen Ärzten z. B. bei der Beschreibung der Funktion und Bewegungsrichtung von Lunge-FEI eine zusammenfassende Übersicht bezüglich des Gasaustausches, wie er im gesamten Tierreich und für alle tierischen Lebewesen übereinstimmend vorkommt, dargestellt.

Die altchinesischen Ärzte beschreiben also das Gemeinsame und für alle Lebewesen Übereinstimmende bezüglich des Gasaustausches und bezeichnen die Aufgabe und Funktion dieses Organs als „wechseln, austauschen". Sieht man wie in dieser Medizintheorie Funktion und Aufgabe von Lunge-FEI erläutert werden, so hat man – wie oben erwähnt – den Eindruck, eine Information über die prinzipiellen Möglichkeiten des Gasaustausches im Tierreich zu erhalten.

Dies entspricht der Einstellung der Ostasiaten gegenüber allem Lebendigen: Die Chinesen haben den Menschen immer nur als Teil und Glied in der evolutionären Kette des Lebendigen gesehen, ihn aber nicht für das alles Lebendige überragende Lebewesen angesehen, wie es dem abendländischen Denken entspricht.

Hinweise auf Märchen, Mythen und Sagen
aus dem europäischen Gedankengut

Auffallende Übereinstimmung zwischen dem abendländischen und östlichen Denken besteht in den Entsprechungen und Analogien, in den symbolhaften Funktionen der Organe und Elemente, die im altchinesischen Entsprechungssystem zusammengefaßt sind.

Da dieses Entsprechungsdenken vielfach auch in unseren abendländischen Märchen und Sagen, sowie in der Sprache des Volkes seinen Niederschlag findet, habe ich auf diese übereinstimmenden Bilder kurz hingewiesen. Dies soll nicht nur dem besseren Verständnis der traditionell-chinesischen Medizin dienen, sondern auch aufzeigen, daß all diese Gedankengänge, Bilder und Analogien ebenfalls im abendländischen Gedankengut vorhanden sind, wenn sie auch nicht oder nur zum Teil in unserem westlich medizinischen Denken und Handeln einen Niederschlag gefunden haben.

Da unser abendländisches Denken auf die verstandesmäßige, „theoretische Funktion" (GOETHE) gesetzt hat und der ganzheitlichen intuitiven „ästhetischen Funktion" eine nur geringe Bedeutung beigemessen hat, herrscht auch im Bereich der Medizin Verstand, Logik und abstraktes Denken vor, während Empirie, Sinneserfahrung und ganzheitliches Erfassen von untergeordneter Bedeutung sind. Vermutlich aus diesem Grunde sind den naturwissenschaftlich geschulten Ärzten Inhalt und Bedeutung der

„Organsprache" und auch die „Körpersprache" weniger vertraut als Ärzten, die vor allem in einer empirischen oder Erfahrungsheilkunde geschult wurden. Man könnte mit JORES sagen, den naturwissenschaftlich ausgebildeten Ärzten ist der „anatomisch physiologische Aspekt" der Organe geläufig, den ganzheitlich ausgebildeten Ärzten auch der „symbolische Aspekt" der Organe.

Da beiden Aspekten im Krankheitsgeschehen aber eine sehr große Bedeutung zukommt, der symbolische Aspekt der Organe uns westlichen Ärzten weitgehend fremd ist, habe ich bei der aus dem Chinesischen übersetzten Beschreibung der Organe auch jene Symbole aus abendländischen Märchen, Mythen und Sagen dazu angeführt, die dem besseren Verstehen des symbolischen Aspektes des Organs und dem besseren Verständnis des altchinesischen Analogiedenkens dienlich sein könnten.

Zum chinesischen Entsprechungsdenken

(Das System der „5 Elemente")

Die alten Chinesen haben ihre ganze Medizin und Philosophie, ja sogar auch ihre Architektur und Staatslehre, auf einer Wissenschaft der Koinzidenz, des Zusammentreffens aufgebaut.

In den altchinesischen Texten findet sich daher auch nicht die für das Abendland so typische Frage nach Ursache und Wirkung, sondern jene „was womit zusammentrifft" (ABEGG).

Die Frage, „was womit zusammentrifft", beschäftigt auch die moderne Physik, denn sie sucht „heute vor allem nach statistisch faßbaren, primären Wahrscheinlichkeiten" (PAULI, zit. bei C. G. JUNG).

Während die moderne Physik diese primären Wahrscheinlichkeiten in ihrer Statistik faßbar zu machen trachtet, fixierten die alten Chinesen jene häufig zusammentreffenden Faktoren in ihrer symbolischen Bilderschrift.

Ein Beispiel soll dies erläutern:
Das chinesische Wort BENG bedeutet Erdrutsch, Erdbeben und wird durch das Zeichen von zwei Monden unter dem Berg dargestellt.

In diesem Bild steckt die Beobachtung eines häufigen Zusammentreffens von Mondwechsel und Erdrutsch (Erdbeben).

Man würde nun den Chinesen sehr unrecht tun, unterstellte man ihnen in diesem Beispiel ein kausales Denken nach Art der Europäer, wonach der Mondwechsel zur Ursache des Erdbebens wird.

Es soll nur auf das häufige Zusammentreffen, auf eine jener primären Wahrscheinlichkeiten hinweisen, welche für die moderne Physik in der Statistik, für die alten Chinesen in ihrer symbolischen Bilderschrift faßbar wird.

Diesem Prinzip der Koinzidenz, des Zusammentreffens, kommt in der traditionell-chinesischen Medizin eine ganz besondere Bedeutung zu.

Sieht man z. B. die traditionell-chinesische Lehre von der Krankheitsentstehung unter dieser Perspektive, so begreift man, daß Krankheitsursachen in traditionell-chinesischer Sicht nicht als Ursachen im naturwissenschaftlichen Sinn verstanden werden können, sondern als Faktoren, die mit einer gewissen Häufigkeit bei Krankheiten zu beobachten sind.

Kälte-HAN z. B. als Ursache einer Verkühlung anzusehen, widerspricht unserem naturwissenschaftlichen Denken. Die ethymologischen Forschungen hingegen sehen zwischen Kälte-Unterkühlung und Verkühlung eine Verbindung, weil auch dieser Forschung vor allem eine assoziative und nicht nur kausal-analytische Denkweise zugrundeliegt.

In den altchinesischen medizinischen Texten werden, im Zusammenhang mit der Krankheitsentstehung, wie bei einem Fächer alle jene Krankheitsfaktoren ausgebreitet, die mit einer gewissen Häufung bei Krankheiten beobachtet werden können – „zusammentreffen".

Das assoziative, nicht das logische Denken, das ganzheitliche Beobachten und nicht das Analysieren, die Intuition und nicht allein der Intellekt, können somit die von der modernen Physik geforderten primären Wahrscheinlichkeiten liefern.

Dies lehren uns die alten chinesischen Denker, die viele dieser primären Wahrscheinlichkeiten vor vielen Jahrhunderten schon beobachtet und systemisiert haben.

Aus dem chinesischen Entsprechungsdenken entwickelte sich ein „Entsprechungssystem", welches in Europa auch als das System der 5 Elemente – besser der 5 Wandlungsphasen – bekannt ist.

Das chinesische Entsprechungssystem oder das System der 5 Elemente

Um-Welt						In-Welt				
5 Aromata	5 Farben	5 Wandlungsphasen	5 äußere Faktoren	5 Jahreszeiten	5 Elemente	5 Organe ZANG	6 Organe FU	5 „Öffner" GUAN	5 Organsysteme	5 innere Faktoren
sauer	blaugrün	entstehen	Zugluft, Wind	Frühling	Holz	Leber	Gallenblase	Auge	Sehnen	Zorn
bitter	rot	wachsen	Wärme, Hitze	Sommer	Feuer	Herz	Dünndarm	Zunge	Gefäße	Freude
süß	gelb	umwandeln	Feuchtigkeit	Spätsommer	Erde	Milz	Magen	Mund	Muskulatur	Sorge
herb	weiß	aufnehmen	Trockenheit	Herbst	Metall	Lunge	Dickdarm	Nase	Haut	Trauer
salzig	schwarz	bewahren	Kälte	Winter	Wasser	Niere	Blase	Ohr	Knochen	Angst

Das Entsprechungssystem der 5 Elemente oder 5 Wandlungsphasen wurde in die altchinesische medizinische Lehre eingebaut, um die physiologischen und pathologischen Veränderungen sowie die Zusammenhänge zwischen menschlichem Körper und Umwelt zu erklären und zu verstehen. Sinn und Zweck des Einbeziehens dieses Entsprechungssystems in die traditionellchinesische Medizintheorie ist es, die empirisch bewährte Therapie-Erfahrung festzuhalten und weitergeben zu können. Das Beibehalten dieses Systems bestätigt diese Annahme.

Im Bereich der traditionell-chinesischen Medizin oll dieses Entsprechungssystem helfen, Krankheit, Gesundheit oder den Ablauf des Lebens bildhaft zu erläutern.

Auf diese Weise konnten die traditionellchinesischen Ärzte in das noch Unverstandene, noch Unerklärliche mancher Krankheitsvorgänge eine Ordnung bringen. Durch den stichwortartigen Hinweis, das Herausheben des Wesentlichen blieb der Wahrheitsgehalt dieses Stichwortes auch dann noch erhalten, wenn das Unverständliche im Laufe der Zeit erklärt wurde.

So steht im Skriptum der Hochschule für traditionell-chinesische Medizin 1975/76:

„Aus diesem System wurden Begriffe entlehnt, um Physiologie und Pathologie zu erläutern und um im klinischen Bereich in der individuellen Diagnose und Therapie zu unterweisen." So wurden diese Begriffe auch wesentliche Bestandteile und haben die chinesische Medizin, ihre Form und Entwicklung beeinflußt.

Die zusammen-treffenden, zu-fallenden, also zufälligen Erscheinungen der belebten und unbelebten Natur, die einander im Sinn einer Resonanz entsprechen, werden im Entsprechungssystem einander zugeordnet. Durch Resonanz können ja die unterschiedlichsten Dinge durch Erregung ihrer Eigenfrequenz zum Mitschwingen gebracht werden.

Die unterschiedlichen Erscheinungen der belebten und unbelebten Natur entsprechen also einander, weil die Stimmung, die sie auslösen, eine ähnliche, einander entsprechende ist. Winter, Kälte, Angst, Wasser lösen ähnliche Stimmungen in der menschlichen Empfindungswelt aus, bringen eine bestimmte Frequenz in unserer Gefühlswelt zum Klingen, entsprechen einander also in bezug auf die Stimmung, die sie in uns auslösen.

Eine bestimmte Stimmung löst nun im menschlichen Organismus aber auch eine bestimmte Reaktion im somatischen Bereich aus: Winter, Kälte, Angst, Wasser z. B. bedingen eine Haltung, Gestik und Mimik, die ebenfalls eine ähnliche, einander entsprechende ist. Darüber hinaus wird diese Stimmung an bestimmten Abschnitten der Körperoberfläche subjektiv empfunden, nämlich am Nacken, am Rücken, an den Füßen.

Im chinesischen Entsprechungssystem werden daher diese Abschnitte, also das dorsale Längsdrittel des Körpers, zu Winter, Kälte, Angst, Wasser in Beziehung gesetzt.

In dieser Resonanz oder dem Eingestimmtsein auf Erscheinungen in der belebten und unbelebten Natur finden wir uns in einer Linie mit der Tierwelt (z. T. auch mit der Pflanzenwelt), die bei Winter, Kälte, Angst, Wasser mit analoger Haltung, Gestik, Mimik reagiert und diese Stimmung dann durch die Körpersprache den anderen Lebewesen weitervermitteln kann. Die Stimmung ersetzt hier also die Stimme, die Körpersprache ersetzt verbale Sprache.

Bezogen auf die inneren Organe und ihre Erkrankungen ist die Kenntnis dieser Zusammenhänge deshalb so wesentlich, weil der menschliche – wie auch der tierische – Organismus auf innere Stimmungen in bestimmter Weise reagiert.

Die „entsprechende" Antwort über die Körper- und Organsprache ordnet bestimmte Körperabschnitte und bestimmte Organe diesen Stimmungen zu.

Viele Hinweise in der Verhaltensforschung zeigen, daß der Mensch also nicht nur im körperlichen Aspekt, sondern auch im Verhaltensrepertoire das Glied einer evolutionären Kette ist.

Angst löst z. B. einen Totstellreflex aus, der zu verlangsamter Herzaktion, zu einer erstarrten todesähnlichen Haltung führt, die den Zweck hat, den Angriff des Feindes durch diesen Scheintod abzuwehren. Weiters kommt es zur Verkrampfung der Herzkranzgefäße, der Puls kommt zum Stocken, die Bronchien verengen sich, sodaß die Atmung beinahe aufhört. (Dargestellt am Beispiel der Beutelratte nach JONAS.)

Jede dieser Reaktionen ist im Menschen als potentielle Antwort auf Angst und Gefahr erhalten geblieben. Diese biologisch-evolutionäre Beschaffenheit könnte – nach JONAS – große Einsicht in die Krankheitsvorgänge liefern.

Viele weitere Zuordnungen und Analogien werden durch Kenntnis aus der Embryologie und Zoologie verständlich und werden bei den einzelnen Organen auch angeführt.

Die Lehre der Wandlungsphasen oder 5 Elemente soll aber auch darauf hinweisen, daß im wechselnden Kreislauf der belebten und unbelebten Natur, im Vergehen und Entstehen des Lebens eine Gesetzmäßigkeit zu beobachten ist: Das Entstehen, das Wachsen und Sich-Ausdehnen, das Verwandeln und Umwandeln, das Sammeln und Bewahren. Diese Phasen kann man im Leben der Pflanzen, der Tiere und Menschen ebenso wie im Wechsel der Jahreszeiten wiedererkennen.

Um die belebte und unbelebte Natur zu ordnen, bauten die altchinesischen Denker alle Erscheinungen des Lebens in ein Bezugssystem ein.

5 Elemente oder Wandlungsphasen bilden in diesem System 5 Bezugspunkte, die jeweils das diesen Wandlungsphasen in irgendeiner Zuordnungsweise Adäquate zugeteilt bekommen.

So kann – um mit PORTMANN zu sprechen – auch an der Grenze des Sagbaren noch eine Ordnung entstehen.

BACHMANN, einer der großen Pioniere der Akupunktur in Europa, hatte die Akupunktur als eine Ordnungstherapie bezeichnet und unter diesem Titel sein Standard-Buch publiziert: Die Akupunktur eine Ordnungstherapie, das bedeutet also auch, eine Zuordnung von Krankheitserscheinungen im Hinblick auf ein Bezugssystem, im Hinblick auf eine Therapie.

156

Ein ähnliches Bestreben muß man im Entsprechungssystem der altchinesischen Medizin und Philosophie sehen: nämlich alle jene Erscheinungen der belebten und unbelebten Natur, der physiologischen und pathologischen Vorgänge im Menschen, die zu einem Element oder einer Wandlungsphase in irgendeiner Zuordnungsweise adäquat sind, einander zuzuordnen, um dadurch therapeutische und diagnostische Hinweise zu erhalten. So sind z. B. die Kälte, die Angst, der Rücken, der Nacken, die Niere, der Urogenitaltrakt, der Winter, das Salz, der Norden usw. zum Element Wasser und zur Wandlungsphase „Bewahren" adäquat.

Diese Zuordnung wird durch assoziatives Denken, durch beobachtendes Denken und durch die praktische Erfahrung verständlich.

Für die pragmatisch denkenden traditionellchinesischen Ärzte folgt aus diesem Zusammentreffen von Erscheinungen (Prinzip der Koinzidenz – C. G. JUNG) eine Zuordnung unterschiedlicher Krankheiten zu Kälte und Angst, zum Rücken und Nacken, zum Urogenitaltrakt, zum „Bewahren", zum Salz, zum Wasser usw.

Skizzenhaft, wie es der chinesischen Art zu schreiben und zu denken entspricht, wird im Entsprechungssystem das diesen Erscheinungen Wesentliche stichwortartig ausgedrückt: z. B. durch die Worte entstehen, wachsen, umwandeln, sammeln und bewahren, wird das Wesentliche im Ablauf der belebten und unbelebten Natur skizziert. So „handelt" und „agiert" (XING) die Natur im Leben und Sterben der Tiere, Pflanzen und Menschen. So wird der Wechsel der Jahreszeiten charakterisiert usw.

Zusammenfassend: Als das Gesetz einer inneren Resonanz, wonach die Erregung der Eigenfrequenz ein gleich-Gestimmtsein bewirkt, könnte man m. E. jenes Gesetz bezeichnen, wonach im altchinesischen Entsprechungssystem Unterschiedliches zueinander in Beziehung gesetzt wird.

Alle sich in dieser Weise entsprechenden Erscheinungen der belebten und unbelebten Natur wurden in 5 Gruppen einander zugeordnet, für die jeweils ein inneres Organ oder ein Element *) bzw. eine Wandlungsphase als Bezugspunkt steht.

*) Das Wort Element ist nicht ident mit dem in der Chemie gebräuchlichen Wort, welches die Chinesen als YUAN SU bezeichnen. Auf diese Tatsache haben meine Lehrer in Peking wiederholt hingewiesen. Der in der altchinesischen Philosophie verwendete Begriff XING, also unzutreffend mit Element übersetzt, bedeutet – wie auch LITSCHAUER betont –: gehen, marschieren, fahren, handeln, ausüben. In der Alltagssprache benützt man das Wort XING in der Bedeutung von: handeln, agieren, tätig sein.

Gedanken zur Symbolik von Farbe und Form der Organe

Zur Symbolik der Elemente ist schon so viel gesagt und geschrieben worden, daß es fast überflüssig scheint, noch einen Kommentar dazu abzugeben. Wenn ich dies aber trotzdem tue, so deshalb, weil ich den Eindruck gewonnen habe, daß die urtümliche und nüchtern klare Beobachtungsgabe der Chinesen in den mir zugänglichen Interpretationen zu wenig Berücksichtigung fand.

Sehen wir z. B. die den Organen jeweils zugeordneten Farben weiß, gelb, grün, schwarz, so kann man darin natürlich auch mythologische Aspekte erkennen. So z. B. in der weißen Farbe die Farbe des reinen, göttlichen Odems und analog dazu das Weiß der Lunge, die den Atem, den göttlichen Odem, als Zeichen des Lebens beinhaltet.

Die weiße Farbe wird bei vielen primitiven Gesellschaften auch als göttlich und heilig angesehen, so ist z. B. ein Albino bei vielen primitiven Gesellschaften ein heiliges Lebewesen.

Sieht man aber, um bei diesem Beispiel zu bleiben, das Organ Lunge in seinem Verband mit den anderen Organen, so hat die Lunge, verglichen mit den anderen Organen, eine helle, lichte, „weiße" Farbe. Ebenso wie das Herz eine „rote" Farbe hat, Leber und Gallenblase eine livid „grüne", der Magen durch seine äußere Fettschicht eine „gelbe" Farbe, welche sich in der fahlgelben Farbe seiner Mucosa-Innenwand wiederholt und die Nieren einen relativ dunklen „schwarzen" Farbton haben.

Meines Erachtens entsprechen die im Entsprechungssystem den Organen zugeordneten Farben den natürlichen Farben der Organe.

Gedanken zu den Elementen des Entsprechungssystems

Jene Teile des Entsprechungssystems, die häufig als Elemente bezeichnet werden, m. E. aber besser als **das Elementare für das Leben** anzusehen sind, stehen meiner Meinung nach symbolisch für die belebte und unbelebte Natur.

Die Erde im Zentrum (wie es im ursprünglichen System gedacht war):

Auf der einen Seite findet sich das anorganische, leblose und immer gleichbleibende Material, das Metall (gleichbedeutend mit Stein und Eisen nach der tibetanischen lamaistischen Medizinphilosophie) und das Wasser.

Dem gegenüber steht das Belebte in der Welt, nämlich Holz und Feuer, insofern man die Wärme als ein Charakteristikum der höheren Tiere ansehen kann.

Man könnte die Beziehung der ursprünglich 4 Elemente auch im Hinblick auf ein altchinesisches Sprichwort verstehen, das den Ordnungsweg oder die Reihenfolge von Stein, Pflanze, Tier und Mensch wie folgt beschreibt:

Gott – schläft im Stein   (Metall)

     atmet in der Pflanze   (Wasser, Erde)

     träumt im Tier   (Erde, Holz)

     erwacht im Menschen (Feuer)

Die Reihenfolge im Entsprechungssystem würde diesem Gedicht folgend heißen:

Metall
Wasser
Erde
Holz
Feuer

bzw. auf die Organe bezogen:
Lunge
Niere
Milz
Leber
Herz

Holz ◯   ◯ Feuer

◯ Erde

Metall ◯   ◯ Wasser

Gedanken zur symbolischen Beziehung „Element" – Organ

Aus dem Aussehen eines Organs auf seine Funktion rückzuschließen, ist ein Gedanke, der sich in vielen Medizinen der einzelnen Kulturen wiederfindet. Auch bei uns wurde die Kröte deshalb zum Symbol der Fruchtbarkeit, weil ihr Aussehen dem Uterus mit seinen Adnexen gleicht.

Daß bestimmte Organe zu bestimmten Elementen in Beziehung gesetzt werden, beruht sicherlich aber auch auf der einfachen Beobachtung bezüglich des Inhalts dieser Organe.

So enthalten Magen und Verdauungstrakt bei Menschen und Tieren Irdisches, wenn nicht sogar wirklich Erde, wie dies z. B. beim Geflügel, einem der Hauptnahrungsmittel der Chinesen, häufig zu finden ist. Außerdem erinnert der Magen an die Erdhöhlen, in denen die Chinesen auch heute noch ihren Nahrungsvorrat überwintern. Der Milz ist die Erde zugeordnet.

Die Niere mit Ureter und Blase enthält Wasser, das ihr zugeordnet ist im System der Elemente und erinnert durch ihre Form an die Wasserbehälter, die beidseits symmetrisch dem chinesischen Wasserträger von der Schulterstange herabhängen.

Die Lunge, bzw. der Atemtrakt, mit seinen Ringen und Spangen, erinnert an die eiserne metallische Rüstung und hat das Metall als Element zugeordnet. Die Lungenform selbst erinnert an einen Gußharnisch.

Die Leber mit den an der Porta hepatis aus- und eintretenden Gefäßen und Gallengängen hat die Form eines Pilzes oder Baumes, wobei der Körper der Leber das Laubdach darstellen könnte und die an der Porta hepatis sich verästelnden und verzweigenden Gallengänge den Wurzeln und Stämmen der verkrümmten und verkrüppelten chinesischen und japanischen Bäumchen ähnlich sind. Der Leber ist das Holz zugeordnet.

Das Herz hat eine Flammenform (wie dies ja auch in den westlichen Darstellungen – insbesondere aus der Volkskunst – gezeigt wird) und trägt einen Strahlenkranz, der von den Gefäßen gebildet wird und durch den das Blut aufwärts steigt, d. h. wie eine Flamme aufwärts nach oben hin brennt. Möglicherweise haben deshalb Feuer und Flamme eine assoziative Beziehung zum Herzen.

Soweit einige Aspekte zum altchinesischen Entsprechungssystem der Elemente. Noch wichtiger aber als die Aufzählung weiterer Gedanken zur Ähnlichkeit und zu den Entsprechungen dieses Systems ist sicherlich das Verständnis, daß **dieses Bezugssystem ein Ordnungssystem darstellt, welches auch das noch nicht Verstandene ordnen soll.**

Gedanken zu den Namen der Meridiane

Auch darüber ist schon sehr viel gedacht und geschrieben worden; trotzdem möchte ich einige Überlegungen hinzufügen, weil sie der realistisch nüchternen Beobachtungsgabe der Chinesen vielleicht eher Rechnung tragen:

Den großen Organen Lunge und Milz werden die „großen" Meridiane TAI YIN zugeordnet; (TAI heißt groß)

den mittleren Organen Leber und Pericard werden die „kleineren" Meridiane YUE YIN zugeordnet; (YUE heißt kleiner, geringer)

den kleinen Organen Herz und Niere werden die „kleinen" Meridiane SHAO YIN zugeordnet; (SHAO heißt klein)

den großen Organen Dünndarm und Blase werden die „großen" Meridiane TAI YANG zugeordnet;

den kleineren Organen Gallenblase und 3 E werden die „kleinen" Meridiane SHAO YANG zugeordnet;

den deutlich sichtbaren daher „blendenden" Organen Dickdarm und Magen werden die „blendenden" Meridiane YANG MING zugeordnet.

DIE 5 INNEREN ORGANE ZANG

Ihre Aufgaben und Funktionen, Analogien und Entsprechungen nach traditionell-chinesischer Medizintheorie

In den folgenden Kapiteln werden jene 5 inneren Organe ZANG besprochen, „deren Funktion und Beziehung zur Körperoberfläche die Basis der traditionell-chinesischen Medizin darstellt".

Weiters werden jene Zuordnungen und Entsprechungen angeführt, deren Kenntnis und Verständnis nach Ansicht meiner Lehrer an der Akademie für traditionell-chinesische Medizin in Peking 1980 als wichtig und bedeutend angegeben wurden, ergänzt von mir durch Zuordnungen nach PORKERT, welche für den in der Praxis tätigen Akupunktur-Arzt eventuell eine Hilfe sein könnten.

Weiters möchte ich noch Hinweise auf Beziehungen

zur Segmentlehre,

zur Embryologie und Zoologie,

zu den Symbolen, Entsprechungen und Analogien

im abendländischen Gedankengut anführen, da viele der nach traditionell-chinesischer Medizintheorie oft schwer verständlichen Zuordnungen dadurch erklärt werden könnten.

Herz-XIN

Entsprechungen und Analogien, Aufgabe und Funktion nach traditionell-chinesischer Medizintheorie.

In dieser Medizintheorie kommt dem Herzen nicht nur eine Funktion als Muskelpumpe für den Kreislauf zu, sondern auch eine Reihe von corticalen Aufgaben im Sinn von Bewußtsein und Steuerung der Gemütslagen. Im übertragenen Sinn bedeutet Herz-XIN also auch Geist, Verstand und Intellekt.

Das chinesische Zeichen für Herz zeigt bildhaft das Organ Herz mit seiner Ein- und Ausstrombahn.

Der dem Herz-XIN zugeordnete Körperabschnitt

Als Körperabschnitt wird Herz-XIN das ganze obere Körperdrittel zugeordnet; auch im übertragenen Sinn wird das Herz als seelisch-geistiges Prinzip als das „Oberste-Höchste" im Menschen angesehen; ganz analog dem Cervical-Derivat Zwerchfell, welches in vielen Kulturen ebenfalls als Sitz der Seele, des Geistigen im Menschen angesehen wird. Seele, Geist, Herz werden also dem cranialen Abschnitt des Körpers zugeordnet.

Die wesentlichsten Aufgaben von Herz-XIN

sehen die traditionell-chinesischen Ärzte in der

a) **belebenden Wirkung auf Kreislauf und Durchblutung,**

b) **Kontrolle über Willenskraft, Konzentrationsfähigkeit und Intellekt,**

c) **Beziehung zur Körperflüssigkeit,**

d) **Beziehung zu Zunge, Stirne, Augenwinkel.**

Die wichtigsten Zuordnungen, Entsprechungen und Analogien:

Zuordnungen und Entsprechungen	Organ Herz-XIN (und Dünndarm)
1. Öffner	Zunge
2. Schichten	Gefäße
3. innere-psychische Faktoren	Freude, Hektik
4. „Elemente"	Feuer
5. Jahreszeiten	Sommer
6. Himmelsrichtung	Süden
7. äußere-klimatische Faktoren	Hitze
8. Wandlungsphase	Wachsen
9. Farbe	rot
10. Geschmack	bitter

nach PORKERT weiters:

a	Geruch	verbrannt
b	stimmliche Manifestation	das Lachen
c	spezifische Verhaltensweise	lodern und flammen
d	ausgeschiedene Flüssigkeit	Schweiß
e	schädigende Einflüsse	überschüssige Energie wird nicht durch Scharfes (Bitteres), sondern durch Süßes abgeleitet, verwandte Einflüsse in mäßiger Stärke fördern, in starker Dosierung schädigen. Warmes Essen meiden.
f	Abhängigkeit von tageszeitlichen Einflüssen	wer im Funktionskreis Herz erkrankt, erfährt eine Remission in der Tagesmitte und eine Verschlimmerung um Mitternacht, Beruhigung tritt am Morgen ein.
g	physiologische Gegensteuerung durch	Funktionskreis Niere-SHEN

Der zugeordnete Körperabschnitt zu Herz-XIN

Einiges zu den algetischen und reflektorischen Beziehungen dieses Organs aus Sicht der Segmentlehre:

Nach HANSEN, SCHLIACK u. a. hat das Herz

segmental-reflektorische Beziehungen zu:
C 8, Th 1 – Th 8

vegetativ-reflektorische Beziehungen zu:
Trigeminus
C 2 – C 4
C 8 – Th 9

Organreflexe
(Viscero-visceral-Reflexe) bestehen zum:
Respirationstrakt
Digestionstrakt
Urogenitaltrakt

Segmentlehre	**traditionell-chinesische Medizintheorie**
algetische Zonen: C 8, Th 1 – Th 8	**Akupunktur-Punkte:** KG 14, KG 15, KG 17 B 15, B 14 H 5, H 7
vegetative Zonen: Trigeminus C 2 – C 4 C 8 – Th 9	**Akupunktur-Punkte:** siehe oben
Organreflexe: Respirationstrakt Digestionstrakt Urogenitaltrakt	**mitbeteiligte innere Organe:** — Milz-PI Niere-SHEN (Leber-GAN)

Stellt man diese reflektorischen Beziehungen des Herzens den Erfahrungen der traditionell-chinesischen Medizin gegenüber, so zeigt sich hier eine deutliche Übereinstimmung:

Eine Akupunktur-Behandlung über lokale Punkte entspricht einer Therapie am Segment, eine Akupunktur-Behandlung über Fern-Punkte entspricht einer Therapie an den Projektionsstellen der vegetativ-reflektorischen Krankheitszeichen.

Die wesentlichsten Aufgaben von Herz-XIN

ad a)
Herz-XIN ist verantwortlich für Kreislauf, Durchblutung, Belebung.

Nach traditionell-chinesischer Sicht ist das Herz-XIN verantwortlich für die Zirkulation von Blut-XUE. Bei richtiger Funktion des Herzens zeigt sich dies durch eine gute Gesichtsfarbe und einen kräftigen Puls, bei schwacher Leistungskraft durch eine blaß-bläuliche Gesichtsfarbe und einen unregelmäßigen Puls. Gesichtsfarbe und Puls zählen, ebenso wie die bei Erkrankungen des Herzens auftretenden reflektorischen Zeichen, zu den „Erscheinungen des Herzens an der Körperoberfläche" (XIANG).

Bei ausreichendem Herz-QI (Funktion), also bei ausreichender Zirkulation des Blutes wird eine gute Konzentrations- und Merkfähigkeit sowie Entschluß- und Willenskraft vorhanden sein.

Auch in der westlich naturwissenschaftlichen Medizin sind diese Zusammenhänge zwischen der zentralen Durchblutung und der Konzentrations- und Merkfähigkeit bekannt: Herz- und Hirngefäße reagieren pharmakologisch ähnlich.

Im umgekehrten Fall wird eine schlechte Blutzirkulation zu mangelnder Konzentrationsfähigkeit und Vergeßlichkeit führen, oder eine Ruhelosigkeit des Geistes, eine Gedankenflucht auslösen können. Eine ähnliche innere Unruhe mit Gedankenflucht kann man auch beim hochfiebernden Kranken beobachten. Das Übereinstimmende dieser beiden Krankheitsbilder erklärt die traditionell-chinesische Medizin durch ein relatives Überwiegen von YANG, welches im ersten Fall durch ein vermindertes YIN (Blut), im letzteren Fall durch ein vermehrtes YANG (Hitze-RE) entsteht.

ad b)
Herz-XIN kontrolliert Wille und Konzentrationsfähigkeit, symbolisiert den geistigen Aspekt im Menschen.

Während im christlichen Abendland das Herz Symbol für das Unsterbliche, das Göttliche im Menschen ist, sehen die Ostasiaten im Herzen ein Symbol für das spezifisch Menschliche, nämlich für das Bewußtsein. Im übertragenen Sinn kommt dem Herz-XIN, also dem Bewußtsein, auch eine regulierende, kontrollierende Funktion über das instinktiv Emotionale, über das animalisch Archaische im Menschen zu.

Entwicklungsgeschichtlich gesehen, könnte man in der Kontrollfunktion von Herz-XIN auch den regulierenden und kontrollierenden Einfluß des Neocortex auf den Palaeocortex sehen. So wie der Neocortex den Palaeocortex umhüllt, bedeckt unser Bewußtsein das animalisch Archaische in uns wie ein Hut, „behütet" es.

Ebenso soll – nach traditionell-chinesischer Medizintheorie – das Herz-XIN (also das Bewußtsein) die 3 unteren YIN-Organe, Leber-GAN, Niere-SHEN, Milz-PI (also das animalisch Archaische) behüten und kontrollieren und gleichzeitig von diesen aber unterstützt, „genährt", werden.

Nur die Ausgewogenheit von Geistigem und Animalischem, von Über-Ich und Es, von Bewußtem und Unbewußtem, von Cortex und Palaeocortex, von Herz-XIN und Leber-GAN, Niere-SHEN, Milz-PI kann die Voraussetzung für Harmonie und Gesundheit im Menschen schaffen.

In der richtigen Balance dieser Organe sehen die traditionell-chinesischen Ärzte auch die Voraussetzung für ein gesundes vegetatives Nervensystem.

Bemerkenswert in dem Zusammenhang scheint mir auch eine entwicklungsgeschichtliche Tatsache: Nervensystem und Sinnesorgane entstehen aus dem animalen Pol der Blastula. Das Zentralnervensystem, Voraussetzung für das bewußte Wollen des Menschen, ist ein Ektoderm-Derivat.

Unsere lebenserhaltenden, vegetativen Funktionen (Atmung, Verdauung usw.), die an sich ja nicht dem bewußten Willen unterstehen, können aber willentlich nur so weit beeinflußt werden, als ihr Funktionstrakt aus ektodermalen Abschnitten gebildet ist.

Zum Beispiel: Anfang und Ende des Verdauungstraktes, d. h. Mundhöhle und Anus, sind ektodermal.

Die vegetativen Funktionen in diesem Bereich, also Schluckakt und Entleerung des Stuhles, sind willentlich beeinflußbar. Der nicht-ektodermale Abschnitt steht außerhalb der Kontrolle unseres Willens.

Die Harnblase und die caudal liegende Harnröhre sind ebenfalls ektodermale Anteile. In diesem Abschnitt kann der Mensch willentlich und bewußt die Harnentleerung beeinflussen, hingegen kann er auf den cranial davon gelegenen, also nicht-ektodermalen Abschnitt des Harntraktes mit seinen Funktionen keinen Einfluß nehmen.

Die Atmung kann insofern willentlich beeinflußt werden als die Lunge ja durch Anteile der Thoraxwand-Muskulatur passiv bewegt wird.

ad c)

Herz-XIN hat Beziehung zur Körperflüssigkeit, zur Schweißproduktion.

Ebenso wie Paracelsus im Körperschweiß eine Absonderung des Blutes sah, vermuteten die altchinesischen Ärzte einen Zusammenhang zwischen einer Störung der Funktion des Herzens, des Blutes und dem Auftreten von Schweißausbrüchen.

Im Hinblick auf die Therapie unterscheidet man zwei Arten von Schweißausbruch:

a) Schweißausbruch während des Schlafes (DAO HAN) als Zeichen einer YIN- und daher Blutschwäche, oder

b) Schweißausbrüche, die spontan und auch tagsüber ohne vorhergehende Belastung auftreten (ZI HAN) als Zeichen einer YANG- und daher QI-Schwäche.

Aus eigener Beobachtung weiß jeder, daß bei Aufregung und psychischer Belastung ein Schweißausbruch und Hitzegefühl, vor allem an Handflächen und Fußsohlen sowie am vorderen und seitlichen Thorax, auftreten. Handflächen, Fußsohlen und das Sternalgebiet werden in der traditionell-chinesischen Medizin auch als die „5 Herzen" bezeichnet*).

*) Die von der traditionell-chinesischen Medizin angenommene Beziehung von Handflächen, Fußsohlen und Sternalgebiet – den 5 Herzen – zur Psyche, zum Geist, zum Bewußtsein, finden wir auch in der christlichen Symbolsprache: Handflächen, Fußsohlen und das Herz mit Blutstropfen versehen, symbolisieren nicht nur die fünf Wunden Christi, sondern die Herrschaft des Geistes über den Körper. Ganz analog dazu beschreibt die traditionell-chinesische Medizintheorie das Erscheinen des Geistes (Herz-XIN) an diesen Stellen in Form von Wärme oder Schweißausbruch.

Der psychisch bedingte Schweißausbruch kann, wie pharmakologische Tests beweisen, tatsächlich vorwiegend an Handflächen und Fußsohlen nachgewiesen werden, also an jenen Stellen, die nach traditionell-chinesischer Sicht dem Herzen (der Psyche) zugeordnet sind.

Im Gebiet des Herz-Meridians bzw. der zum Herzen in Beziehung stehenden Segmente C 8 – Th 2 ist ein Schweißausbruch auch sichtbar, „erscheint" im zugeordneten Gebiet an der Körperoberfläche: der Schweiß „rinnt" von der Axilla aus entlang dem Herz-Meridian abwärts.

Auch zeigen sich bei geistigen oder körperlichen Anstrengungen sehr oft Schweißperlen an der Stirne, am Hals und am Sternalgebiet, also an jenen Arealen, welche in traditionell-chinesischer Sicht dem Herzen zugeordnet werden und welche vegetativ-reflektorisch mit dem Herzen ja auch tatsächlich in Beziehung stehen.

Der Schweißausbruch wird also auf jenen Gebieten besonders auftreten, an denen sich auch die subjektive Empfindung der Hitze manifestiert (Gesicht, Hals, vorderer Thorax). So zeigt sich auch hier, daß die Areale der vegetativ-reflektorischen Zonen sehr oft mit jenen Gebieten ident sind, an welchen die zugeordnete Empfindung körperlich wahrgenommen wird. (Z. B. Hitze, Freude, Schweißaustritt zeigen sich am ventralen cranialen Körperdrittel, einem Gebiet, das vegetativ-reflektorisch mit dem Herzen in Beziehung steht.)

Man könnte also sagen, daß sich die Blut- und Körperflüssigkeit regulierende Funktion des Herzens besonders in jenen Arealen der Körperoberfläche zeigt, die vegetativ-reflektorisch mit dem Herzen in Beziehung stehen.

Für die Beziehung des Herzens nicht nur zum Blut, sondern auch zur Körperflüssigkeit findet man Hinweise in der Zoologie: Im Tierreich unterscheidet man ein offenes und ein geschlossenes Gefäßsystem.

Beim offenen Gefäßsystem der Gliederfüßer und Weichtiere strömt das Blut aus dem Herzen in die allgemeine Leibeshöhle und wird vom Herzen wieder aufgesaugt; eine Trennung von Blut (Haemolymphe) und allgemeiner Körperflüssigkeit besteht hier nicht.

Beim geschlossenen Gefäßsystem der Wirbeltiere wird das Blut bereits in eigenen Blutgefäßen transportiert; Lymph- und Blutflüssigkeit sind hier getrennt.

ad d)

Herz-XIN hat Beziehung zur Zunge, zur Stirne und zum lateralen Augenwinkel.

Die Zunge steht in dieser Medizintheorie symbolisch für die Sprache bzw. für die Verbalisationsfähigkeit eines Menschen. Beide „offenbaren" die Funktion des Herzens, somit auch die Konzentrations- und Denkfähigkeit.

Ähnliches drückt der Volksmund aus, wenn man sagt: „Man trägt das Herz auf der Zunge", spricht „Worte, die vom Herzen kommen" usw.

Auch in der westlichen Welt wird die Fähigkeit des Menschen, Gedanken in Worte zu fassen, als ein Kriterium für seinen Intelligenzquotienten angesehen.

Die Sprach- oder Sprechbegabung ist also ein Hinweis auf die Funktion des Herzens, welche die Zunge als Öffner des Herzens „offenbart".

Diese Beziehung hat eine praktisch therapeutische Konsequenz: Bei Sprachstörungen, wie z. B. Stottern im Kindesalter, postapoplektischen Sprachstörungen, beim Zungenbrennen oder bei Schmerzen im 3. Trigeminusast werden immer auch Punkte des Herz-Meridians genadelt. Man könnte auch sagen: weil diese therapeutische Erfahrung besteht, entstand aus dieser Empirie die Theorie, daß zwischen Sprache, Zunge und Herz eine Beziehung bestehe.

Auch die Stirne wird in der altchinesischen Medizin zum Herzen und somit zur Intelligenz, zum geistigen Aspekt des Menschen, in Beziehung gesetzt.

Diese Überlegungen finden wir auch im abendländischen Denken: In der Volksmeinung wird eine hohe, große Stirne immer als Zeichen eines besonderen Intellekts angesehen.

Die Ausbildung der Stirnhöhe ging in der Evolution ja tatsächlich parallel mit der Ausbildung des Neocortex, also unseres Bewußtseins.

In den mittelalterlichen Heiligendarstellungen und auch bei den Ikonenbildern ist die Stirne und ein großer oberer Gesichtskreis Symbol für das Geistige im Menschen. So werden z. B. die Heiligen auf den Bildern immer mit einem besonders großen oberen und kleinem unterem Gesichtskreis dargestellt, die bösen „irdischen" Menschen jedoch umgekehrt mit einem kleinen oberen und großen unteren Gesichtskreis.

Erscheinungen in der Natur und im Menschen, welche im chinesischen Entsprechungssystem symbolhaft zum Herzen in Beziehung gesetzt werden, sind auch im abendländischen Gedankengut assoziativ miteinander verbunden:

Herz – Bewußtsein – Geist – Flamme – Sprache – Gott wird z. B. in der christlichen Symbolsprache oft verknüpft:

Im Bericht über das Pfingstwunder wird erzählt, daß der Heilige Geist in Gestalt von feurigen Zungen vom Himmel kommt und die Jünger befähigt, in allen Sprachen ihre Lehre zu verkünden.

Auch hier finden wir das Analogiedenken, welches Zunge, Feuer, Geist, Himmel, Sprache zueinander in Beziehung setzt.

In vielen Bereichen der darstellenden Kunst sowie der Literatur findet man ein ähnliches, fast erstaunlich übereinstimmendes Denken, welches immer wieder Bilder wie Flamme, Blut, Leben, Gedanken, Geist, Verstand, Wort, göttlich, vereint.

RILKE z. B. schreibt in einem Gedicht:
„Was unser Geist der Wirrnis abgewinnt,
kommt irgendwann Lebendigem zugute,
wenn es auch manchmal nur Gedanken sind,
sie lösen sich in jenem fernen Blute,
das weiterrinnt."

Weitere Übereinstimmungen im bildhaften Denken:

Der gesetzgebende Gott erscheint Moses im brennenden Dornbusch, um den Menschen das Gesetz, also die kontrollierende, urteilende Funktion, den logisch-linearen, daher gesetzes-ähnlichen Verstand, die Urteilskraft zu bringen. Nach diesem Bild soll der Verstand des Menschen über alle anderen menschlichen Grundfunktionen eingesetzt werden, d. h. der Verstand soll das instinktiv Archaische des Menschen kontrollieren oder das Gesetz soll den „Tanz ums goldene Kalb" bewachen.

Auch im mittelalterlichen Hexenkult findet sich die dem chinesischen Entsprechungsdenken ähnliche Gedankenverbindung von Blut, Herz und göttlich Geistigem:

Wenn im Mittelalter jemand unter dem Verdacht stand, behext zu sein, so wurde er durch einen Nadelstich verwundet, um nachzuweisen, ob Blut – und damit das göttlich Geistige, Reine – aus der Wunde austrete. War dies der Fall, so konnte er von seiner Schuld, dem Hexenver-dacht, losgesprochen, andernfalls zum Tode verurteilt werden.

Der Tod für Hexen und Behexte mußte durch Verbrennen erfolgen, da nur das Feuer, die Flamme (das göttlich Geistige) fähig war, das animalisch Instinktive, das Hexenhafte, zu vernichten. Jede andere Tötungsart, vom Ertränken bis zum Vergraben, wäre nicht imstande gewesen, das Teuflische, Hexenartige zu zerstö-ren. Ähnlich wird ja auch im Märchen die Hexe den Flammen übergeben und im Ofen verbrannt.

Das Blut spielt auch in vielen anderen Kulturen im Zusammenhang mit der Gottesverehrung eine sehr große Rolle: so z. B. in Indien beim Kult der Göttin Kali, wo herdenweise Tiere geschlachtet werden; oder bei den Menschenopfern der Azteken, als man mit warmen, blutenden Herzen die Götter versöhnlich stimmen wollte. Blut und blutendes Fleisch verkörpern in vielen Kulturen die Lebenskraft eines Opfers, das Übernatürliche in ihm, welches man sich durch dessen Genuß einverleiben wollte.

Im Alten Testament wird erzählt, daß die Juden zur Zeit ihres Aufenthaltes in Ägypten durch die Markierung mit Blut an ihrer Tür vor der Vernichtung bewahrt wurden, daß sie also durch ein Blutzeichen sich als die Heiligen ausweisen konnten.

Die rote Farbe, im chinesischen Entsprechungs-denken dem Herzen zugeordnet, ist aber nicht nur die Farbe des Blutes, sondern im übertrage-nen Sinn auch die Farbe des göttlichen – weil von Gott geschaffenen – Menschen Adam. Adam heißt im Jüdischen auch „der Rote".

Das Herz als roter und brennender Teil im Brustkorb wird auf zahlreichen Darstellungen der religiösen Volkskunst mit dem Heiligen im Herzen verbunden; ebenso spricht man von der brennenden Liebe, den roten Rosen als Liebes-symbol, vom liebentbrannten Herzen in den Minneliedern usw.

Lunge-FEI

Entsprechungen und Analogien, Aufgabe und Funktion nach traditionell-chinesischer Medizintheorie.

In dieser Medizintheorie kommt der Lunge-FEI nicht nur die Aufgabe der Atmung, der Verteilung und des Austausches lebensnotwendiger Stoffe zu; im erweiterten Sinn bezieht sich Austausch und Vermittlung auch auf die Beziehung zu den Mitmenschen.

Auch das chinesische Schriftzeichen für Lunge-FEI enthält neben dem Zeichen eines Organs auch das Zeichen für Handel, Wechsel, Austausch.

Der zugeordnete Körperabschnitt zu Lunge-FEI ist der Thorax, im übertragenen Sinn „die Brust".

Die wesentlichsten Aufgaben von Lunge-FEI

sehen die traditionell-chinesischen Ärzte in ihrer

a) **Funktion von Atmung und Gasaustausch,**

b) **Aufgabe, lebensnotwendige Stoffe zu verteilen, und sie an alle Schichten und Organe des Körpers zu vermitteln,**

c) **Beziehung zu Haut und Haaren,**

d) **Beziehung zur Nase, zur rechten Wange, zum Weißen im Auge.**

Die wichtigsten Zuordnungen, Entsprechungen und Analogien:

Zuordnungen und Entsprechungen	Organ Lunge-FE (und Dickdarm)
1. Öffner	Nase
2. Schichten	Haut
3. innere-psychische Faktoren	Kummer, Trauer
4. „Elemente"	Metall
5. Jahreszeiten	Herbst
6. Himmelsrichtung	Westen
7. äußere-klimatische Faktoren	Trockenheit
8. Wandlungsphase	Aufnehmen
9. Farbe	weiß
10. Geschmack	herb

nach PORKERT weiters:

a Geruch	nach rohem Fleisch oder Fisch
b stimmliche Manifestation	das Weinen
c spezifische Verhaltensweise	hartes, herbes Zerstören
d ausgeschiedene Flüssigkeit	Nasensekret
e schädigende Einflüsse	Verwandtes in mäßiger Stärke unterstützt die Funktion, im Übermaß wirkt es schädlich. Warnung vor kaltem Essen und Trinken.
f Abhängigkeit von tageszeitlichen Einflüssen	wer im Funktionskreis Lunge erkrankt, erfährt eine Remission am Nachmittag und die Verschlimmerung um Mittag, Beruhigung tritt um Mitternacht ein.
g physiologische Gegensteuerung durch	Funktionskreis Herz-XIN

Der zugeordnete Körperabschnitt zu Lunge-FEI

Einiges zu den algetischen und reflektorischen Beziehungen dieses Organs aus Sicht der Segmentlehre:

Segmentlehre	traditionell-chinesische Medizintheorie

Nach HANSEN–SCHLIACK u. a. hat die Lunge

segmental-reflektorische Beziehungen zu:
Th 3 – Th 9

vegetativ-reflektorische Beziehungen zu:
Th 3 – Th 9 und Arm, C 3, C 4

Organreflexe
(Viscero-visceral-Reflexe) bestehen zum:
Digestionstrakt
Urogenitaltrakt

algetische Zonen: Th 3 – Th 9	**Akupunktur-Punkte:** KG 17, KG 22 B 13, B 17
vegetative Zonen: Th 3 – Th 9 und Arm	**Akupunktur-Punkte:** Lu 7, Lu 9
Organreflexe: Digestionstrakt Urogenitaltrakt	**mitbeteiligte innere Organe:** Milz-PI Niere-SHEN

Stellt man diese reflektorischen Beziehungen der Lunge den Erfahrungen der traditionell-chinesischen Medizin gegenüber, so zeigt sich auch hier Übereinstimmendes:

Eine Akupunktur-Behandlung über lokale Punkte entspricht einer Therapie am Segment, eine Akupunktur-Behandlung über Fern-Punkte entspricht z. T. einer Therapie an den Projektionsstellen der vegetativ-reflektorischen Krankheitszeichen.

Die wesentlichsten Aufgaben von Lunge-FEI

ad a)

Lunge-FEI ist das Organ der Atmung, das Symbol des Austausches.

Nach traditionell-chinesischer Sicht ist Lunge-FEI verantwortlich für den Austausch zwischen „dicker und dünner Luft". (Von meinen chinesischen Lehrern als CO_2-reiche bzw. O_2-reiche Luft interpretiert.) Nach dieser Medizintheorie ist die Lunge-FEI für das Ausatmen, die Niere-SHEN für das Einatmen verantwortlich.

Dies hat praktische Bedeutung für die Punkte-Auswahl, da Punkte vom Nieren- oder Lungen-Meridian gewählt werden, je nachdem, ob Ein- oder Ausatmungsstörungen überwiegen.

Atmung und Kreislauftätigkeit werden aber erst ermöglicht, wenn Lebenskraft und Energie zugeführt wird. Das Lungen- und das Körper-QI bedingen und beeinflussen sich somit gegenseitig.

Auch in unserer westlichen Gedankenwelt ist Atmung sprachlich gleichbedeutend mit dem Leben selbst (BÜHLMANN, MONNIER).

Die Gedankenverbindung Leben, Atmung, Odem, Geist, Luft kennen wir aus zahlreichen Darstellungen der Kunst und Volkskunst.

So erhält man das Leben als Odem vom Schöpfer eingeblasen; haucht mit dem letzten Atemzug das Leben wieder aus, beginnt das postnatale Leben mit dem ersten Atemzug (Zeichen einer Lebendgeburt in der Gerichtsmedizin).

In zahlreichen Darstellungen in der Volkskunst und Volksmedizin wird das Leben als Vogel dargestellt, welcher sich vom eben Verstorbenen abhebt, oder als geflügelter Engel (Vogel-Mensch, Geist-Mensch) sich von ihm trennt.

Da das Ein- und Ausatmen aber auch ein Zeichen des Austausches ist, wird Lunge-FEI in traditionell-chinesischer Sicht auch zum Symbol für den Austausch zwischen den Menschen.

Ein Gedanke, auf den auch PORTMANN hinweist, wenn er in der Umwandlung der lebenserhaltenden Funktionen zu solchen des sozialen Kontaktes (z. B.: Atmung – wird zur Stimme) einen Beweis für die lebenserhaltende Komponente der Gemeinschaft bei höher organisierten Tieren sieht.

Ähnlich wie die Lunge bei der Atmung das Verwertbare vom Nichtverwertbaren der Atemluft trennt und austauscht, trennt der Darm das noch-Verwertbare vom nichtmehr-Verwertbaren im Verdauungsprozeß. Diese Übereinstimmung bezüglich ihrer Aufgabe hat in der chinesischen Akupunktur zur Bezeichnung „gekoppelte" Organe für Lunge und Dickdarm geführt.

Die Annahme einer Beziehung (Koppelung) zwischen Abschnitten des Digestions- und Respirationstraktes, welche die traditionell-chinesischen Ärzte vor vielen Jahrhunderten postuliert haben, wird auch durch die Embryologie bestätigt:

Im Lauf der Entwicklung gliedert sich das embryonale Darmrohr in den Kopf-Darm (Mund und Nasenhöhle, Schlund) und Rumpf-Darm; beide umfassen:

1. untere Luftwege (Kehlkopf, Luftröhre, Lunge)
2. Verdauungsrohr (Speiseröhre bis Mastdarm)
3. Anteile vom Harn- und Geschlechtsapparat.

Das embryonale Darmrohr wird später in einen dorsalen Abschnitt, den späteren Ösophagus, und in einen ventralen Abschnitt, die späteren Luftwege, getrennt.

Respirations- und Digestionstrakt haben also über ihren gemeinsamen Entstehungsort, das entodermale Darmrohr, tatsächlich miteinander Beziehung.

Viele Wechselwirkungen zwischen diesen Abschnitten erhalten durch diese entwicklungsgeschichtliche Tatsache wahrscheinlich eine Erklärung, ebenso wie viele aus der Empirie stammende Regeln der therapeutischen Akupunktur.

Die Beziehung Lunge–Darm–Haut ist aber auch aus der Tierwelt bekannt: so sind die dem Gasaustausch dienenden Stellen des Körpers, die Lungen, Kiemen, Tracheen,

- entweder
  Einstülpungen der Körperoberfläche oder des Darmrohres (Lunge der Wirbeltiere)

- oder
  besondere – meistens nach außen vorgewölbte – Stellen der äußeren Haut oder Darmschleimhaut (Kiemen)

- oder
  von der äußeren Haut eingestülpte Röhren, „Luftkapillaren" (Tracheen).

Bei vielen niederen Tieren dient vor allem die Haut dem Gasaustausch; aber auch bei höheren Tieren nimmt die Hautatmung einen beträchtlichen Raum ein, wobei die Diffusion durch eine feuchte Haut oder Schleimabsonderung an der Haut erleichtert wird.

Haut, Lunge, Darm, Atmung, Schleim, Feuchtigkeit sind alles Teilaspekte im Funktionskreis Lunge-FEI, deren Zusammengehörigkeit den traditionell-chinesischen Ärzten schon vor vielen Jahrhunderten bekannt war.

ad b)
Lunge-FEI verteilt die lebensnotwendigen Stoffe im Körper.

Damit alle inneren Organe und Schichten der Körperoberfläche die lebensnotwendigen Stoffe erhalten, müssen diese von der Lunge-FEI verteilt werden: zerstreuen und verteilen (XUAN FA, SAN FA) sind eine weitere wichtige Aufgabe von Lunge-FEI.

Nur wenn die äußeren Schichten, also die Haut gesund, genährt, feucht und durchblutet sind, kann man – nach dieser Medizintheorie – auf eine normal funktionierende Lunge und damit auf einen gesunden Körper rückschließen.

Die Tätigkeit der Lunge wird nach altchinesischer Medizintheorie durch zwei Bewegungsrichtungen charakterisiert:
eine Bewegungsrichtung nach innen und außen
und
eine Bewegungsrichtung nach unten.

Während erstere die Bewegung der Thoraxwand-Muskulatur charakterisiert, entspricht letztere der Bewegungstendenz des Zwerchfells.

Nur wenn beide harmonisch aufeinander abgestimmt sind, kann die Lunge ihrer Aufgabe nachkommen, d. h. für eine gleichmäßige Atmung und ein gleichmäßiges Verteilen von Blut, QI und Körperflüssigkeit sorgen.

Auch im Tierreich findet sich diese auf den Gasaustausch bezogene Bewegungstendenz nach unten bzw. nach außen und innen:

So entwickelte sich z. B. bei Amphibien eine Druck- oder Schluckatmung, d. h. aus der geschlossenen Mundhöhle wird Luft in die Lungen nach unten gedrückt – im Gegensatz zur Saugatmung höherer Wirbeltiere, oder bei niederen Tieren eine Darmatmung, wobei durch das Schlucken der Luft O_2-reiche Luft in den Darm ein- und CO_2-reiche Luft aus dem After austritt.

Soweit einige Hinweise aus der Zoologie, die helfen könnten, die manchmal nur schwer verständlichen Beschreibungen der altchinesischen Ärzte zu erläutern.

Sieht man – wie dieses Beispiel zeigt – die Beschreibung von Aufgabe und Funktion des Atmungsorgans nicht nur auf die Lunge des Menschen bezogen, sondern den Gasaustausch aller Lebewesen skizziert, so werden viele unverständliche Definitionen der traditionell-chinesischen Medizin verständlich.

ad c)
Lunge-FEI hat Beziehung zu Haut und Haaren.

Der Konnex Lunge–Haut wurde am Beispiel der hautatmenden Tiere und der dem Gasaustausch dienenden Hautbildungen (Kiemen, Tracheen) der Tiere besprochen.

Darüber hinaus aber wird die Haut auch als Schutzorgan des Körpers angesehen. Auch in der naturwissenschaftlichen Medizin sieht man in der Haut einen mechanischen Schutz und einen Schutz vor Feuchtigkeitsverlust, ein Mittel zur Wärmeregulierung des Körpers und über ihren Säuremantel auch einen Schutz gegen Bakterien und Pilze bzw. durch die Antikörper-bildende Funktion auch einen Schutzmechanismus nach innen hin.

Ebenso sieht die traditionell-chinesische Medizin Haut und Körperhaare vor allem als Schutzhülle des Körpers an, als „Zaun" (FANLI), wo die Abwehrkraft (WEI QI) zum Teil lokalisiert ist.

Beide stehen in enger Beziehung zur Schweißproduktion. Abwehrkraft, Haut und Schweißbildung stehen daher alle unter der Kontrolle von Lunge-FEI.

Eine gesunde, gute genährte und durchblutete Haut wird auf eine gute Lungen- und gute allgemeine Körperfunktion schließen lassen.

Die bekannte Atemgymnastik der Chinesen führt nach ihrer Ansicht – wenn sie regelmäßig durchgeführt wird – zu einer glatten und relativ faltenfreien Haut (Prof. WANG – persönliche Mitteilung).

Auch in der westlichen Medizin sind die Zusammenhänge von Haut und Lunge bekannt, z. B. das in der Anamnese oder Familien-Anamnese angegebene häufig gemeinsame Auftreten von Neurodermitis und Asthma bronchiale, oder allergische Veränderungen der Haut, die – gemeinsam oder alternierend – den Lungen- oder Nasen-Rachenraum betreffen.

Nicht nur durch die Atemtätigkeit, sondern auch durch ihren Teilaspekt Haut, ist der Funktionskreis Lunge*) eine Vermittlerin zwischen Mensch und Umwelt. Dies erhält für den Körperabschnitt „Brust" eine besondere Bedeutung, denn der erste Kontakt des neugeborenen Menschen erfolgt über die Haut und zwar die Haut am Brustkorb der Mutter.

Auch später bleibt der Thorax, „die Brust", Symbol für Geborgenheit, Schutz oder innigen (Haut-)Kontakt. Man umarmt sich, drückt sich gegenseitig an die Brust, legt den Kopf auf die Schulter, fühlt sich geborgen in den Armen eines anderen usw.

Lunge-FEI und der zugeordnete Thorax, „die Brust", symbolisieren somit den hautnahen ersten und auch später wesentlichen sozialen Kontakt zwischen den Menschen.

Ebenso wie die Atmung nicht nur eine lebenserhaltende Funktion darstellt, sondern – wie bereits erwähnt – bei höheren Lebewesen auch eine wichtige soziale Funktion hat, wird aus der schützenden Funktion der Haut eine wichtige soziale Funktion beim Menschen; denn das „Umwidmen" der Atmung zur Stimme hat parallel zu einer erweiterten Funktion von Haut und Haar geführt: Haut und Haare dienen der Körpersprache, der Mitteilung der Stimmung. Ob wir jemanden sympathisch oder nicht sympathisch befinden, äußern wir unbewußt durch Reaktionen des sympathischen Nervensystems an Haut und Haaren (Schweißausbruch, Blässe, Aufstellen der Haare, also „Gänsehaut" usw.).

*) Siehe auch Band I: Die Funktionskreise und ihre Teilaspekte.

ad d)

Lunge-FEI hat Beziehung zur Nase und zum Rachen.

Nach dieser Medizintheorie ist der Geruchssinn eine Funktion der Lunge, wie auch die Atemtätigkeit eine Funktion der Lunge ist. Auch in pathologischer Beziehung wird dies sichtbar: Wenn z. B. äußere Krankheitsursachen (WAI XIE) in die Lunge eindringen und dadurch das Lungen-QI gestört wird, entsteht eine verstopfte oder rinnende Nase und Symptome, die durch einen mangelnden Geruchssinn oder Nasenflügelatmen charakterisiert sind.

Die Beziehung Lunge–Nase hat aber auch eine wichtige therapeutische Konsequenz:

Nasenkrankheiten können nicht nur durch den Lungen-Punkt im Ohr positiv beeinflußt werden, sondern auch durch Medikamente, die in traditionell-chinesischer Sicht auf die Lunge wirken.

Als Öffner von Lunge-FEI kann sich an der Nase eine Lungenkrankheit „offenbaren"; ebenso wie auch weitere Aspekte vom Funktionskreis Lunge-FEI, so z. B. Traurigkeit und Trockenheit sich an der Nase „offenbaren" können. Auch in unserem Volksmund spricht man davon, daß man bei Traurigkeit die „Nase hängen läßt".

Trockenheit wird subjektiv hauptsächlich in der Nasenschleimhaut empfunden und die Exsiccose des Körpers zeigt sich vorwiegend und zuerst an den spitz vorragenden Nasenpartien (siehe auch Band I: „Praxis und Theorie der neuen chinesischen Akupunktur").

Der Nase und ihrem Geruchssinn wird, wie auch ihrem Bezugsorgan Lunge, eine Vermittlerfunktion, eine Funktion im sozialen Kontakt zugeordnet.

So kann man jemanden „nicht riechen", „nicht schmecken" oder man „steckt die Nase in alle Dinge" oder man hat für alles, was außerhalb der eigenen Person steht einen „guten Riecher", man trägt, wenn man sich über den anderen erhaben fühlt, die Nase „hochnäsig" im Gesicht usw.

So wird – wie auch die Ausdrucksweise in unserem Volksmund beweist – die Nase und der Geruchsinn zum Ausdruck für den sozialen Kontakt.

In der chinesischen Bildersprache wird das Wort „selbst" (ZI) dargestellt durch ein Zeichen, welches den Umrissen der Nase entspricht. Dieses Zeichen repräsentiert „die erste und wichtigste Person". Möglicherweise ist dies der Ausdruck eines einfachen Volkes, welches sich beim Zeigen auf die Nase selbst darstellen will (T. C. LAI). Wenn der Chinese von sich selbst spricht, zeigt er auf seine Nase und nicht auf den Brustkorb, wie dies der Europäer tut.

Milz-PI

Entsprechungen und Analogien, Aufgabe und
Funktion nach traditionell-chinesischer Medizintheorie.

In dieser Medizintheorie wird Milz-PI und
Magen-WEI eine wichtige Rolle im Verdauungs-
prozeß zugeschrieben und darüber hinaus eine
Wirkung auf Kreislauf und Muskelkraft.

Im übertragenen Sinn symbolisiert Milz-PI das
Verarbeiten und Verkraften dessen, was auf den
Menschen zukommt.

Das chinesische Wort für Milz und Magen
enthält in beiden Fällen das Zeichen der Erde,
des Feldes.

**Der zugeordnete Körperabschnitt zu Milz-PI
(Magen-WEI) ist der Bauchraum, im übertragenen Sinn „der Bauch".**

Die wesentlichsten Aufgaben von Milz-PI

sehen die traditionell-chinesischen Ärzte in der

a) **Funktion der Verdauung, Verwandlung und
Bewegung (dem Einbringen, Transportieren
und Zerkleinern der Nahrung),**

b) **Kontrolle und Wirkung auf Blut und Blut-
kreislauf,**

c) **Beziehung zur Muskulatur und Muskelkraft,**

d) **Beziehung zu Mund und Lippen sowie zum
Ober- und Unterlid des Auges.**

Die wichtigsten Zuordnungen, Entsprechungen und Analogien:

Zuordnungen und Entsprechungen	Organ Milz-PI und Magen-WEI
1. Öffner	Mund
2. Schichten	Muskulatur
3. innere-psychische Faktoren	Nachdenklichkeit
4. „Elemente"	Erde
5. Jahreszeiten	Spätsommer
6. Himmelsrichtung	„die Mitte"
7. äußere-klimatische Faktoren	Feuchtigkeit
8. Wandlungsphase	Umwandeln
9. Farbe	gelb
10. Geschmack	süß

nach PORKERT weiters:

a Geruch	aromatisch und wohlriechend
b stimmliche Manifestation	das Singen
c spezifische Verhaltensweise	das Benetzen
d schädigende Einflüsse	überschüssige Energie wird nicht durch Süßes, sondern durch Scharfes (Bitteres) abgeleitet. Mit Süßem wird die Funktion der Milz ergänzt. Warnung vor zu warmem üppigen Essen.
e Abhängigkeit von tageszeitlichen Einflüssen	wer im Funktionskreis Milz erkrankt, erfährt eine Remission bei Sonnenuntergang und die Verschlimmerung bei Sonnenaufgang, Beruhigung tritt am Nachmittag ein.
f physiologische Gegensteuerung durch	Funktionskreis Leber-GAN

Der zugeordnete Körperabschnitt zu Milz-PI

	Segmentlehre	traditionell-chinesische Medizintheorie
Einiges zu den algetischen und reflektorischen Beziehungen dieses Organs aus Sicht der Segmentlehre:		

Nach HANSEN, SCHLIACK u. a. hat die Milz und der Magen	**algetische Zonen:** Th 5 – Th 9	**Akupunktur-Punkte:** KG 12, KG 13 B 20, B 21
segmental-reflektorische Beziehungen zu: Th 5 – Th 9		
vegetativ-reflektorische Beziehungen zu: Th 2 – Th 10	**vegetative Zonen:** Th 2 – Th 10	**Akupunktur-Punkte:** siehe oben
Organreflexe (Viscero-visceral-Reflexe) bestehen zum: Digestionstrakt	**Organreflexe:** Digestionstrakt	**mitbeteiligte innere Organe:** Magen-WEI

Stellt man diese reflektorischen Beziehungen von Magen und Milz den Erfahrungen der traditionell-chinesischen Medizin gegenüber, so zeigt sich auch hier viel Übereinstimmendes:

Eine Akupunktur-Behandlung über lokale Punkte entspricht einer Therapie am Segment, eine Akupunktur-Behandlung über Fern-Punkte entspricht einer Therapie an den Projektionsstellen der vegetativ-reflektorischen Krankheitszeichen.

Die wesentlichsten Aufgaben von Milz-PI

ad a)

Milz-PI (Magen-WEI) ist das Organ der Verdauung, das Symbol für Bewegung und Umwandlung.

Nach der traditionell-chinesischen Medizintheorie ist Milz-PI (unterstützt durch den Magen) Zentrum und Organ der Verdauung und verantwortlich für das Bewegen und Verwandeln der Nahrung im Verdauungsprozeß.

Auch hier gewinnt man den Eindruck, daß das Wesentliche am Verdauungsprozeß durch zwei Worte skizzenhaft umschrieben und dem Organsymbol Milz-PI zugeordnet wird, nämlich: „bewegen" (Transport, Veränderung, Peristaltik) und „verwandeln" (Verwandlung der Nahrung in körpereigene Bausteine).

Beides: Bewegung und Verwandlung sind die wichtigsten Vorgänge im Verdauungsprozeß aller Lebewesen – vom Einzeller bis zum Menschen.

Ebenso wie im chinesischen, assoziativen Denken der Verdauungstrakt, der Bauch, die Erde, die Verwandlung und Neubildung zueinander in Beziehung gesetzt werden, wird auch im abendländischen Denken Bauch, Mutter, Erde, Leben zueinander in Beziehung gesetzt bzw. alternierend oder gemeinsam für Verwandlung, Umwandlung, Veränderung, Neubildung gebraucht.

So wird z. B. im Bauch der Erde, der Urmutter Erde, der Keim zur Pflanze verwandelt wie im Bauch der Mutter das Leben heranwächst; einerseits symbolisiert die Erde die „gute" Mutter, andererseits aber auch die „böse" Mutter, die als Grab der Erde das Leben behalten will. Meistens wird dies bildhaft dargestellt durch einen (meist dickbäuchigen) Drachen, der das Kind (Prinzessin) vor dem Erlöser (Mann) zurückhalten will.

Auch das Schlangenhaupt der Medusa – Symbol für den weiblichen Genitalbereich – symbolisiert die „böse" Mutter, die das Leben zerstört.

Im Bauch eines Walfisches – auf dem Weg von Westen nach Osten, also zum Sonnenaufgang – wird Jonas verwandelt, d. h. reifer und akzeptiert nun seine Aufgabe. Ebenso wird Christus im Grab der Erde verwandelt zu neuem Leben, zur Auferstehung.

Die Verdauung, Symbol für die Verwandlung, wird oft im Zusammenhang mit einem Ofen dargestellt.

In einer hebräischen Enzyklopädie aus dem 18. Jhdt. z. B. wird der Magen als Ofen dargestellt, wo die Wärme-(Leben-) erhaltende Verbrennung, Veränderung, vor sich geht, wo auch der Ballast, das Irdische bzw. das Böse verwandelt und aufgelöst wird.

Ganz analog dieser Bildersprache wird in der chinesischen Medizin das Wort für Verdauung zusammengesetzt aus dem Wort
freimachen von (XIAO)
und
verwandeln (HUO).

Zusammen bedeuten sie Verdauung: XIAO HUO.

Im Verdauungsprozeß, der in den Märchen und Mythen symbolisch für den Individuationsprozeß steht, bedeutet verwandeln auch freimachen von Ballast (irdisches Leben), herauskristallieren des reinen, eigentlichen Nährstoffes (geistiges Leben).

Das Zeichen Erde findet sich auch im chinesischen Wort für in-sich-Gehen, Nachsinnen: SI, welches sich aus dem Zeichen für Feld und Herz zusammen setzt.

SI: grübeln, nachsinnen, wird im Funktionskreis Milz–Magen als innerer psychischer Faktor angeführt. Beim Nachsinnen kehrt – bildhaft – der Geist in die Erde zurück, das spezifisch Menschliche, der Geist, nimmt wieder mit dem irdisch Archaischen (Erde) Beziehung auf, denn: beim Nachsinnen, Zurückdenken „geht man in sich", beim Vorausdenken und Planen „geht man aus sich heraus". Dieses in-sich-Gehen, Nachsinnen, in-sich-Hineingehen, Grübeln spiegelt auch (wie bereits erwähnt) die Bewegungstendenz der Zellen der vegetativen Polkappe im Blastulastadium, dem künftigen Verdauungsapparat, wider.

Auch in den europäischen Märchen und Sagen findet sich dieser Gedanke, daß Reifwerden und in-sich-Gehen etwas mit einem Zurückgehen in die Erde, symbolisch in den Bauch, zu tun hat. Im Märchen vom Rotkäppchen und den sieben Geißlein z. B. wird im Bauch des Wolfes der kindliche Leichtsinn zur reiferen Einsicht verwandelt.

Die Erde ist aber auch Symbol für das menschliche Leben. Nach einer jüdischen Legende reicht „der Urmensch Adam von einem Ende der Erde bis zum anderen".

In einer altchinesischen Legende wird von der Entstehung der Erde*) berichtet, welche sich beim Sterben – „zu Staub werden" – aus dem ersten göttlichen Menschen PAN KU bildet.

Aus dieser Erde entstehen deren vier heilige Berge:
der östliche aus seinem Kopf,
der nördliche aus seiner rechten Hand,
der südliche aus seiner linken Hand,
der westliche aus seinen Füßen.

Unverändert aber bleibt der Rumpf, die Mitte, dieses göttlichen Menschen, der Bauch der Erde. Die Mitte des Menschen ist auch weiterhin jener Körperabschnitt, der stellvertretend für Magen, Milz und Verdauungstrakt steht. Die Erde im Zentrum war auch die ursprüngliche Position in der 5-Elemente-Lehre, die damals noch eine 4-Elemente-Lehre war. China selbst sieht sich noch immer als die Mitte der Erde, ein Gedanke, der im chinesischen Wort für China zum Ausdruck kommt: „Land der Mitte".

Insbesondere nach dem Studium der traditionell-chinesischen Medizintheorie ist man zu interpretieren versucht, im „Land der Mitte" weniger eine geographische Definition, sondern in China das Land für das mittlere, zentrale, erdbezogene Maß, für die gemäßigte Mitte (aber auch für das Mittelmäßige) zu sehen.

---

*) Interessant ist die Vorstellung der Entstehung der Erde: Im chinesischen Gedankengut ist das Wichtigste, das Primäre, der göttliche Mensch, der auf Himmel, Erde und die Berge gestaltend einwirkt.
Im christlichen westlichen Denken ist das Wichtigste, das Primäre, die Erschaffung von Himmel und Erde, aus der sich dann erst der Mensch entwickelt.
Das Wichtigste bleibt auch später im Osten der Mensch, im Westen die Erde. Ähnlich schreibt L. ABEGG: „Der Chinese weiß über den Menschen Bescheid, der Europäer über die Welt."

ad b)
Milz-PI kontrolliert Blut und Kreislauf.

Kontrollieren bedeutet hier beherrschen und vereinheitlichen. Im erweiterten Sinn soll Milz-PI, durch Beeinflussung der Verdauung, Kreislauf und Blut beherrschen.

Das Wort kontrollieren bedeutet aber weiters auch, die Nährstoffe einheitlich zu machen. Eine Ansicht, die durchaus richtig ist, weil durch die Verdauung die Nährstoffe in einfache Bausteine verwandelt und so vom Blut weiter transportiert werden. Die Richtigkeit der Gedankenverbindung: Verdauung–Blut wird u. a. bestätigt durch die Phagozytosefähigkeit mancher Blutzellen und im Tierreich durch das Gastro-Vaskular-System der Hohltiere (die gemeinsame Form eines Verdauungstraktes und Blutsystems).

Auch die Gedankenverbindung Milz–Kreislauf hat eine gewisse Richtigkeit, wenn man die Milz als Erythrocytenspeicher sieht, der bei körperlicher Arbeit entleert wird und damit eine wichtige Wirkung auf den Kreislauf hat. (Dies ist besonders im Tierreich bei Hunden, Katzen und Pferden der Fall.)

Die Beziehung zwischen Milz und Blut bedeutet auch, daß die sog. Blutverlust-Symptome (die Menstruationsbeschwerden) etwas mit Milz-PI zu tun haben, woraus die therapeutische Konsequenz der chinesischen Akupunktur erläutert wird, bei Menstruationsbeschwerden einen Punkt des Milz-Pankreas-Meridians zu wählen (MP 6).

Die Beziehung Milz – weibliche Hormone wird auch von der westlichen Medizin angenommen: so sollen die weiblichen Geschlechtshormone auf Milzarterien wirken, weshalb man während der Schwangerschaft und nach der Geburt gesetzmäßige Volumenveränderungen der Milz findet.

ad c)
Milz-PI hat Beziehung zum Muskelsystem und zu den vier Extremitäten.

Die Verdauungsfunktion ist nach dieser Medizintheorie immer auch mit Bewegung verbunden; dies lassen die vielfachen Kau- und Mahlbewegungen, die Peristaltik von Magen und Darmtrakt, die amöboid-phagocytären Bewegungen, die Bewegung der Tentakel und Flimmerhaare bei Tieren ebenso erkennen, wie die Tatsache, daß die oberen Extremitäten höherer Lebewesen sowohl im Dienst der Nahrungsfindung als auch der Fortbewegung stehen.

Bewegung, Muskulatur und Extremitätenkraft haben in altchinesischer Sicht daher zueinander und zum Verdauungsapparat eine gewisse Beziehung.

Aus diesen Überlegungen und Zusammenhängen stammt die therapeutische Regel:

1. Für Muskelkraft und Leistungssteigerung der Extremitäten sollen Punkte vom Milz- und Magen-Meridian gewählt werden (M 36, MP 6).

2. Voraussetzung für eine gute Muskeltätigkeit, insbesondere jene der Extremitäten, ist eine normale Verdauungsfunktion.

   Auch in der westlichen Medizin sind diese Zusammenhänge bekannt: so führt z. B. eine chronische Dyspepsie zu Hypokaliämie-ähnlichen Zuständen, welche mit Müdigkeit, leichter Ermüdbarkeit der Extremitäten und Adynamie verbunden sind.

3. Bei Muskellähmungen, Muskelatrophie, so z. B. nach Kinderlähmung, werden nach diesen altchinesischen Überlegungen auch heute noch Milz-Präparate nach den Regeln chinesischer Pflanzenheilkunde verschrieben und Punkte des Magen- und Milz-Pankreas-Meridians für die Akupunkturtherapie gewählt.

ad d)

Milz und Magen haben Beziehung zu Mund und Lippen, zu den Ober- und Unterlidern der Augen.

Mund und Lippen sind nicht nur der Beginn des Verdauungstraktes und stehen schon aus diesem Grunde mit dem Funktionskreis Milz-PI in Beziehung, sondern „offenbaren" sehr oft auch den Zustand des Verdauungstraktes. So drückt z. B. die periorale Muskulatur das Sattsein und Hungrigsein aus.

Mund und Lippenpartie lassen aber nicht nur das Sattsein und Hungrigsein erkennen, sondern – wie auf vielen Gemälden dargestellt – oft auch den diesseitsbezogenen Menschen.

So sehen wir z. B. bei den mittelalterlichen Kreuzigungsdarstellungen den irdischen, erdgebundenen (und daher „bösen") Menschen mit einer sehr großen Mund- und Kieferpartie dargestellt, den überirdischen, göttlichen (daher „guten") heiligen Menschen mit einem relativ kleinen unteren Gesichtskreis, d. h. einer kleinen Mund- und Kieferpartie dargestellt (siehe dazu auch die gegensätzliche Gesichtsproportion bei Herz-XIN Typen).

Auch in unserer plakativen Reklame findet man den sinnlichen Menschen, wie auch den, der (gemäß den Werbeslogans) zu genießen versteht, durch eine ausgeprägte Mundpartie mit weichen, vollen Lippen dargestellt.

Die Gedankenassoziation Lippen–Mund-sinnliches Begreifen findet ihre Bestätigung in den Untersuchungen über Laut- und Stimmbildung. So betont RÖSSEL-MAJDAN, daß die Lippenlaute dem sinnlichen Begreifen entsprechen, während Gaumenlaute das Willentliche zum Ausdruck bringen.

Eine weitere Beziehung zwischen Mund, Lippen und dem Verdauungstrakt kennen wir aus der Praxis: Erkrankungen der Mundhöhle (Paradentose, Aphthen, Geschmacksveränderungen) werden nicht nur nach traditionell-chinesischer Medizintheorie, sondern auch nach den Erkenntnissen anderer empirischer Medizinen immer wieder mit schlechter Verdauung oder atypischer Darmflora in Zusammenhang gebracht; deshalb soll z. B. eine Normalisierung der Darmflora Voraussetzung für eine wirkungsvolle Paradentose-Therapie sein.

Auch in der chinesischen Akupunktur wird bei Paradentose-Behandlung immer ein Punkt des Magen- und Dickdarm-Meridians verwendet, und weiters eine Sanierung des Magens und der Darmflora angestrebt.

Leber-GAN

Entsprechungen und Analogien, Aufgabe und Funktion nach traditionell-chinesischer Medizintheorie.

In dieser Medizintheorie kommt dem Organ Leber-GAN nicht nur eine Speicherfunktion für das Blut zu, sondern auch eine harmonisierende, „zum Fließen bringende" Wirkung auf Psyche und Verdauungsfunktion.

Im übertragenen Sinn wird die Leber mit Flexibilität und Harmonie, mit dem Unbewußten oder der Psyche in Beziehung gebracht. Die Leber steht symbolisch für das Entstehen, das Gestaltannehmen, das Formgewinnen.

Das chinesische Zeichen für Leber-GAN enthält das Zeichen eines Schildes, symbolisiert also auch Kampf, Angriff, Abwehrkraft.

Der zugeordnete Körperabschnitt zu Leber-GAN ist die Seite, also das laterale seitliche Längsdrittel des Körpers:

Die wesentlichsten Aufgaben von Leber-GAN

sehen die traditionell-chinesischen Ärzte in der

a) **Funktion, das Blut zu speichern und bei Anforderung bereitzustellen,**

b) **harmonisierenden Einwirkung auf Psyche und Verdauungsfunktion,**

c) **Beziehung zu Nägeln und Sehnen,**

d) **Beziehung zum Auge, zum Sehen, zur linken Wange.**

Die wichtigsten Zuordnungen, Entsprechungen und Analogien:

Zuordnungen und Entsprechungen	Organ Leber-GAN und Gallenblase
1. Öffner	Augen
2. Schichten	Sehnen
3. innere-psychische Faktoren	Zorn
4. „Elemente"	Holz
5. Jahreszeiten	Frühling
6. Himmelsrichtung	Osten
7. äußere-klimatische Faktoren	Wind
8. Wandlungsphase	Entstehen
9. Farbe	blau-grün
10. Geschmack	sauer

nach PORKERT weiters:

a	Geruch	nach Urin und saurem Schweiß
b	stimmliche Manifestation	das Rufen
c	spezifische Verhaltensweise	Kneten und Ziehen
d	ausgeschiedene Flüssigkeit	Tränen
e	schädigende Einflüsse	alle verwandten Einflüsse sind in mäßiger Dosierung fördernd, in starker Dosierung schädlich
f	Abhängigkeit von tageszeitlichen Einflüssen	wer im Funktionskreis Leber erkrankt, erfährt am Morgen eine Remission, am Nachmittag eine Verschlimmerung und um Mitternacht Beruhigung
g	physiologische Gegensteuerung durch	Funktionskreis Lunge-FEI

Der zugeordnete Körperabschnitt zu Leber-GAN

Das seitliche Längsdrittel des Körpers, des Kopfes und der Extremitäten wird in der chinesischen Medizin mit den Meridianen Leber und Gallenblase (untere Extremität) und 3 E und KS (obere Extremität) gleichgesetzt. Es entspricht auch der Grenze oder dem Übergang vom dorsalen zum ventralen Längsdrittel des menschlichen Körpers oder – überträgt man diese Einteilung auf das Blastula-Stadium – so entspricht es der Randzone, aus der sich die Chorda-Mesoderm-Seitenplatte und der spätere Bewegungsapparat entwickelt (Funktionskreis Leber-GAN und Gallenblase).

Die Meridiane der Körperseite (Leber, Gallenblase und 3 E, KS) haben – wie es auch in der häufigen Bezeichnung ihrer Punkte zum Ausdruck kommt – etwas mit Grenze, Übergang zu tun.

Auch der Verlauf dieser Meridiane am Körper entspricht einer Grenze: So verlaufen der Gallenblasen-Meridian, der 3 E-Meridian tatsächlich an der Grenze der Innervationsgebiete

- von Nervus trigeminus und den Cervicalnerven (am Kopf),
- von Cervical- und Thoracal-Segmenten (obere Extremität),
- von Lumbal- und Sacral-Segmenten (untere Extremität).

Leber und Gallenblase symbolisieren also Grenze, Übergang und Bewegung. Dazu findet sich eine interessante Übereinstimmung im chinesischen Zeichen für Wind, Zugluft (dem adäquaten äußeren Faktor), welcher in der chinesischen Schrift durch einen Türrahmen – also eine Grenze, einen Übergang – dargestellt wird und dem Zeichen einer Bewegung in diesem Türrahmen. Wind und Zugluft werden nicht nur als äußere klimatische Faktoren dem Funktionskreis Leber zugeordnet, sondern gehäuft auch den Namen der Punkte von Leber- und Gallenblasen-Meridian beigegeben.

Wie wir schon 1974 aufzeigen konnten (KÖNIG/WANCURA), entspricht der Gallenblasen-Meridian aber auch jener Linie, welche die algetischen Zonen am Oberbauch, die Zonen der veränderten Schweißsekretion, die Zonen der übertragenen Schmerzen im Schulterbereich und die algetischen Kopfzonen zusammenfaßt, welche sich bei Erkrankungen der Gallenblase und der Leber (entspricht den Segmenten Th 7 – Th 9) an der Körperoberfläche zeigen.

Weiters ist folgendes interessant:
Die an der oberen Grenze – am cervicothoracalen Übergang – liegenden Meridiane (3 E – KS) haben Wirkung auf Kopf, Hals und Thoraxbereich. Dieser cervico-thoracale Übergang entspricht dem Ganglion stellatum (C 8 – Th 3), welches Kopf, Hals und Thoraxorgane sympathisch innerviert und bei Erkrankungen der Thoraxorgane von den Neuro-Chirurgen häufig infiltriert wird.

Die an der unteren Grenze am lumbo-sacralen Übergang liegenden Meridiane Leber und Gallenblase entsprechen dem Ganglion mesentericum caudale, welches die Organe des kleinen Beckens sympathisch innerviert. Auch hier wird von den Neuro-Chirurgen eine Infiltration empfohlen, um die Schmerzen und Durchblutungsstörungen bei Erkrankungen der Kleinbecken-Organe zu beeinflussen.

Ein Reiz an jenen „Meridianen der Grenze, der Seite" entspricht einem Reiz in jenen Segmenten, in welchen im Rückenmark die sympathischen Ursprungszellen im Seitenhorn beginnen bzw. enden (C 8 – L 4 – Ursprung des N. sympathicus in den Seitenhornzellen).

Einiges zu den algetischen und reflektorischen Beziehungen dieser Organe aus Sicht der Segmentlehre:

Nach HANSEN–SCHLIACK u. a. haben Leber und Gallenblase

segmental-reflektorische Beziehungen zu:
Th 7 – Th 10

vegetativ-reflektorische Beziehungen zu:
Th 7 – L 5

Organreflexe
(Viscero-visceral-Reflexe) bestehen zum:
Digestionstrakt

Stellt man diese reflektorischen Beziehungen den Erfahrungen der traditionell-chinesischen Medizin gegenüber, so zeigt sich auch hier viel Übereinstimmendes:

Segmentlehre	traditionell-chinesische Medizintheorie
algetische Zonen: Th 7 – Th 10	**Akupunktur-Punkte:** B 18, B 19
vegetative Zonen: Th 7 – L 5	**Akupunktur-Punkte:** Le 3 G 34
Organreflexe: Digestionstrakt	**mitbeteiligte innere Organe:** —

Eine Akupunktur-Behandlung über lokale Punkte entspricht einer Therapie an den Segmenten, eine Akupunktur-Behandlung über Fern-Punkte entspricht einer Therapie an den Projektionsarealen der vegetativ-reflektorischen Krankheitszeichen.

Die wesentlichen Aufgaben von Leber-GAN

ad a)

Leber-GAN ist das Organ der Blutspeicherung, das Symbol für die Harmonie, für das Fließen und Gleiten.

ad b)

Leber-GAN beeinflußt Psyche und Verdauungsfunktion.

(c), d) hat Beziehung zu Nägeln, Sehnen, Augen, linker Wange.)

In traditionell-chinesischer Sicht ist die Menge des zirkulierenden Blutes im Zustand der Ruhe und des Schlafes geringer, da es z. T. in der Leber „bewahrt" wird.

Bei Arbeit und Anstrengung wird Blut aus der Leber ausgeschüttet. Krankhafte Störungen, die von Leber-GAN verursacht werden, können oft als Durchblutungsstörungen interpretiert werden wie z. B.: unklares Sehen, Schwindelanfälle, blutiges Sputum, Nasenbluten, Menstruationsstörungen, Störungen der Beweglichkeit der Gelenke (z. B. nach Schlaganfall) u. a. Bei derartigen Beschwerden werden von den traditionell-chinesischen Ärzten vorwiegend Punkte der Meridiane Leber und Gallenblase empfohlen.

Nach dieser Medizintheorie kommt der Leber-GAN eine wesentliche Rolle bei allen psychischen, gefühlsmäßigen Vorgängen zu.

Auch heute noch wird an den Hochschulen für traditionell-chinesische Medizin auf die Erfahrungs-Tatsache hingewiesen, daß eine gute Funktion von Leber-GAN einen psychisch harmonisierenden Einfluß ausübt.

Bei einer Störung von Leber-GAN ist der Patient entweder
- depressiv verstimmt, trotzig, verschlossen
  oder
- zornig, explosiv, aufbrausend, leicht reizbar.

Weiters wird erwähnt, daß Zorn *) – der innere Faktor im Funktionskreis Leber – sich auf die Leber schädigend auswirken kann, da eine Störung der Leberfunktion eine verminderte Blutzirkulation zur Folge hat und daher die Speicherfunktion der Leber nicht ausreichend sein kann.

*) Die Beziehung Zorn–Leber–Galle findet sich in vielen Ausdrücken des Volksmundes.
Auch im Bild einer Friedens-Taube kann man diesen Gedanken erkennen:
Nach antiker Vorstellung hat die Taube keine Gallenblase und gilt deshalb als ein Symbol des Friedens.

Aus diesem Grunde können dann Beschwerden – ähnlich den vorhin erwähnten Durchblutungsstörungen – auftreten wie z. B.: Schwindelzustände oder Beweglichkeitseinschränkung. Diese Störungen von Leber-GAN verursachen ein Erscheinungsbild, welches an einen Menschen erinnert, der „vor Zorn am Zerplatzen ist" und ein stark gerötetes Gesicht, gerötete Augen, Schwindelanfälle, Hypertonie, fallweise Nasenbluten hat.

190

Der nach traditionell-chinesischer Sicht bestehende Einfluß von Leber-GAN auf die Psyche hat auch noch weitere interessante Aspekte:

So wird z. B. in den alten Schriften darauf hingewiesen, daß die Leber-GAN das Unbewußte hütet, bewahrt.

Dieses Unbewußte (HUN) wird im Zustand der Bewußtlosigkeit vom Körper getrennt, was auch im chinesischen Ausdruck für Ohnmacht, Bewußtlosigkeit (HUN MI) ausgedrückt wird.

HUN MI setzt sich zusammen aus:
HUN – Unbewußtes
MI – ein Längenmaß

Auch im Schlaf „schlüpft" das Unbewußte (HUN) aus dem Körper.

Übrigens weist auch J. GRIMM darauf hin, daß das deutsche Wort „schlafen" von „schlüpfen" abstammt. Der Schlaf wurde demnach als ein Herausschlüpfen der Seele aus dem Leib verstanden.

Nach dem Tod wird dieses Unbewußte vom Körper getrennt, bzw. bleibt nach altchinesischer Überlieferung übrig, wenn man stirbt.

Wenn die Funktion von Leber-GAN in Ordnung ist, kann dieses Unbewußte bewahrt und behütet werden. Wenn aber eine Störung von Leber-GAN vorliegt, so ist der Mensch außer sich, außer der Kontrolle seines bewußten Ich oder er hat schreckliche, beängstigende Träume*).

Im folgenden möchte ich noch einiges zu: Bewegung, Unbewußtes, Psyche, Harmonie und Leber anführen, weil vieles davon auch im abendländischen Denken assoziativ verknüpft ist.

Darüber hinaus könnten diese Gedankenverbindungen vielleicht helfen, die von den altchinesischen Ärzten beschriebenen Krankheiten von Leber-GAN besser zu verstehen.

Bewegung und Harmonie, Unbewußtes und Psychisches, Impuls und Instinkt werden in der traditionell-chinesischen Medizin Leber-GAN und damit dem inneren Faktor NU d. h. Mut, Entschlossenheit, bzw. Zorn Aggression zugeordnet. Das Zeichen für das Wort NU setzt sich aus dem Zeichen für Frau, Wiederholung und Herz zusammen. Der weibliche Aspekt wird auch im chinesischen Denken in die Gedankenassoziation: Unbewußtes, Instinkt, Harmonie u. a. einbezogen.

Ähnlich setzt C. G. JUNG das Unbewußte, Instinktive, Intuitive mit dem weiblichen Verhalten und das Bewußte, Logische, Intellektuelle mit dem Männlichen Denken in Beziehung. Im ursprünglichen, instinktiven und impulsen Verhalten (dem weiblichen Verhalten) hatte man oft eine Gefahr für das bewußte, logische Denken (männliches Verhalten) vermutet und wahrscheinlich daher das Instinktive und Unbewußte, die Bewegung mit etwas Negativem in Verbindung gebracht.

Das Unbewußte z. B. galt als das Unkontrollierbare, Gefährliche, als das Weib, als das unkontrollierbare Hexenwesen, als Bewegung, als Auflehnung, Revolution.

*) Angstträume, an welche sich der Patient noch gut erinnern kann, deuten nach dieser Medizintheorie auf eine Störung von Leber-GAN hin. Schlafstörungen, verbunden mit beängstigenden manifesten Träumen, werden daher durch Punkte des Leber-Meridians behandelt.
Angstträume, an welche sich der Patient nicht mehr erinnern kann, haben Beziehung zu Milz und Magen.
Schlafstörungen, die mit ängstlichen latenten Träumen verbunden sind, werden daher durch Punkte von Milz- und Magen-Meridian erfaßt und behandelt.

In der traditionell-chinesischen Medizin wurde das Unbewußte, Unberechenbare, die Bewegtheit, das weiblich Impulsive, Instinktive zueinander und zur Leber-GAN in Beziehung gesetzt. Im mittelalterlichen Hexenkult findet man dazu viel Übereinstimmendes.

Da zwischen den Teilaspekten des Leber-Funktionskreises und den Attributen des Hexenkultes so viel Übereinstimmendes auffällt, möchte ich kurz und stichwortartig darauf eingehen.

Einige Entsprechungen von Leber-GAN:
Drehbewegung, Sehnen, Nägel, Augen, Aggression, entstehen, sich entwickeln, Wind, grün, Baum, Frühling, usw.

Diese einzelnen Teilaspekte des Funktionskreises Leber-GAN entsprechen bis ins kleinste Detail den Attributen im Hexenkult:

giftgrüne Farbe (umgekehrt soll die immergrüne Pflanze Krämpfe heilen können), aufsteigende Drehbewegung, Hexenbesen (Holz), sehniges hageres Weib, lange Nägel, Krallen, Hufe, böse Augen, böser Blick, Zauberpflanze (Holz), Vernichtung am Scheiterhaufen (Holz), Vernichtung durch die Flamme (heilige Flamme – Herz-XIN) usw.

Die Mamilla wird in altchinesischer Sicht der Leber zugeordnet, die Mamma dem Magen-Milz-Meridian. Überzählige Mamillen, die man bei einem Menschen fand, waren ein Zeichen, daß dieser Mensch vom Teufel besessen oder eine Hexe war. Auch „Leberflecke" galten als Zeichen einer Hexe. Alle drehenden, aufsteigenden Bewegungen – der Flug auf dem Hexenbesen – galten ebenfalls als Attribute der Hexen. Das Drehende, Aufsteigende (Symbol der Sexualität) wurde auch – als ein Aspekt des Bösen – dem Hexenwesen zugeordnet.

Auch in der altchinesischen Medizin wird der Sexualität im Zusammenhang mit Störungen des Leber-Funktionskreises Bedeutung zugemessen.

So wird z. B. versucht, viele sexuelle Störungen durch Punkte des Leber-Meridians zu erfassen. (Außerdem „hütet die Leber das Menstruationsblut und den Hoden".)

Für die Beziehung zwischen Sexualität und Horn, also den Nägeln, den Zähnen, den Hörnern gibt es eine interessante Parallele aus der Tierwelt: Wenn bei geweihtragenden Tieren der Geschlechtsapparat zerstört wird, so kommt es zum Auftreten von abnormen Bildungen an den Hörnern.

Horn und Sexualität haben demnach tatsächlich eine Beziehung zueinander.

Ebenso spricht man im Volksmund vom „Hörner aufsetzen", wenn der weibliche Partner untreu gewesen ist. Die Eingeborenen verwenden gestoßenes Horn als Aphrodisiakum.

Weiters: Dem Auge wurde immer eine ganz außerordentliche magische Kraft zugeordnet, wie dies auch aus vielen anderen Kulturen bekannt ist (Ursymbol Auge, Otto KÖNIG). Als „Öffner" wird das Auge der Leber zugeordnet. Meines Erachtens deshalb, weil das Auge das einzige Sinnesorgan ist, welches „bewegt" werden kann und daher dem Funktionskreis Leber, Symbol für Bewegung, entspricht.

Um sich vor dem bösen Blick der Hexe zu schützen, trugen die Menschen im Mittelalter oft Stirnbänder, um jene Stelle an der Stirne zu schützen, an welcher das Hexenartige besonders angreifen konnte – weil es eine hexengemäße Stelle war: nämlich jene, an welcher bei geweihtragenden Tieren das Horn herauswächst.

Auch in der chinesischen Akupunktur wird genau diese Stelle mit einem Punkt des Leber-Gallenblase-Meridians identifiziert.

Im mittelalterlichen Hexenwesen wurde an diesem Punkt versucht, durch Kratzen Blut austreten zu lassen, um dadurch die Behexten, die vom bösen Blick der Hexe Verzauberten, vom Hexenbann wieder zu lösen. Wenn durch diese kleine Wunde Blut austrat, war dies ein Zeichen des bereits gebannten Hexenzaubers.

So galt dieses Hexenstechen als Zeichen, ob jemand schuldig oder unschuldig, d. h. eine Hexe oder keine sei.

Weiters: Wie für die Anhänger der Magie jenes Phänomen außerhalb der menschlichen Kontrolle zum Reich der Geister gehört, zählte für die Anhänger der mittelalterlichen Kirche jedes Phänomen außerhalb der menschlichen Kontrolle zum Reich des Bösen, so z. B. das Niesen, Zucken, Jucken, Zittern, galt als Besessensein, Behextsein.

Dazu analog: In der traditionell-chinesischen Medizintheorie werden alle unkontrollierten, plötzlichen Bewegungen zu den Störungen von Leber-GAN gezählt. Ein plötzliches Zucken, z. B. ein Muskelzucken, eine Epilepsie, das Zittern werden auf eine krankhafte Störung von Leber-GAN zurückgeführt.

Bezeichnend ist auch, daß viele Charakteristika des Menschen, wie z. B. der aufrechte Gang, der aufrecht getragene Kopf, die menschliche Ohrmuschel bei den Hexen durch animalische Attribute ersetzt werden: So wird der Kopf durch einen Tierkopf ersetzt, die aufrechte Haltung durch einen Buckel zerstört (Hexenbukkel), die Ohrmuschel – nach tibetanisch-lamaistischer Medizinphilosophie Symbol der Menschwerdung – wird durch ein tierisches Ohr ersetzt *).

Weiters konnten die Hexen auch das Unwetter, das Gewitter und den Blitz beeinflussen.

Wetterwechsel, Gewitter und Blitz sind, wie der Wind, nach altchinesischem Entsprechungsdenken ebenfalls Attribute oder Aspekte von Leber-GAN.

Die Vernichtung einer Hexe mußte am Scheiterhaufen durch Verbrennung erfolgen, was auch bedeutet, daß das Böse, Animalische nur durch die heilige Flamme, das Symbol für den Geist (s. S. 169) vernichtet werden kann.

Nach PARACELSUS werden die Hexen, die Häg, charakterisiert durch: Verweigerung, Unabhängigkeit, Rebellion. An positiven Eigenschaften wird ihnen zugeschrieben, daß sie „heilen, Zeremonien gebrauchen und Künsten nachfragen" – diese Eigenschaften erinnern an die Geschöpfe des Prometheus, denen dieser, um den Erdenkloß zu beleben, gute und böse Eigenschaften der Tierseelen eingegeben hat. Diesen halbbeseelten Bildern lehrte Prometheus dann „zu zählen und zu schreiben, zu heilen und die Wahrsagekunst zu beherrschen".

Am Beispiel der Häg-Hexen und Geschöpfe des Prometheus wird ein instinktives, nicht rationelles Verhalten beschrieben, in dem Aspekte hervorgehoben werden, die in traditionell-chinesischer Sicht der Leber-GAN zugeordnet werden.

---

*) Ganz gegensätzliche Bedeutung hat ein Tierkopf auf einem Menschenkörper bei den ägyptischen und indischen Götterdarstellungen, welche ja häufig mit Tierköpfen dargestellt werden, die auf einem Menschenkörper sitzen und Positives bedeuten: Möglicherweise hängt dies damit zusammen, daß für jene Kulturen das animalisch Instinktive, Intuitive eine besonders positive Bedeutung hat und ein Menschenkörper mit einem Tierkopf Symbol für die Überirdischen im Sinn von primären, urtümlichen noch unbewußt denkenden Geschöpfe ist.

Niere-SHEN

Entsprechungen und Analogien, Aufgabe und Funktion nach traditionell-chinesischer Medizintheorie.

In dieser Medizintheorie wird dem Organ Niere-SHEN nicht nur eine Ausscheidungsfunktion zugeschrieben, sondern darüber hinaus auch eine wichtige Rolle bei der Entstehung und Entwicklung des Menschen.

Im übertragenen Sinn kommt der Niere-SHEN die Aufgabe zu, das Leben zu bewahren und zu erhalten.

Das chinesische Wort für Niere enthält das Zeichen der Wiederholung.

Der zugeordnete Körperabschnitt zu Niere-SHEN ist der Lumbo-Sacral-Abschnitt, „das Kreuz", die Lende.

Die wesentlichsten Aufgaben von Niere-SHEN

sehen die traditionell-chinesischen Ärzte in ihrer

a) **Funktion, die „Lebensessenz" (JING) aufzubewahren und für die Entstehung und Entwicklung des Menschen verantwortlich zu sein;**

b) **Kontrolle über den Wasserhaushalt des Körpers;**

c) **Kontrolle über das Einatmen;**

d) **Beziehung zu Knochen, Knochenmark und Haaren;**

e) **Beziehung zu Ohr und Kinn.**

Die wichtigsten Zuordnungen, Entsprechungen und Analogien:

Zuordnungen und Entsprechungen   Organ Niere-SHEN und Harnblase

 1. Öffner   Ohr
 2. Schichten   Knochen
 3. innere-psychische Faktoren   Angst, Furcht, Schreckhaftigkeit
 4. „Element"   Wasser
 5. Jahreszeit   Winter
 6. Himmelsrichtung   Norden
 7. äußere-klimatische Faktoren   Kälte
 8. Wandlungsphase   Bewahren
 9. Farbe   schwarz
10. Geschmack   salzig

nach PORKERT weiters:

a Geruch   faulig
b stimmliche Manifestation   das Stöhnen
c spezifische Verhaltensweise   Zittern und Beben
d ausgeschiedene Flüssigkeit   Speichel
e schädigende Einflüsse   Verwandtes in mäßiger Stärke fördert die Funktion, im Übermaß schadet es. Warnung vor heißen Speisen.

f Abhängigkeit von tageszeitlichen Einflüssen   wer im Funktionskreis Niere erkrankt, erfährt um Mitternacht eine Remission, zu den Endphasen-Stunden (morgens von 7–9 Uhr, nachmittags von 1–3 Uhr) Verschlimmerungen, Beruhigung tritt am Nachmittag ein.

g physiologische Gegensteuerung durch   Milz-PI

Der zugeordnete Körperabschnitt zu Niere-SHEN

	Segmentlehre	traditionell-chinesische Medizintheorie
Einiges zu den algetischen und reflektorischen Beziehungen dieses Organs aus Sicht der Segmentlehre:		

	Segmentlehre	traditionell-chinesische Medizintheorie
Nach HANSEN–SCHLIACK u. a. hat die Niere	**algetische Zonen:** Th 10 – L 1	**Akupunktur-Punkte:** KG 3, KG 4 B 23
segmental-reflektorische Beziehungen zu: Th 10 – L 1		
vegetativ-reflektorische Beziehungen zu: Th 7 – S 2	**vegetative Zonen:** Th 7 – S 2	**Akupunktur-Punkte:** MP 6 N 3^B = 5^{CH}
Organreflexe (Viscero-visceral-Reflexe) bestehen zum: Digestionstrakt	**Organreflexe:** Digestionstrakt	**mitbeteiligte innere Organe:** Milz-PI Leber-GAN

Stellt man diese reflektorischen Beziehungen der Niere den Erfahrungen der traditionell-chinesischen Medizin gegenüber, so zeigt sich auch hier Übereinstimmendes:	Eine Akupunktur-Behandlung über lokale Punkte entspricht einer Therapie am Segment, eine Akupunktur-Behandlung über Fern-Punkte entspricht einer Therapie an den Projektionsstellen der vegetativ-reflektorischen Krankheitszeichen.

Die wesentlichen Aufgaben von Niere-SHEN

ad a)
Niere-SHEN ist das Organ für die Fortpflanzung, das Symbol für das Aufbewahren, Verbergen.

Nach der traditionell-chinesischen Medizin ist die Niere-SHEN für Fortpflanzung, Entwicklung und Entstehung des Menschen von wesentlicher Bedeutung. In den alten Überlieferungen steht sogar, daß der Embryo „von den Nieren aus startend beginnt"; demnach sollen die Nieren zuerst vorhanden sein.

Wenn Niere-SHEN, als Symbol für das Aufbewahren und Beiseitelegen angesehen wird, so ruft dies unwillkürlich den Gedanken an die Urgeschlechtszellen hervor, welche schon am Beginn des Embryonallebens „beiseitegelegt" und von den anderen Zellen abgesondert werden.

Die Beziehung zwischen Harntrakt und Fortpflanzung findet sich sowohl in Aufzeichnungen der altchinesischen Medizin wie ja auch in der Vorstellung unserer westlich naturwissenschaftlichen Medizin. Nach CLARA verläuft die Entwicklung der Harn- und Geschlechtsorgane in so naher Beziehung, daß die gemeinsame Bezeichnung Urogenitalsystem nicht nur anatomisch, sondern auch entwicklungsgeschichtlich begründet ist.

Nach traditionell-chinesischer Medizintheorie steht Niere-SHEN stellvertretend für die Keimdrüsen, was eine praktische Bedeutung für die Punkte-Auswahl bei der Therapie sexueller Störungen hat: Dazu werden immer auch Punkte des Nieren-Meridians empfohlen.

Die nahe Beziehung von Harn- und Geschlechtsorganen zeigt sich auch in der gemeinsamen segmentalen Projektion: Die segmental-algetischen und die vegetativ-reflektorischen Zonen von Harn- und Geschlechtstrakt sind ident.

In Form der Keimzellen „bewahrt" (verbirgt, legt beiseite: CANG) Niere-SHEN das Leben, sie steht daher auch symbolisch für das Fortpflanzungsorgan.

Weiters bewahrt sie die Lebensessenz (JING), die nach Auskunft meiner Lehrer in Peking insbesondere zu den Wachstumshormonen und zu den Sexualhormonen Beziehung hat.

Die Lebensessenz JING hat eine befeuchtende, nässende Funktion und entspricht dem Nieren-YIN, das QI der Niere hat eine wärmende Funktion und entspricht dem Nieren-YANG.

Wärme und Feuchtigkeit sind Ausdruck einer gesunden Niere-SHEN, d. h. auch Zeichen einer normalen Urogenitalfunktion.

Im übertragenen Sinn bedeutet Wärme und Feuchtigkeit hier auch menschlichen Kontakt, Leben, Sexualität.

Darüber hinaus symbolisiert Niere-SHEN auch die Ruhe, den Schlaf und den Winterschlaf, die Nacht. Ihre Aufgabe „zu bewahren" kommt auch darin zum Ausdruck.

Die Assoziation: Fortpflanzung – Schlaf – bewahren findet man auch im europäischen Gedankengut: So entsteht im Schlaf, aus der Seite des Mannes, aus seiner Rippe, die Frau. (Bemerkenswert ist, daß der seitliche Aspekt des Körpers – entsprechend Leber-GAN – zum Ursprung des weiblichen Menschen wird.)

Im Volksmund bezeichnet man den Sexualakt als Beischlaf. Schlaf wird zum Leben erzeugenden Symbol.

Die unterschiedliche Funktion der Niere-SHEN zeigt eine Abhängigkeit vom Lebensalter: So soll am Anfang des Lebens die Niere und ihre Lebensessenz vermehrt beansprucht werden, da Heranwachsende zum Knochenwachstum, zum Zahnwechsel und zum Wachsen an sich viel Nieren-JING benötigen, während beim Erwachsenen Nieren-JING und auch Nieren-YANG durch die Sexualität verbraucht werden und sich im hohen Alter eine verminderte Nierentätigkeit durch ein Erkalten (d. h. eine Schwäche des Nieren-YANG) und ein Eintrocknen (d. h. eine Schwäche des Nieren-YIN) anzeigt.

Ein Nachlassen der Lebensaktivität und der Sexualität (die „Lendenkraft" läßt nach) ist für den alten Menschen ebenso charakteristisch, wie ein Nachlassen der Hörfähigkeit, welche nach dieser Medizintheorie ebenfalls von der Nierenfunktion abhängig ist.

Auch ein Beispiel aus dem praktischen Leben zeigt den Zusammenhang von bewahren – Salz – und Funktionskreis Niere:

Im chinesischen Wort „bewahren"-CANG steckt das Zeichen für Salz, das im Entsprechungssystem der Niere zugeordnet wird.

„Salz und bewahren" ruft eine alte Konservierungsmethode in Erinnerung, welche nur durch Salz erfolgt: das Einpökeln. Auch im übertragenen Sinn soll das Salz das Bewahren und Fortpflanzen symbolisieren. So soll der Mensch zum „Salz der Erde werden", fruchtbar sein und sich vermehren.

Salz und Brot, beim Empfang dem Gast gereicht, soll nach einem alten russischen Brauch die Gastfreundschaft bewahren und nach einem persischen Hochzeitsbrauch die Ehe bewahren und fruchtbar werden lassen.

ad b)
Niere-SHEN kontrolliert den Wasserhaushalt im Körper.

Niere-SHEN beeinflußt und kontrolliert den Flüssigkeitshaushalt im Körper. Bei einer Störung ihrer Funktion können – nach dieser Medizintheorie – nicht nur Wasseransammlungen im Gewebe auftreten, sondern auch die Ausscheidung „des Flüssigen" gestört sein. So können z. B. bei Nieren-YANG-Schwäche eine Inkontinenz von Harn und Stuhl, eine Ejaculatio praecox oder wässrige Stühle auftreten.

Die Beziehung zwischen Niere, Wasser- und Salzhaushalt hat in der chinesischen Akupunktur eine praktisch therapeutische Konsequenz: Eine Nieren-YANG-Schwäche, die sich durch vermehrt wässrige Stühle und Durchfälle äußert, wird über jene Punkte des Nieren-Meridians behandelt, die segmental-reflektorisch mit der Niere in Beziehung stehen (B 23). Da es sich um eine YANG-Schwäche handelt, soll an diesem Punkt auch eine Moxibustion durchgeführt werden.

Salz und damit Wasser wird von der Niere zurückbehalten („bewahrt"-CANG).

Die Eigenheit, Salz zu behalten, Kalium aber – selbst bei verminderter Zufuhr – unentwegt auszuscheiden, soll nach JONAS eine Erklärung in der Ernährung der Frühzeitmenschen haben: Bei diesen Menschen, welche sich hauptsächlich in den Urwäldern vegetarisch – daher kaliumreich und NaCl-arm – ernährt hatten, bestand die Notwendigkeit, Natrium zurückzubehalten und Kalium auszuscheiden; obwohl bei den modernen omnivoren Menschen (Allesfresser) diese Notwendigkeit ihre Bedeutung verloren hat, wurde diese Eigenart trotzdem beibehalten.

Weiters soll eine Nieren-YANG-Schwäche durch Trinken stark salziger Flüssigkeit gebessert werden können.

ad c)
Niere-SHEN kontrolliert die Einatmung.

ad d)
Niere-SHEN hat Beziehung zu den Knochen, zum Knochenmark, den Zähnen und Haaren.

Diese Vorstellung wird sicherlich den der Akupunktur ablehnend gegenüberstehenden Medizinern so befremdend und überraschend vorkommen, daß sie „tief einatmen" müssen. Vielleicht kann dann diese Tatsache auch zur Erklärung beitragen, warum die altchinesische Medizin im Entsprechungssystem das Einatmen der Niere zuordnete; im Zustand von Überraschung, Abwarten, Schrecken, Angst, Furcht hält man beim Atmen, und zwar beim Einatmen, inne: „es bleibt einem der Atem weg". So als würde man versuchen, sich selbst zu bewahren und sich nicht zur unrechten Zeit zu verausgaben. Einatmen bedeutet nämlich auch, daß die dabei angespannte Thoraxwand-Muskulatur wie eine schützende Hülle wirkt, während sie beim Ausatmen erschlafft und dann die Schutzfunktion für den Thoraxinhalt geringer ist.

Bei den japanischen Ringkämpfen wird die von der Atmung abhängige Schutzfunktion der Brustkorbmuskulatur ausgenützt: Der Kämpfer versucht immer zum Zeitpunkt des Expiriums des Gegners – also bei erschlaffter Thoraxwand-Muskulatur – diesen anzugreifen, in einem Moment also, wo (nach traditionell-chinesischer Sicht) die Niere nicht in Aktion ist und daher ihrer Aufgabe den Thorax „zu bewahren" nicht nachkommt.

Bei einer Schwäche des Nieren-JING, also einer Schwäche der sog. Lebensessenz, werden nach Ansicht der traditionell-chinesischen Ärzte die Knochenbildung und das Knochenwachstum verzögert, weshalb es zu leicht deformierbaren „weichen" Knochen und einer lange Zeit offenstehenden Fontanelle kommt.

Weiters soll bei einer Schwäche der Niere eine leicht schmerzende Kraftlosigkeit in den Knien und im Lumbo-sacral-Gebiet auftreten, sowie Schwindel, Schlafstörungen, Vergeßlichkeit und Konzentrationsstörungen. Letzteres beruht auf der Annahme, daß zwischen dem Gehirn und der Niere eine Beziehung bestehe, woraus die praktisch therapeutische Konsequenz abgeleitet wird, über Punkte des Nieren- und Blasen-Meridians Schwindel, Schlafstörungen und Konzentrationsstörungen zu behandeln.

200

**ad e)
Niere-SHEN hat Beziehung zum Ohr, zur
Hörfunktion.**

Diese Gedankenverbindung ist nicht nur im
Hinblick auf die therapeutische Konsequenz
interessant, weil manche Formen von Hörstörun-
gen und auch Tinnitus (soweit diese überhaupt
durch eine Akupunktur-Behandlung zu erfassen
sind) durch Punkte des Nieren- und Blasen-
Meridians behandelt werden sollen.

Die Beziehung von Niere-SHEN zur Fähigkeit
des Hörens bedeutet auch, daß eine Beziehung
zwischen den Meridianen Niere und Blase, also
dem langen Meridian des Rückens und der
Hörfähigkeit bestehen muß.

Demnach hat das dorsale Längsdrittel des
Menschen, bzw. der Lebewesen, eine Beziehung
zu Stimme, Ton, Harmonie und Disharmonie.

Da bestimmte Frequenzen von Schallwellen
tatsächlich über die Haut als vibratorische Reize
aufgenommen werden, könnte man – vereinfacht
ausgedrückt – auch sagen: Die Sinnesrezeptoren
der Haut ergänzen die des Innenohres. Nach
traditionell-chinesischer Medizintheorie kann
man also das Hören, das dorsale Längsdrittel
(Hinterkopf, Nacken, Rücken) und das Ohr
zueinander in Beziehung setzen.

Diese Zusammenhänge können durch einfache
Beobachtung erläutert werden:

Aus eigener Beobachtung ist jedem bekannt, daß
insbesondere disharmonische oder sehr laute
Töne, so z. B. Kratzen mit der Kreide, Ritzen mit

dem Messer auf Porzellan, einen Kälteschauer
am Rücken auslösen können, daß also, wie
LANDOIS–ROSEMANN ausführt, „bei starkem
Schall eine Miterregung der Gefühlsnerven statt-
findet".

Weiters kann man beobachten, daß bei lauten
und disharmonischen Tönen Empfindungen ausgelöst werden, die auch einer bei Schmerzeinwirkung zu beobachtenden Mimik und Gestik
entsprechen. Es kommt zu einem Hochziehen
der Schultern, zu einem Krümmen des Rückens,
zu einem Senken des Gesichtes entsprechend
dem schützenden Einrollen des Kopfes und zu
einer schmerzhaft wirkenden Mimik des Gesichtes. – Umgekehrt scheinen harmonische Töne
eine muskuläre Entspannung, besonders im
dorsalen Längsdrittel, auszulösen: der Kopf wird
dann frei getragen, die Schultern fallen, das
Gesicht wird nach oben gewendet.

- Harmonie löst eine der Wärmeeinwirkung
  analoge Haltung und Mimik aus.
- Disharmonie löst eine der Kälte- und
  Schmerzeinwirkung analoge Haltung und
  Mimik aus.

Jene Schallfrequenzen, welche die Hautsinnes-
zellen als vibratorische Reize zu erregen
imstande sind, werden an der Hautoberfläche
nicht überall gleich aufgenommen, sondern an
der Rückseite des Körpers – also am dorsalen
Längsdrittel – besonders empfunden, somit an
jener Stelle, welche die altchinesische Medizin
schon vor vielen Jahrhunderten der Niere-SHEN
und dem Hören, der Kälte und der Angst
zugeordnet hat.

Daß der Rücken etwas mit der Hörfunktion zu tun hat, beweist auch eine Entwicklung im Tierreich: bei manchen Eidechsenarten dient eine flügelähnliche Bildung am Rücken zur Schallverstärkung. Hier vergrößert also eine Ausstülpung der Haut des Rückens die Möglichkeit der Schallaufnahme. Damit wird das altchinesische Entsprechungsdenken bestätigt, wonach der Rücken, die Haare, das Hören, die Angst, die Kälte zueinander in Beziehung gesetzt werden.

Das Resonanzorgan oder -areal für harmonische oder disharmonische Töne dürfte demnach der Rücken bzw. die Stellung der Rückenhaare und der Ohrmuschel sein. Somit jener Bereich, den die traditionell-chinesische Medizin als Blasen-Meridian dem Funktionskreis Niere-SHEN und somit dem Ohr, dem Hören zuordnet.

Ähnlich wie das Seitenlinienorgan der Fische als Fern-Tastsinn Wellenlängen registriert und damit auch der Orientierung im Raum dient, hilft auch unser Hörapparat, der phylogenetisch gesehen ja eine Weiterentwicklung des Gleichgewichtsapparates ist, der Orientierung im Raum.

Darüber hinaus aber dient der Rücken bei den höher entwickelten Lebewesen auch der sozialen Orientierung, d. h. dem sozialen Kontakt zwischen den Lebewesen.

Denn die Stellung des Haarkleides, insbesondere die des Rückens, repräsentiert nicht nur die Stimmung des Tieres, sondern wird dadurch auch zur „Stimme" des Tieres, seiner Körpersprache, über die es seine Stimmung dem anderen Tier mitteilt.

Man könnte den Rücken auch als jene Körper-„Saite" bezeichnen, auf der es zur Resonanz der Töne und Mißtöne, der Harmonie und Disharmonie kommt*).

Die Stimmung des Tieres äußert sich also vor allem am Nacken, am Rücken, an seiner Ohr- und Schwanzstellung. Umgekehrt kann man von diesen Arealen aus die Stimmung des Tieres beeinflussen, indem man dem Tier von cranial nach caudal über den Rücken streicht und damit eine Beruhigung auslöst und umgekehrt beim Streichen von caudal nach cranial, in der entgegengesetzten Richtung also, eine Stimulierung bis Aggression im Tier auslöst.

Auch der Mensch nimmt bestimmte Frequenzen der Schallwellen – wie bereits erwähnt – über die Hautsinne auf, reagiert auf Disharmonie und große Lautstärke mit einem Kälteschauer und Angstreflex, auf Harmonie und Musik mit Wohlgefühl. Oder er „antwortet" durch rhythmische Bewegungen beim Tanz – synchron mit den anderen Zuhörern auf die Harmonie und den Rhythmus der Musik. Stimme, Musik und Rhythmus gehen ja auch wie kein anderer Sinn „unter die Haut" und sind über alle Sprach- und Kulturbarrieren hinweg das von allen Menschen gleichermaßen verstandene soziale Kontaktmittel.

*) Ähnliches bezüglich des Aufeinander-Eingestimmt-Seins drückt Rilke in einem Gedicht aus: „... nimmt uns zusammen wie ein Bogenstrich ... auf welches Instrument sind wir gespannt und welcher Geiger hat uns in der Hand ...".

Das Gleichgestimmt-Sein der Lebewesen, das Aufeinander-Eingestimmt-Sein ist ja auch eine Voraussetzung für das soziale Empfinden (s. S. 49).

Unsere Sprache hat diesem Zusammenwirken nicht nur zufällig Namen aus einem musikalischen Erleben gegeben, „Stimmung", Gleichklang, Harmonie.

Gleichgestimmt sein, eingestimmt sein ist nur möglich, wenn wir im qualitativen Erleben, im Miterleben, Mitfühlen, Mitleiden geschult werden. Dieses kann nicht durch eine Überwertung des logischen verstandesmäßigen Denkens, sondern nur durch eine Schulung unseres ganzheitlichen Denkens erreicht werden: „So hat die Wiederentdeckung der Rolle der unbewußten Vorgänge im menschlichen Leben, die bedeutende Rolle der inneren Stimmung oder Gestimmtheit für das soziale Zusammenleben und die Leistungsbereitschaft bewiesen, und die Überwertung des Denkens im menschlichen Tun abgelöst" (PORTMANN).

Einiges zur Lokalisation der Basis-Punkte
bei der Akupunkturbehandlung innerer Krankheiten

Die Basis-Punkte bei der Akupunktur-Behandlung innerer Krankheiten werden nach einem relativ einfachen Schema ausgewählt:

Bei Erkrankung eines ZANG-Organs werden gewählt:
sein **YUAN-(Quell)-Punkt**
sein **YU-(Zustimmungs)-Punkt.**

Bei **Erkrankung eines FU-Organs** werden gewählt:
sein **unterer HE-(HUI)-Punkt**
sein **MU-(Alarm)-Punkt.**

Zusätzlich werden – wie im einzelnen ausgeführt – je nach dem Reaktions- und Konstitutionstyp des Patienten und den, in traditionell chinesischer Sicht auslösenden, Krankheitsfaktoren unterschiedliche Punkte gewählt oder unterschiedliche Reizarten angewendet.

Da nach traditionell-chinesischer Medizintheorie die inneren Krankheiten vorwiegend „Krankheiten der Organe ZANG" sind, und demnach durch die YUAN-(Quell)-Punkte und YU-(Zustimmungs)-Punkte erfaßt werden, kommt der Lokalisation dieser Stellen eine große Bedeutung zu.

Neben den, früher schon ausführlich dargestellten, segmentalen Beziehungen, die eine Wechselwirkung zwischen Körperinnerem und Körperoberfläche bzw. zwischen verschiedenen Abschnitten der Körperoberfläche denkbar machen, dürfte für „die wichtigsten Punkte", die YUAN-(Quell)-Punkte folgendes von Bedeutung sein:

– sie liegen an jenen Stellen, an denen der Gefäßnervenstrang sehr weit an die Oberfläche gelangt,
– sie liegen an den Pulstaststellen,
– sie liegen in Abschnitten an den Extremitäten, deren präganglionäre efferente sympathische Innervation aus jenen Rückenmark-Segmenten stammt, aus denen auch die präganglionären efferenten sympathischen Fasern für jene Organe stammen, die – nach traditionell-chinesische Medizintheorie – mit diesen YUAN-(Quell)-Punkten Beziehung haben.

Die Yuan-(Quell)-Punkte liegen also in unmittelbarer Nähe des Gefäßnervenstranges. Auf den Zusammenhang zwischen perivasalem sympathischen Geflecht und dem Ansatzpunkt der Akupunkturwirkung wurde schon in Band I*) hingewiesen.

Eine Nadelung an diesen YUAN-(Quell)-Punkten verursacht oft eine pulssynchrone Schwingung der Akupunkturnadel.

Sobald diese pulssynchrone Bewegung sicht- oder spürbar wird, ist der für eine Akupunkturwirkung notwendige Reiz an den YUAN-(Quell)-Punkt ausgelöst. In diesem Fall erübrigt sich die Auslösung einer spürbaren Nadelsensation.

---

*) JING: „bedeutet in der traditionellen Medizin das im Inneren des menschlichen Körpers befindliche Blutgefäßsystem"
LUO: heißt „netzartige Verbindung"
Nach Ansicht meiner Lehrer in Peking hat man unter den (fälschlich als Meridian übersetzten) JING LUO den peripheren Gefäßnervenstrang zu verstehen.

Efferente symphatische Innervation

	Organe	Präganglion	Postganglion	Reizeffekt
OBERE EXTR.	Ob. Extremitäten	Th_{2-7}	Gangl. stellare Gangl. thorac. sup.	Vasokonstriktion Sudation Piloerektion

RUMPF	Haut
	  Vasomot., Pilomot.
	  Schweißdrüsen
		Th_1-L_2	Grenzstrang	Konstriktion, Piloerektion,
				Sekretion

	Herz	Th_{1-4}	Gangl. cervic. Gangl. thorac.	Tachykardie Dilat. A. coronar.?
	Lunge	Th_{2-6}	Gangl. cervic. inf.	Bronchodilatation Vasoconstr. (Dilat.?)
ABDOMEN	Cardia	Th_{5-6}	id.	Kontraktion
	Magen	Th_{6-9}	Plex. coeliacus	Hemmung der Peristaltik + Sekret. Vasokonstriktion
	Leber	Th_{6-9}	Plex. coeliacus	Vasokonstriktion
	Pankreas	Th_{6-10}	id.	Vasokonstriktion Sekretion ±
	Darm	Th_{9-10}	Plex. coeliacus	Hemmung der Peristaltik + Sekret. Vasokonstriktion
	Colon prox.	$Th_{12}-L_1$	Gangl. mesent. sup.	Hemmung der Peristaltik + Sekretion Vasokonstriktion
	Niere	$Th_{12}-L_1$	Plex. coeliac. Gangl. renale	Vasokonstriktion Hemmung Sekretion
	Nebenniere	$Th_{10}-L_1$	Chromaffine Z.	Sekretion
BECKEN	Colon dist. Rectum	L_{1-2}	Gangl. mes. inf. Plex. hypogast. inf.	Hemmung Peristaltik Kontrakt. Sphinct. ani
	Blase	$Th_{12}-L_{1,2}$	Plex. hypogast. inf.	Hemmung M. vesicae Kontrakt. Sphinct. int.
	Genital.			Kontrakt. Prostata Kontrakt. V. semin.
	Uterus	$Th_{12}-L_{1,2}$	Plex. hypogastr.	Kontrakt. sub partu
UNT. EXTR.	Unt. Extremitäten	$Th_{10}-L_2$	Grenzstrang lumbal, sacral	Vasokonstrikt., Sudation Piloerektion

Tabelle aus: M. MONNIER, Physiologie und Pathologie des vegetativen Nervensystems, Band I

Die obere Extremität erhält ihre sympathische Innervation aus präganglionären Fasern, die aus dem Thoracalsegmenten Th$_2$–Th$_7$ stammen. Diese Fasern ziehen mit dem Grenzstrang zum obersten Thoracalganglion sowie zum Ganglion cervicale inferius und medius, wo postganglionäre Fasern entstehen. Diese verlaufen mit den Cervicalnerven C$_6$, C$_7$, C$_8$, sowie Th$_1$ durch den Plexus brachialis zu den Hautorganen und den Muskelgefäßen der oberen Extremität.

Sie führen also sympathische Fasern von Th$_2$–Th$_7$, das entspricht den präganglionären Fasern von Herz, Lunge, Magen, Cardia, Leber, Pankreas, also von den Rumpf- und einem Teil der Abdominalorgane.

In den Worten der traditionell-chinesischen Medizintheorie heißt dies: die obere Leibeshöhle mit Herz und Lunge, sowie die mittlere Leibeshöhle mit Leber und Milz–Pankreas hat Beziehung zu den daumenseitig ziehenden Meridianen Lunge–Dickdam (entspricht dem Areal des N. radialis und der Art. radialis), sowie zu den kleinfingerseitig ziehenden Meridianen Herz und Dünndarm (entspricht dem Nervus und der Arterie ulnaris).

Nervus und Arterie radialis verlaufen im Segment C$_6$, C$_5$,
Nervus und Arterie ulnaris verlaufen im Segment C$_8$, Th$_1$.

Den unteren Extremitäten sind präganglionäre Fasern zugeordnet, die aus Th$_{10}$–L$_2$ stammen, sie verlaufen im Grenzstrang abwärts zu den lumbalen Ganglien L$_4$–L$_5$. Hier beginnen die postganglionären Fasern, die sich dem Plexus lumbalis, dann dem Nervus femoralis anschließen. Ein Teil der caudaleren präganglionären Fasern zieht zu den Sacralganglien S$_1$, S$_2$, S$_3$, deren postganglionäre Fasern mit dem Plexus sacralis, dann mit den Nervi ischiadicus und tibialis verlaufen.

Die sympathische Innervation der unteren Extremität entspricht den Rückenmarkssegmenten, welche für die efferente sympathische Innervation von Darm, Colon, Niere, Nebenniere, Rektum, Blase, Genitalien und Uterus zuständig sind. Aus dem Seitenhorn dieser Rückenmarksabschnitte entspringen die präganglionären Fasern für die oben erwähnten Organe, welche – wie oben erwähnt – mit dem Plexus lumbalis und sacralis zur unteren Extremität verlaufen.

Mit den Worten der traditionell-chinesischen Medizin heißt dies: ein Teil der mittleren und die untere Leibeshöhle hat Beziehung zu den unteren Extremitäten, die mittlere Leibeshöhle mit Darm, Colon, Niere, Nebenniere hat über ihre sympathischen Efferenzen Beziehung zu dem Plexus lumbalis, die untere Leibeshöhle, das Becken mit Rektum, Blase, Genitalien und Uterus, hat über die sympathischen Efferenzen Beziehung zum Plexus sacralis und über den N. ischiadicus zum lateralen Fußrand sowie zur Rückseite des Beines.

Die den Organen des Rumpfes und Abdomens sowie der oberen Extremität, bzw. den Organen des Abdomens und Beckens sowie der unteren Extremität jeweils gemeinsame efferente sympathische Innervation, könnte für die von den altchinesischen Ärzten angenommene Wechselwirkung zwischen inneren Organen und radialem und ulnarem, bzw. tibialem und fibularem Anteil der oberen bzw. unteren Extremität eine Erklärung bringen.

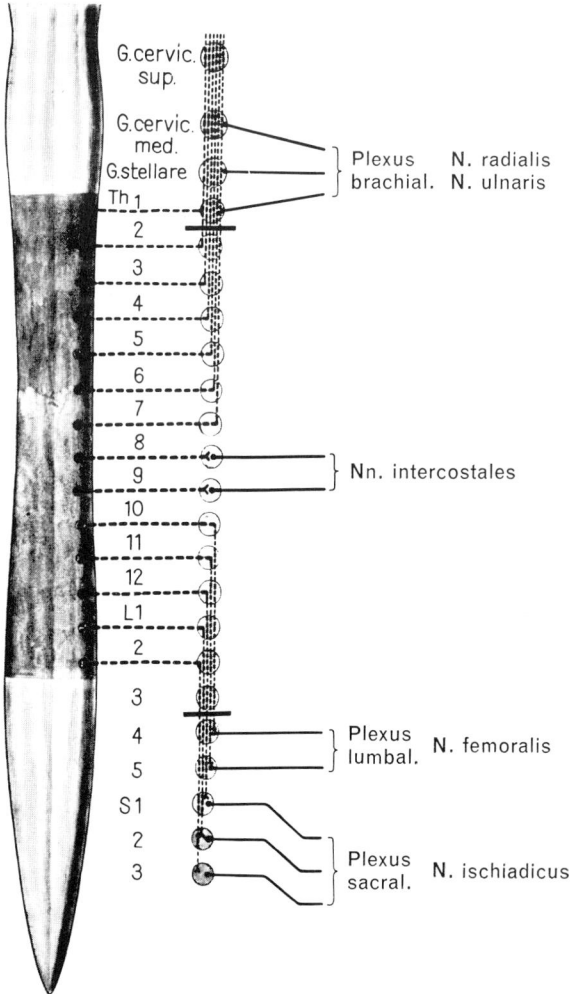

Sympathische efferente Innervation der Extremitäten (aus: M. MONNIER)

Die YU-(Zustimmungs)-P., welche bei Behandlung innerer Krankheiten ebenfalls immer genadelt werden, liegen als segmentale, lokale Punkte in jenen Segmenten der Körperoberfläche, in denen auch die segmentale Berührungshyperalgesie der Haut (HEADsche Zone), und die segmentale Druckhyperalgesie der tiefen Teile, d. h. der Muskulatur (MACKENZIEsche Zone), bei Erkrankungen innerer Organe auftreten.

Sieht man das Körperinnere in jene drei horizontalen Abschnitte gegliedert gedacht, welche die traditionell-chinesischen Ärzte als obere, mittlere, untere Leibeshöhle oder 3 E bezeichnen,

so läßt sich eine Beziehung
des oberen 3 E zum Ggl. stellatum,
des mittleren 3 E zum Ggl. coeliacum,
des unteren 3 E zum Ggl. mes. caudale erkennen.

Eine Akupunkturtherapie über die YU-(Zustimmungs)-P. könnte man, zumindest bezüglich der Lokalisation, mit einer „an die Peripherie verschobenen" Infiltration der großen sympathischen Ganglien vergleichen.

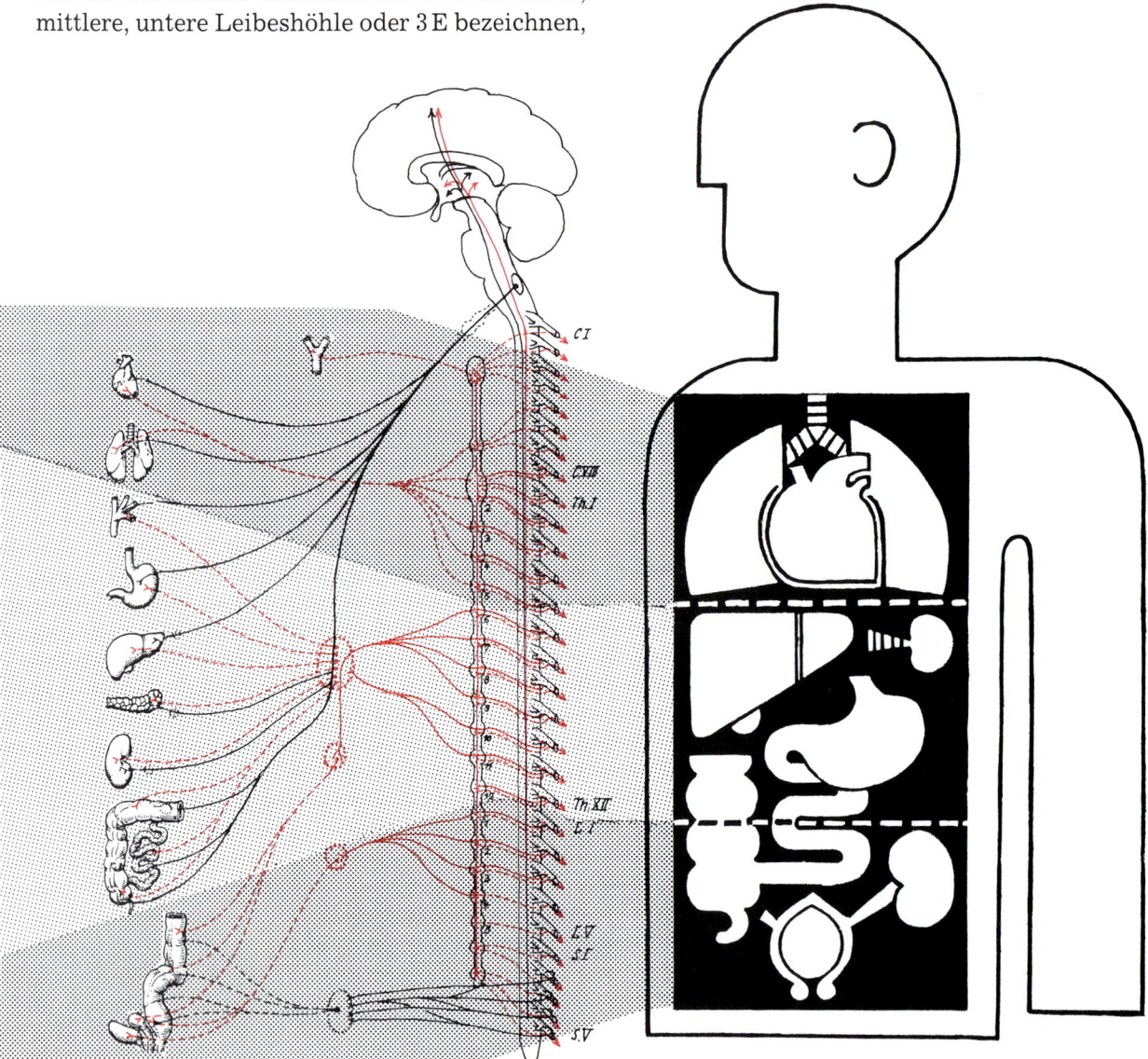

Ggl. stellatum	„oberer 3 E"
Ggl. coeliacum	„mittlerer 3 E"
Ggl. mesent. caud.	„unterer 3 E"

ERKRANKUNGEN DES RESPIRATIONSTRAKTES UND IHRE BEHANDLUNG MIT AKUPUNKTUR

Nach traditionell-chinesischer Medizintheorie beginnt der Respirationstrakt an der Nase und endet in den Lungenalveolen.

Bezugsorgan ist das Organ Lunge-FEI, der zugeordnete Körperabschnitt der Thorax.

Die hauptsächlich betroffenen Meridiane bei Erkrankungen des Respirationstraktes sind die gekoppelten Meridiane Lunge und Dickdarm (daumenseitiges Längsdrittel der oberen Extremität, entsprechend den Segmenten C 5/C 6). Störungen in der Funktion von Lunge-FEI, Erkrankungen des Respirationstraktes äußern sich – gemäß dieser Medizintheorie – in Husten und Kurzatmigkeit*).

Mitbetroffene Organe bei Erkrankungen des Respirationstraktes sind Niere-SHEN und Milz-PI.

In Worten aus der Segmentlehre ausgedrückt, heißt dies:

Die Lunge hat reflektorische Beziehung zu den Segmenten Th 3 – Th 9 an der Körperoberfläche, zum Thorax.

Hyperalgetische Zonen, die eine viscero-cutane und cuti-viscerale Reflexbeziehung bei Erkrankungen in diesem Organ ermöglichen, liegen in diesen Segmenten Th 3 – Th 9. Der Maximalpunkt nach HEAD liegt in den Segmenten Th 3 oder Th 4 (Höhe der Mamilla)**).

Die sympathische efferente Innervation, also die präganglionären Fasern für die Lunge, stammen aus Th 2 – Th 5.

Ebenfalls aus diesen Thorakalsegmenten entspringen die präganglionären sympathischen Fasern für die obere Extremität (Th 2 – Th 7), die nach Umschaltung in den oberen Grenzstrangganglien mit den Cervicalnerven C 6, 7, 8 und Th 1 – also mit dem Plexus brachialis (Nervus radialis und Nervus ulnaris) – zu den oberen Extremitäten ziehen.

Über diese gemeinsamen präganglionären sympathischen Fasern ist eine Beeinflussungsmöglichkeit von Lunge und den Segmenten der oberen Extremitäten gegeben. Die Lunge steht also nicht nur mit den Segmenten Th 3 – Th 9 (Thorax) sondern – über sympathische Fasern – auch mit den oberen Extremitäten in Beziehung.

Elektrische Reizung der efferenten sympathischen Nervenfasern von Th 2 – Th 6***) löst eine Bronchodilatation und Vasokonstriktion aus, Reizung der Segmente Th 2 – Th 7 bewirkt Vasokonstriktion, Hautblässe und Schweißsekretion in den oberen Extremitäten.

Der Reizeffekt über die parasympathischen efferenten Fasern bewirkt eine Bronchialkonstriktion und Sekretionssteigerung (MONNIER).

Viscero-visceral-Reflexe bei Erkrankungen der Lunge sind: Singultus, Erbrechen, Meteorismus, Verstopfung oder Durchfall, Harnsperre – somit Reflexe seitens des Verdauungstraktes und des Harntraktes.

Ganz analog diesen Viscero-visceral-Reflexen hat die altchinesische Medizintheorie schon vor vielen Jahrtausenden bei Erkrankungen der Lunge-FEI von einem Mitreagieren der Organe Milz-PI (Verdauungstrakt) und Niere-SHEN (Urogenitaltrakt) gesprochen.

---

*) Kurzatmigkeit QI QUAN wird häufig als Asthma übersetzt, bedeutet aber jede Art von Kurzatmigkeit oder Atemnot.
**) Dies entspricht der Lage von KG 17 (Hauptpunkt des Thorax).

***) Die Ausdehnung des sympathischen Reizeffektes ist abhängig davon, ob eine Reizung des Ramus communicans albus oder griseus erfolgt.

Eine der praktisch wichtigsten Störungen der Lungenfunktion ist die Bronchialobstruktion, wie sie z. B. bei Asthma bronchiale auftritt. Die Bronchialobstruktion ist das Resultat eines Muskelspasmus und einer veränderten Schleimproduktion, die beide einen erhöhten bronchialen Strömungswiderstand verursachen und damit eine vermehrte Arbeit der Atemmuskulatur erfordern.

Bei Anfällen von Asthma bronchiale ist die Atmung außerordentlich langsam, weil die Exspiration verlängert ist (BÜHLMANN in: MONNIER).

Nach traditionell-chinesischer Medizintheorie wird dieser Zusammenhang bei Störungen der Lungenfunktion folgendermaßen beschrieben: Die Balance zwischen Ausatmung (Funktion von Lunge-FEI) und Einatmung (Funktion von Niere-SHEN) ist gestört. Die Aufgabe von Lunge-FEI, die Luft zu verteilen und zu zerstreuen, ist gestört; eine erhöhte Schleimbildung läßt auf eine Mitreaktion von Milz-PI schließen. Das bei Asthma bronchiale zu beobachtende verlängerte Exspirium hatte die traditionell-chinesischen Ärzte zu der Annahme geführt, daß hier hauptsächlich eine Störung von Lunge-FEI vorliegt, da dieses Organ vor allem für die Ausatmung zuständig ist.

Beim Asthmaanfall spielen auch psychische Faktoren eine große Rolle. So beginnen, bei oft nur mäßig erhöhtem Strömungswiderstand, die Patienten aus Angst zu hyperventilieren, sodaß die größeren Ventilationsvolumina eine stark vergrößerte Atemarbeit und das Gefühl der Dyspnoe ergeben.

Ganz analog hat die traditionell-chinesische Medizin in inneren psychischen Faktoren, insbesondere in der Angst (Bezug zu Niere-SHEN) eine Mitursache für Asthma bronchiale-Anfälle gesehen, und versucht, diese Beziehung auch therapeutisch zu berücksichtigen, indem Punkte, die zu Niere–Blase und damit zum inneren psychischen Faktor Angst – zum Rücken – Beziehung haben, mit in das Punkt-Kombinationsschema eingebaut wurden.

Nach BÜHLMANN kommt es bei psychischen Störungen der Atmung ohne jede organische Grundlage praktisch immer zu einer Hyperventilation mit respiratorischer Alkalose, wobei charakteristischerweise die Atemmittellage stark inspiratorisch verschoben ist und die Patienten einen „aufgeblasenen" Eindruck machen. Die durch die respiratorische Alkalose ausgelöste Müdigkeit, ebenso wie der „aufgeblasene" Eindruck, haben vermutlich die traditionell-chinesischen Ärzte dazu veranlaßt, dieses Krankheitsbild vor allem auf eine Störung im Funktionskreis Milz-PI zurückzuführen. Milz-PI-Schwäche (PI QI XU): Müdigkeit, aufgedunsenes, aufgeblähtes Abdomen, Verdauungsschwäche, Zwerchfellhochstand.

Der von den altchinesischen Ärzten angenommene funktionelle Zusammenhang zwischen Respirationstrakt und Digestionstrakt ist aber nicht nur entwicklungsgeschichtlich verständlich oder wird durch die Viscero-Visceral-Reflexe bestätigt, sondern auch durch moderne Untersuchungen aus der Atemphysiologie. BÜHLMANN weist darauf hin, daß Patienten mit chronischem Asthma bronchiale statistisch gehäuft an einem Ulcus ventriculi bzw. duodeni leiden. Dabei ist noch nicht geklärt, ob ein erhöhter Vagotonus die übergeordnete Ursache für Bronchialspasmen oder pathologische Magensaftsekretion darstellt, oder beides im Sinn eines chronischen Streß aufzufassen ist. BÜHLMANN nimmt an, daß die arteriellen Blutgase die Magensaftsekretion direkt beeinflussen, da experimentell nachgewiesen ist, daß das pH des Magensaftes während einer durch künstliche Hypoventilation herbeigeführten respiratorischen Azidose absinkt.

Auch diese Untersuchungen erhärten jene von den altchinesischen Ärzten angenommene Beziehung zwischen Funktionen des Respirationstraktes und des Verdauungstraktes.

Auch aus der Praxis ist bekannt, daß Asthma bronchiale, Neurodermitis, Colitis in der Familienanamnese gehäuft vorkommen (Lunge–Haut–Darm), daß Brechmittel und Asthmamittel (Milz-PI und Lunge-FEI) pharmakologisch ähnlich sind u. a.

Übersicht Respirationstrakt

Übereinstimmendes zwischen

trad.-chin. Medizintheorie **und Segmentlehre**

---

hauptsächlich betroffene Organe ZANG:	**Viscero-visceral-Reflexe bei Erkrankungen**
Lunge-FEI	der Lunge: seitens des
Niere-SHEN	Urogenitaltraktes
Milz-PI	Digestionstraktes

---

empfohlene Akupunktur-Punkte bei Erkrankungen des Respirationstraktes:

Beziehung zu Lunge-FEI:
Lu 7, Lu 9, B 13, B 17

Beziehung zu Niere-SHEN:
N 5^B = 3^{CH}, B 23, KG 4

Beziehung zu Milz-PI:

B 20, B 21, KG 12, M 36, MP 6

algetische und vegetativ-reflektorische Projektionsareale:

Segmentbezug Lunge–Trachea:
Th 3 – Th 9 und Arm

Segmentbezug Niere–Blase–Genitale:
Th 10 – S 2

Segmentbezug Magen–Milz–Pankreas–Duodenum:
Th 8 – L 2

Übersicht nach traditionell-chinesischer Medizintheorie

Krankhafte Störungen des Respirationstraktes	Erscheinungsbild der Krankheit
Fülle-SHI:	
Symptomenbild: FENG–HAN „Zugluft–Kälte"	Husten und weißer, schleimiger Auswurf bei beginnenden Erkältungssymptomen
TAN–RE „Zähflüssigkeit–Hitze"	Husten mit zähem, schleimig-eitrigem Auswurf bei Erkältungssymptomen
Schwäche-XU:	
Symptomenbild: FEI QI XU „Lungen-QI-Schwäche"	Kurzatmigkeit, Störung der Ausatmung, Schweißausbruch bei Bewegung, Atemnot beim Sprechen
Symptomenbild: SHEN QI XU „Nieren-QI-Schwäche"	Kurzatmigkeit bei Belastung, Störung der Einatmung, Kältegefühl, leise Stimme
Symptomenbild: PI WEI QI XU „Milz-Magen-QI-Schwäche"	Völlegefühl, Meteorismus, Zwerchfellhochstand, Appetitstörungen, Kraftlosigkeit, blasse Hautfarbe

Übersicht der Erkrankungen des Respirationstraktes

traditionell-chinesisches Einteilungsprinzip	westlich-naturwissenschaftliches Einteilungsprinzip

Fülle-SHI-Krankheiten:

Symptomenbild: FENG–HAN „Wind–Kälte"	akute katarrhalische Infekte des Respirationstraktes Husten mit serösem Sekret
TAN–RE „Zähflüssigkeit–Hitze"	akute Bronchitis Husten mit zäh-klebrigem, schleimig-eitrigem Exsudat

Schwäche-XU-Krankheiten:

Symptomenbild:
FEI QI XU
„Lungen-QI-Schwäche"
PI QI XU
„Milz-QI-Schwäche"   chronische Bronchitis
SHEN QI XU   Asthma bronchiale
„Nieren-QI-Schwäche"

Kommentar zur Punkte-Auswahl:

Bei **Erkrankung eines ZANG-Organs** sollen
der **YUAN-(Quell)-Punkt** dieses Meridians und
der **YU-(Zustimmungs)-Punkt** am Rücken
behandelt werden.

Erkrankungen von Lunge-FEI
Basis-Punkte:

Lu 9 – YUAN-(Quell)-Punkt des Lungen-
Meridians
B 13 – YU-(Zustimmungs)-Punkt der Lunge

Zusatz-Punkte:

Beziehung zu Milz-PI:
B 20, B 21, M 36, MP 6

Beziehung zu Niere-SHEN:
B 23, N 5^B = 3^{CH}
KG 17 – Haupt-Punkt des Thorax, Haupt-
Punkt des QI des Körpers
KG 22 – lokal wirkender Punkt für den
Respirationstrakt
Neu-P. 45 – symptomatischer Punkt bei Kurz-
atmigkeit

Erkrankungen des Respirationstraktes
Fülle-SHI-Typ

Akute katarrhalische Entzündungen der oberen Luftwege – Bronchitis, Tracheitis

Symptomenbild:
FENG–HAN
„Zugluft–Kälte"

Nach traditionell-chinesischer Medizintheorie dringen Kälte-HAN und Zugluft-FENG als äußere Krankheitsfaktoren von der Körperoberfläche aus zur Lunge vor und stören deren Funktion. Die Lunge kann deshalb ihrer Aufgabe nicht nachkommen das Lungen-QI zu verteilen, d. h. die „Lungenfunktion" ist gestört.

Da das Lungen-QI durch diese Störung nicht bis zur Haut vordringen kann, kommt es auch zu fehlender Schweißsekretion, welche eine reduzierte Abwehrkraft anzeigt (die körpereigene Abwehr wurde demnach im alten China der Haut zugeschrieben; dies stimmt mit modernen immunologischen Ansichten durchaus überein).

Subjektive Symptomatik:

Fieber und Kopfschmerzen,
allgemeines Krankheitsgefühl,
Husten, Halsschmerzen, verlegte Nase,
Auswurf von serösem, schleimigen Sekret.

Zungenbelag: weiß, dünn,
Puls: schwimmend, kräftig.

Punkte-Wahl nach traditionell-chinesischen Überlegungen:

„Zerstreue Wind und Kälte,
stärke das Lungen-QI,
stoppe die Atembeschwerden"
Di 4
Lu 7
B 13 oder B 12
G 20

Halsschmerz vordergründig: Di 4, Lu 7
Hustenreiz vordergründig: Di 6, Lu 9

Kommentar zur Punkte-Auswahl:

Di 4 und Lu 7 zerstreuen Wind-FENG und Kälte-HAN, fördern die Ausbreitung des Lungen-QI;

B 13 beeinflußt das Lungen-QI, welches von diesem Punkt aus zu anderen Körperstellen wandert;

B 12 und LG 13 zerstreuen Wind-FENG und beeinflussen die Oberflächen-BIAO-Symptome.

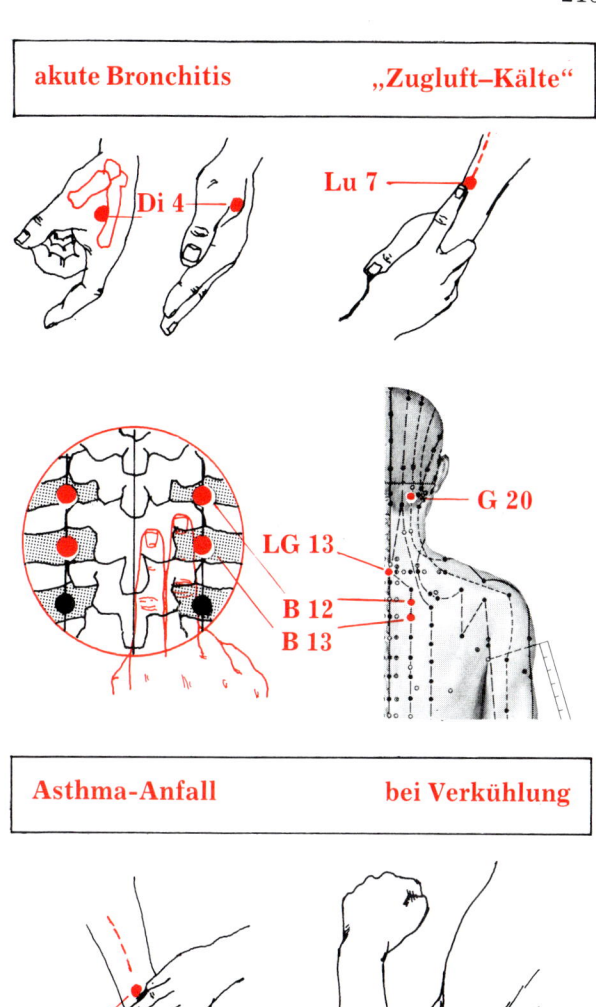

akute Bronchitis   „Zugluft–Kälte"

Wenn ein grippaler Infekt oder eine Verkühlung befürchten lassen, daß ein Asthmaanfall ausgelöst wird, so empfiehlt sich folgende Punkt-Kombination:

3 E 5
LG 13
Di 4 oder Di 11
B 12

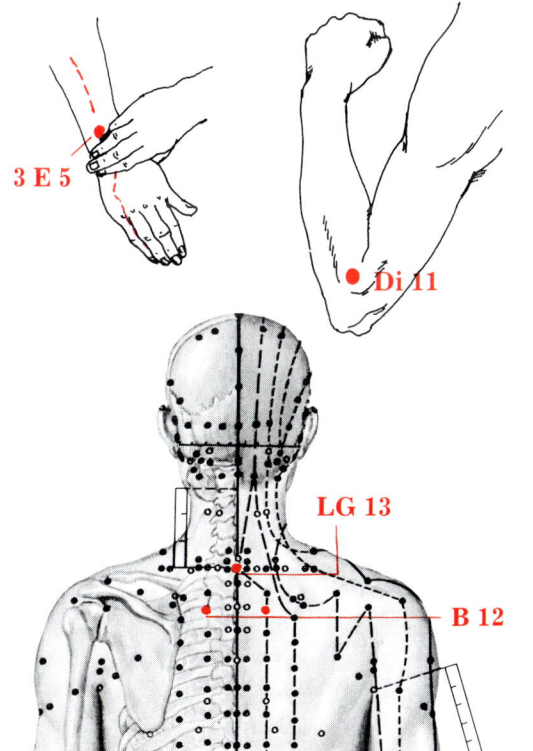

Asthma-Anfall   bei Verkühlung

Chronische Tracheobronchitis

Symptomenbild:
TAN–RE
„Zähflüssigkeit–Hitze"

Bei längerdauernder Entzündung der oberen Luftwege kommt es zu einer Umwandlung von Kälte-HAN und Zugluft-FENG in Hitze-RE und Schleim-TAN.

Dies beeinflußt Lunge-FEI, weshalb das normalerweise nach unten strömende Lungen-QI aufwärts steigt und so einen Hustenreiz auslöst.

Subjektive Symptomatik:

Husten mit schleimig-eitrigem bis zäh-klebrigem Auswurf,
rasche Atmung und kräftiges Exspirium,
Beklemmungsgefühl am Thorax.

Zungenbelag: gelb und körnig,
Puls: kräftig, rasch.

Punkte-Wahl nach traditionell-chinesischen Überlegungen:

„Zerstreue Hitze-RE und TAN,
senke das Lungen-QI,
stoppe die Atembeschwerden."
Lu 5, Lu 10, Lu 11
M 40
KG 22
Neu-P. 45

Kommentar zur Punkte-Auswahl:

Lu 5 (HE-Punkt),
Lu 10 (RONG-Punkt des Lungen-Meridians),
diese Punkte können Flüssigkeit und Hitze in diesem Funktionskreis zerstreuen.
Lu 11 kann einen lokalen Aderlaß erhalten,
M 40 ist der Haupt-Punkt für die TAN-Symptomatik,
KG 22 senkt das Lungen-QI,
Neu-P. 45 – symptomatischer Punkt aus klinischer Erfahrung.

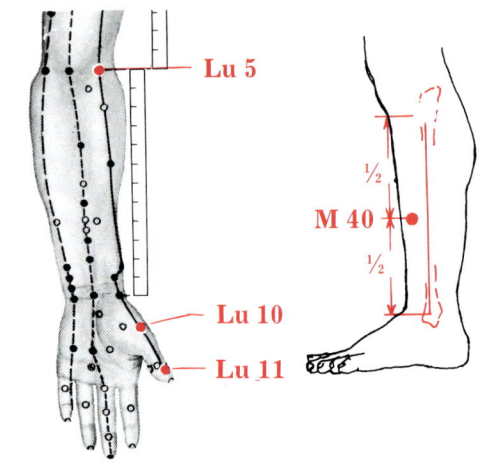

chron. Bronchitis   „Zähflüssigkeit–Hitze"

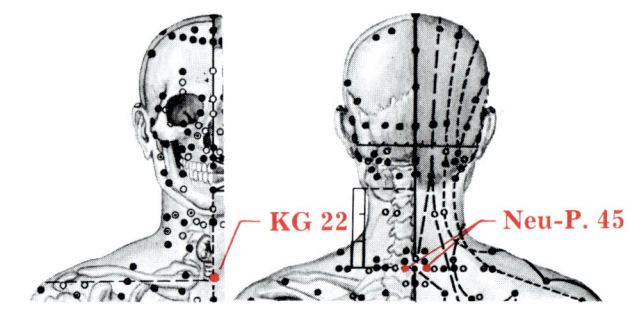

Erkrankungen des Respirationstraktes
Schwäche-XU-Typ

Chronische Bronchitis, chronisches Asthma bronchiale

Symptomenbild:
Schwäche von a) Lunge-FEI, b) Niere-SHEN, c) Milz-PI

Die Schwäche-XU-Typen bei Erkrankungen von Lunge-FEI haben als Leitsymptom Husten und Dyspnoe. Je nach den vorherrschenden Symptomen unterscheidet man eine QI-Schwäche von Lunge-FEI, Milz-PI, Niere-SHEN.

Fast immer liegt eine Kombination von Lunge-FEI und Niere-SHEN bzw. Lunge-FEI und Milz-PI-Schwäche vor.

Die entsprechende Punkt-Kombination berücksichtigt Punkte dieser Meridiane.

Chronische Bronchitis, chronisches Asthma bronchiale

a) Symptomenbild:
    FEI-QI-XU
    „Lungen-QI-Schwäche"

Subjektive Symptomatik:

Kurzatmigkeit,
leise, kraftlose, schwache Stimme,
Atembeschwerden beim Sprechen,
Schweißausbruch bei Bewegung.

Zungenbelag: weiß und dünn,
Puls: schwach.

Punkte-Wahl nach traditionell-chinesischen Überlegungen:

„Stärke das QI der Lunge" (BU FEI QI)
Reizdosis: schwach, eventuell Moxibustion.
Lu 9
B 13, B 38^B = 43^{CH}
KG 17 oder KG 22, KG 12
M 36

Kommentar zur Punkte-Auswahl:

Moxibustion an B 38^B = 43^{CH} kann das QI des Körpers, im besonderen das Lungen-QI, stärken.

KG 17 ist der Konfluenz-Punkt vom QI aller 6 Meridiane; dieser Punkt soll nur schwach gereizt und eventuell mit Moxibustion behandelt werden.

M 36 und KG 12 kräftigen Milz-PI und Magen-WEI und stärken indirekt dadurch Lunge-FEI, da der Lungen-Meridian im mittleren 3 E entspringt und daher zu Milz-PI und Magen-WEI Beziehung hat.

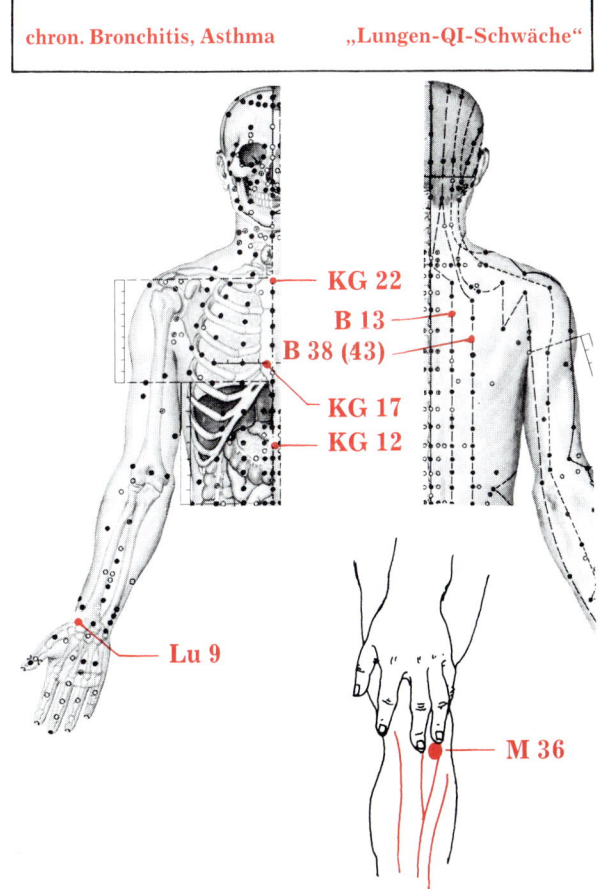

chron. Bronchitis, Asthma   „Lungen-QI-Schwäche"

KG 22
B 13
B 38 (43)
KG 17
KG 12
Lu 9
M 36

Chronische Bronchitis, chronisches Asthma bronchiale

b) Symptomenbild:
SHEN QI XU
„Nieren-QI-Schwäche"

Bei diesem Krankheitsbild treten neben den Leitsymptomen Husten und Atemnot auch charakteristische Symptome, welche eine Beziehung zu Niere-SHEN erkennen lassen, auf.

Ein wesentliches Charakteristikum einer Nieren-SHEN-QI-Schwäche ist die Angst vor Kälteeinwirkung und ein subjektives Kältegefühl.

Subjektive Symptomatik:

starke Kurzatmigkeit,
Atembeschwerden bei Belastung,
die Einatmung ist erschwert,
Angst vor Kälteeinwirkung,
kalte Extremitäten,
leise Stimme.

Zungenbelag: dünn, weiß,
Puls: tief, fein, schwach.

Punkte-Wahl nach traditionell-chinesischen Überlegungen:

„Stärke die Niere, damit diese das QI halten kann" (BU SHEN NA QI)
B 23
LG 4, LG 11
KG 6, KG 17
(Abb. 4)

Die Punkte mit Beziehung zu Niere-SHEN sollen eine bessere Senkung des Zwerchfells und bessere Beweglichkeit der Thoraxwandmuskulatur bewirken.

Kommentar zur Punkte-Auswahl:

LG 4 stärkt Niere-SHEN, insbesondere das YANG von Niere-SHEN, wodurch das QI festgehalten werden kann.

LG 11 soll eine Moxibustion mit Hilfe eines Räucherstäbchens erhalten. Durch diese Moxibustion kann das YANG des ganzen Körpers und das Kältegefühl der vier Extremitäten gebessert werden.

KG 6 beeinflußt das QI des ganzen Körpers; KG 17 ist der Kreuzungs-Punkt vom QI aller Meridiane und hat zusammen mit KG 6 eine Wirkung auf YANG und QI im Menschen. Diese beiden Punkte sollen bei allen YANG- und QI-Schwächezuständen angewendet werden, in beiden Fällen jedoch nur schwach gereizt und eventuell mit einer schwachen Moxibustion erwärmt werden. In der bildhaften Bezeichnung der Punkte wird KG 17 als das „obere Meer der Energien", KG 6 als das „untere Meer der Energien" bezeichnet.

B 23 und LG 4 beeinflussen direkt die Nieren-QI-Schwäche und damit die Einatmungs-Störung.

KG 6 und KG 17 beeinflussen indirekt die Nieren-QI-Schwäche.

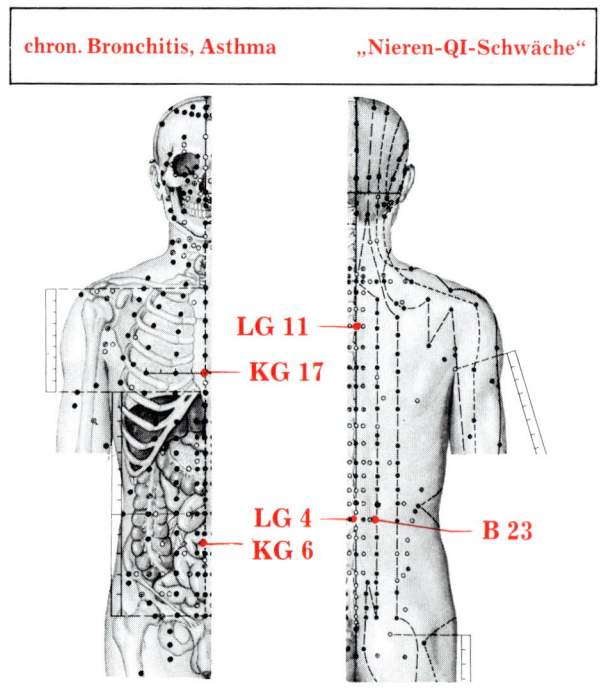

chron. Bronchitis, Asthma   „Nieren-QI-Schwäche"

LG 11
KG 17
LG 4
KG 6
B 23

Beispiel: chronische Bronchitis, Asthma bronchiale

Symptomenbild: **Lungen-FEI- und Nieren-SHEN-Schwäche:**

Meistens handelt es sich bei diesen Fällen um chronische, lang bestehende Beschwerden, bei denen ein reduzierter Allgemeinzustand und eine allgemeine Schwäche vorliegen.

Subjektive Symptomatik:

Kurzatmigkeit,
leiser Reizhusten,
Atembeschwerden beim Sprechen, bei Belastung,
Schweißausbruch bei geringer Belastung,
Angst vor Kälteeinwirkung,
subjektives Kältegefühl,
leise, kraftlos schwache Stimme.

Zungenbelag: dünn, weiß, trocken,
Puls: schwach.

Punkte-Wahl nach traditionell-chinesischen Überlegungen:

„Stärke das QI der Lunge und Niere"
Beziehung zur Lunge-FEI:
Lu 9, B 13

Beziehung zur Niere-SHEN:
N 5^B = 3^{CH}
B 23
KG 4

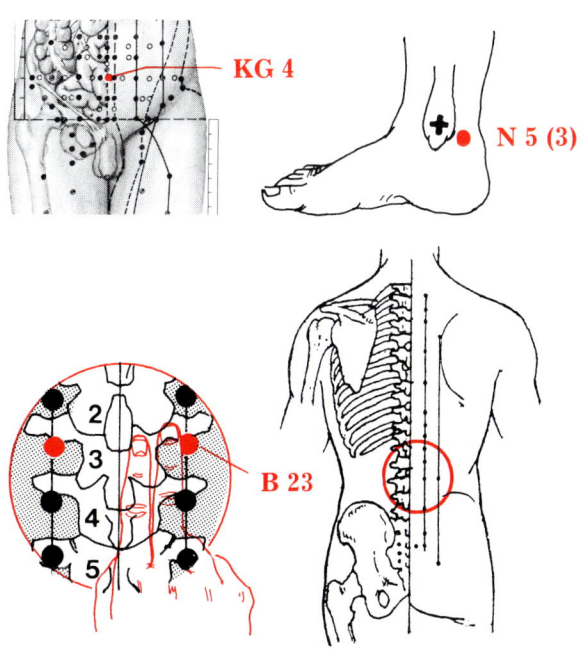

chron. Bronchitis, Asthma   „Lunge-Niere-QI-Schwäche"

B 13

Lu 9

KG 4

N 5 (3)

B 23

218

Chronische Bronchitis, chronisches Asthma bronchiale

c) Symptomenbild:
PI QI XU
„Milz-QI-Schwäche"

Neben den Leitsymptomen von Atemnot und Husten hat dieses Beschwerdebild auch Symptome, welche die traditionell-chinesischen Ärzte dem Funktionskreis Milz-PI zuordnen. So z. B. Völlegefühl, Zwerchfellhochstand, Appetitstörungen u. a.

Subjektive Symptomatik:

mäßige Atemnot,
rasselndes Atemgeräusch,
lange Krankheitsdauer,
Störungen des Flüssigkeitshaushaltes,
Völlegefühl und Blähungen,
Appetitstörungen,
Kraftlosigkeit der Extremitäten,
leise, kraftlose Stimme,
auffallend blasse Hautfarbe.

Zungenbelag: weiß, körnig,
Puls: schwach.

Punkte-Wahl nach traditionell-chinesischen Überlegungen:

„Stärke das QI der Lunge durch Stärkung von Milz-PI" (BU PI)
B 20
KG 12
Lu 9
M 40, M 36

Kommentar zur Punkte-Auswahl:

K 12, M 36, B 20 beeinflussen den Funktionskreis Magen–Milz–Pankreas;
Lu 9, YUAN-(Quell)-Punkt des Lungen-Meridians, beeinflußt die Lunge;
M 40, Haupt-Punkt für TAN-Symptomatik mit Beziehung zu Milz-PI.

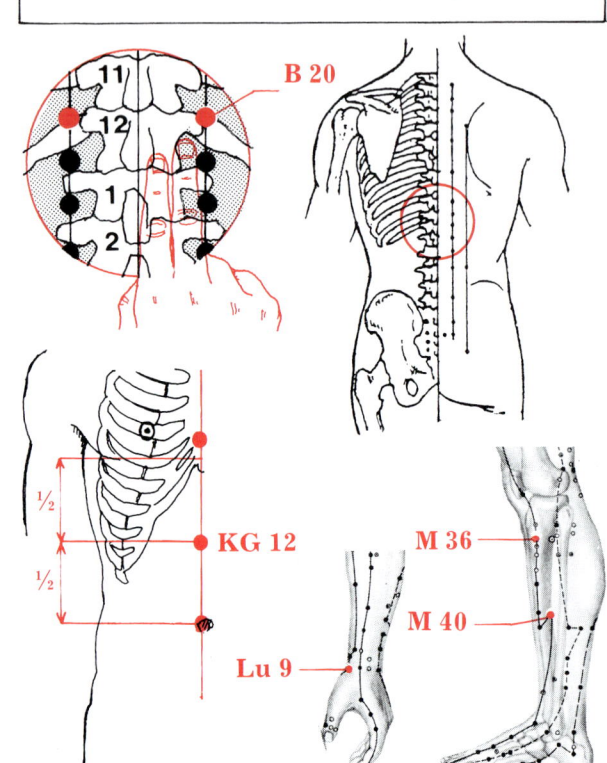

chron. Bronchitis, Asthma   „Milz-QI-Schwäche"

B 20

KG 12

M 36

M 40

Lu 9

Beispiele: chronische Bronchitis, Asthma bronchiale

Symptomenbild: **Lunge-FEI- und Milz-PI-Schwäche:**

Schwäche-XU-Typen sollen nur wenige Punkte erhalten und die YU-(Zustimmungs)-Punkte am Rücken nur sehr oberflächlich gestochen erhalten, mit einer Verweildauer von max. 15 Minuten.

Zwei Punkt-Kombinationen haben sich bei Vorherrschen einer Lunge-FEI- und Milz-PI-Schwäche bei chronischer Bronchitis und chronischem Asthma bronchiale bewährt:

a) M 36, B 13, B 20, B 21, Neu-P. 45

b) KG 22, KG 17, Lu 9, M 36, MP 6
   evtl. MP 3

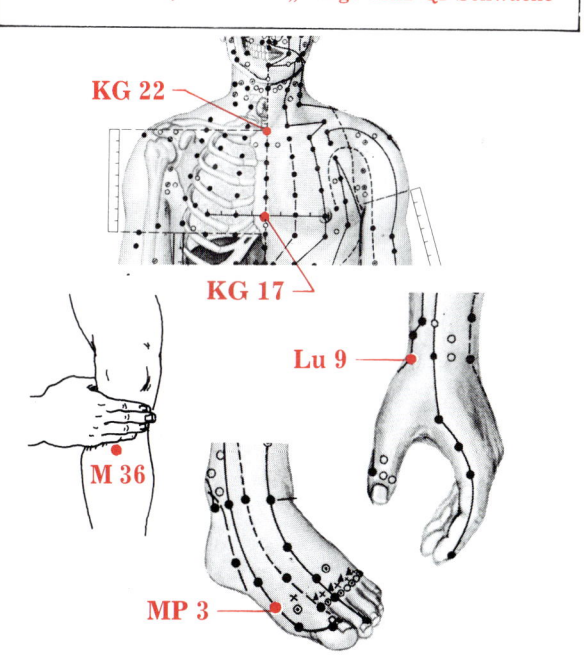

chron. Bronchitis, Asthma   „Lunge-Milz-QI-Schwäche"

Neu-P. 45
B 13
M 36
B 20
B 21

chron. Bronchitis, Asthma   „Lunge-Milz-QI-Schwäche"

KG 22
KG 17
Lu 9
M 36
MP 3

Punkte-Auswahl nach der vorherrschenden Symptomatik

Je nach der vorherrschenden Symptomatik werden zu den Basis-Punkten Lu 9, B 13, KG 22 und/oder Neu-P. 45 folgende Punkte hinzugefügt:

a) **bei reichlichem Sputum:**
   M 40, KG 12

b) **bei Kurzatmigkeit und starkem Druckgefühl** im Thorax, sowie bei Palpitationen:
   KS 6

c) **bei Auftreten einer Verkühlung:**
   Lu 7, Di 4
   G 20
   B 13

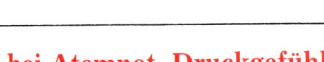

bei reichl. Sputum

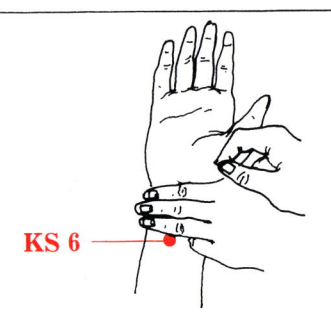

bei Atemnot, Druckgefühl

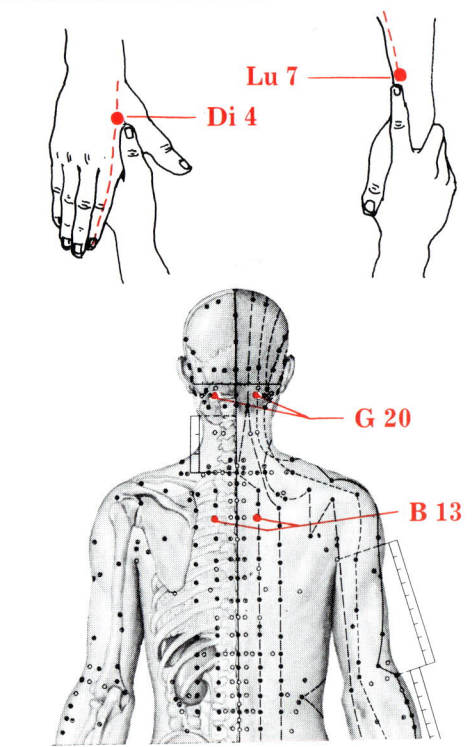

bei Verkühlung

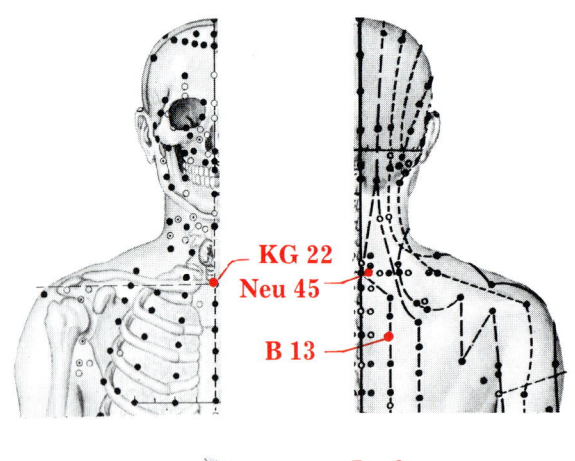

Basis-Punkte Lunge

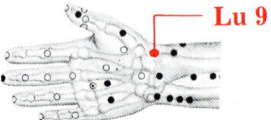

Punkte-Auswahl abhängig von der Dauer der Krankheit:

Eine weitere Möglichkeit, die Punkte auszuwählen oder bei einer zu großen Zahl von Punkten zu selektieren, ist folgende:

Je nach der Dauer der Krankheit werden
Punkte der YANG-Meridiane (kurzzeitige Anamnese)
oder
Punkte der YIN-Meridiane (lange Anamnese)
gewählt.

1. Besteht die Krankheit erst seit kurzer Zeit, so finden sich viele Oberflächen-BIAO-Symptome (wie z. B. Fieber, Kopfschmerzen, Schweißausbruch).

In diesen Fällen werden YANG-Meridiane der oberen Körperhälfte berücksichtigt:

obere Hälfte des Blasen-Meridians,
obere Hälfte des Lenkergefäßes,
obere Hälfte des Dickdarm-Meridians

B 11, B 12, B 13
Di 1, Di 4, Di 11
LG 22, LG 19, LG 15, LG 13
G 20

Merksatz:

kurze Anamnese,
Punkte der YANG-Meridiane der oberen Körperhälfte.

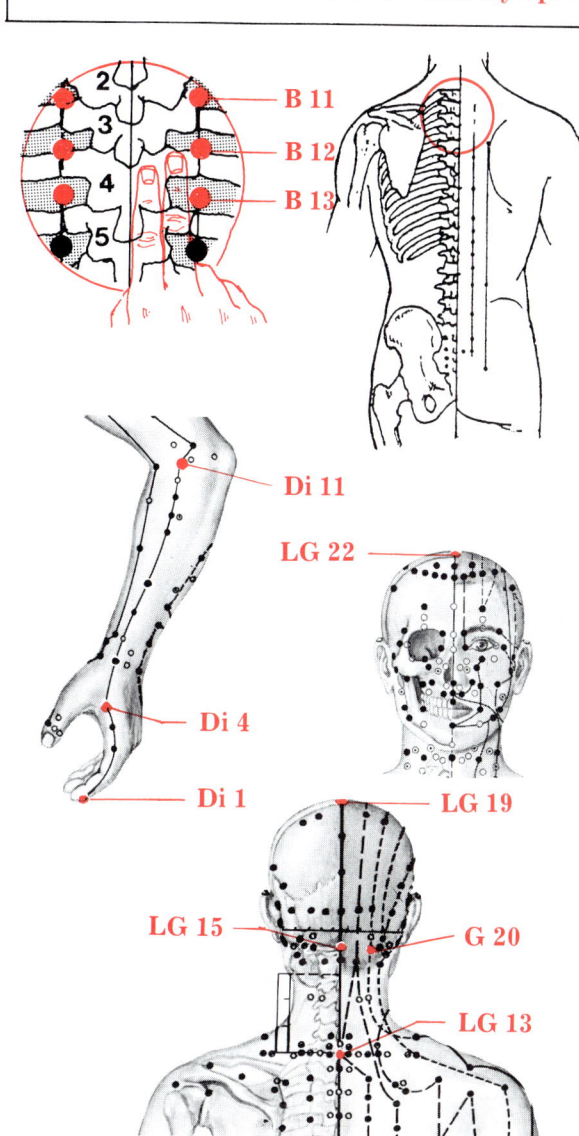

kurze Anamnese   Oberfl.-BIAO-Sympt.

B 11
B 12
B 13
Di 11
LG 22
Di 4
Di 1
LG 19
LG 15
G 20
LG 13

2. Besteht die Krankheit längere Zeit, so treten die Oberflächen-BIAO-Symptome (Fieber, Kopfschmerzen, Schweißausbruch) in den Hintergrund, der Gesundheitszustand ist relativ gut.

In diesen Fällen werden YANG- und YIN-Meridiane der oberen Körperhälfte berücksichtigt:

Lu 1, Lu 5, Lu 7, Lu 9
Di 4, Di 11
B 13
KG 17, KG 22
LG 13

Merksatz:

längere Anamnese,
Punkte der YANG- und YIN-Meridiane der oberen Körperhälfte.

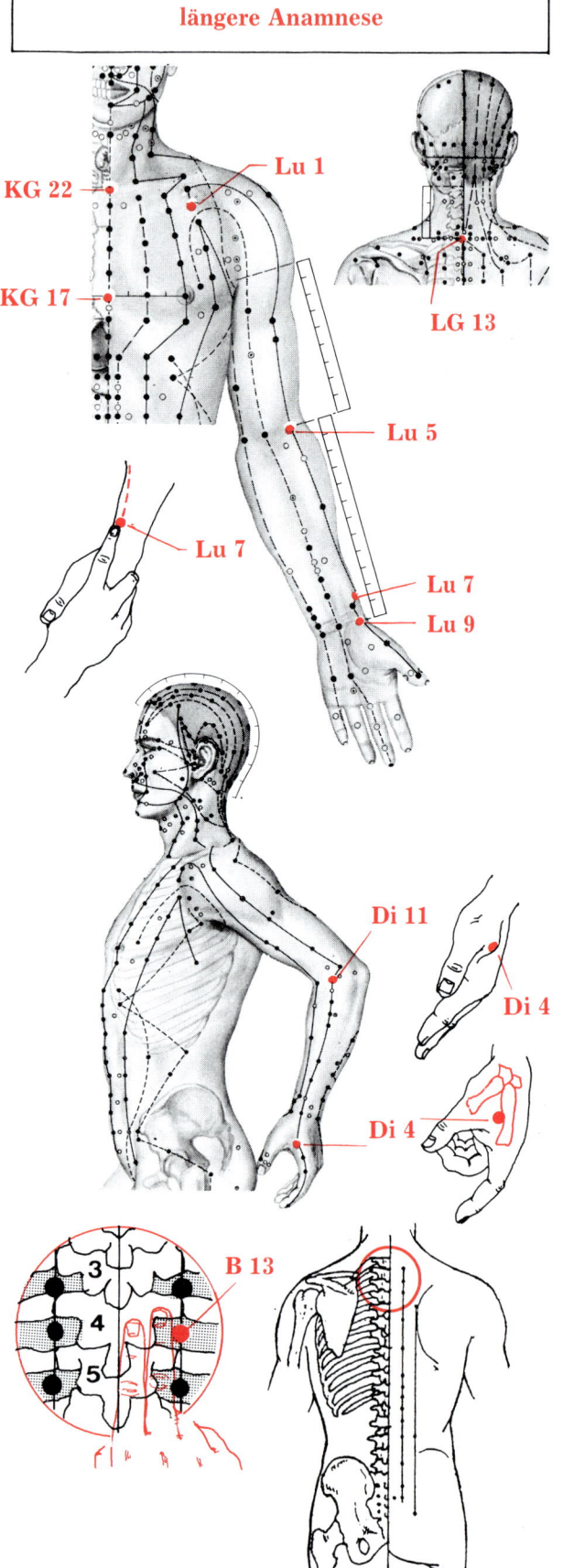

längere Anamnese

KG 22

Lu 1

KG 17

LG 13

Lu 5

Lu 7

Lu 7

Lu 9

Di 11

Di 4

Di 4

B 13

3. Besteht die Krankheit lange Zeit, so treten Kurzatmigkeit, Schweißausbruch, trockene Schleimhäute, insbesondere im Nasen-Rachen-raum und Mund auf, der Allgemeinzustand ist reduziert, der Patient geschwächt (Innen-LI-Symptome).

In diesen Fällen werden die YIN-Meridiane der oberen und der unteren Körperhälfte berücksichtigt:

KG 6, KG 17
Lu 1, Lu 5, Lu 9
N 1, N 2, N 3^B = 6^{CH}, N 5^B = 3^{CH}, N 7

Merksatz:

lange Anamnese,
Punkte der YIN-Meridiane der oberen und unteren Körperhälfte.

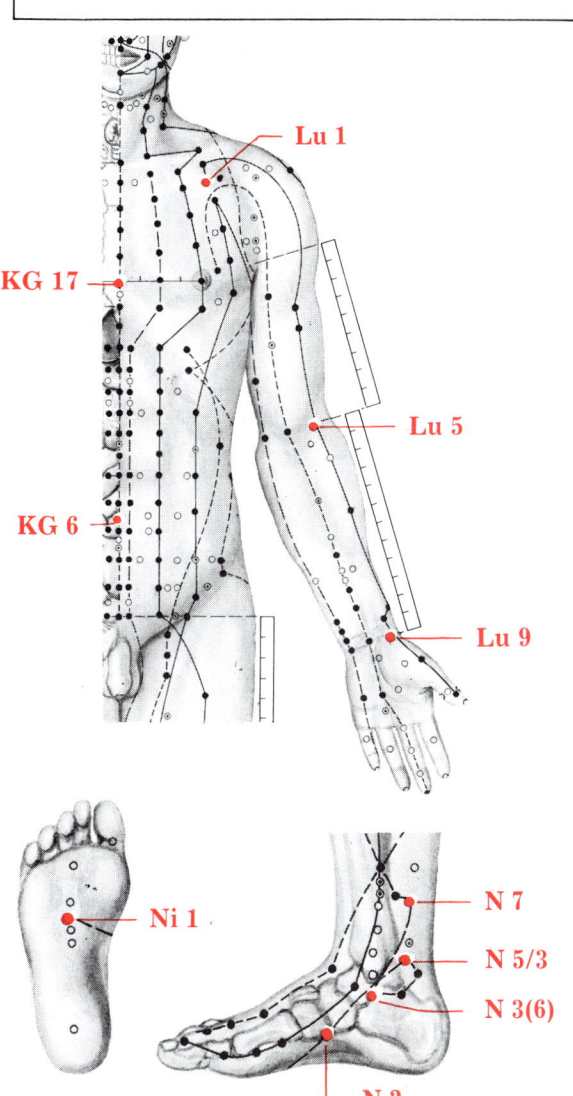

lange Anamnese   Innen-LI-Sympt.

Lu 1
KG 17
Lu 5
KG 6
Lu 9
Ni 1
N 7
N 5/3
N 3(6)
N 2

224

Empfohlene Punkt-Kombinationen bei Asthma bronchiale, die auf die moderne Diagnose Bezug nehmen:

Allergisches Asthma bronchiale:

G 20
LG 13
B 12, B 13, B 15, B 17
M 36
MP 6

Die YU-(Zustimmungs)-Punkte am Rücken sollen nur oberflächlich gereizt werden, M 36 und MP 6 eine kräftige Reizung erhalten.

Asthma bronchiale bei Emphysem:

Bei diesem Beschwerdebild wird sehr oft zusätzlich eine Moxibustion angewendet:

B 13 Moxibustion
B 23 Nadelung
KG 6 Moxibustion
M 36 Nadelung
M 18 Moxibustion

Auch eine Schröpfbehandlung am Rücken kann diese Beschwerden günstig beeinflussen.

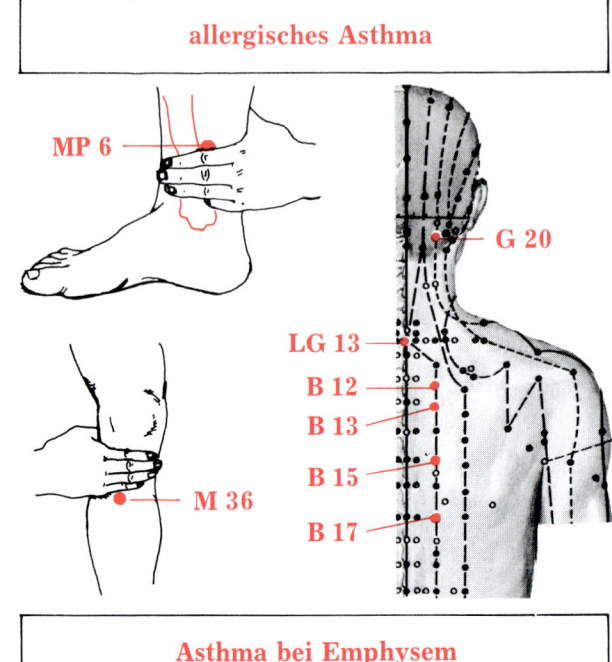

allergisches Asthma

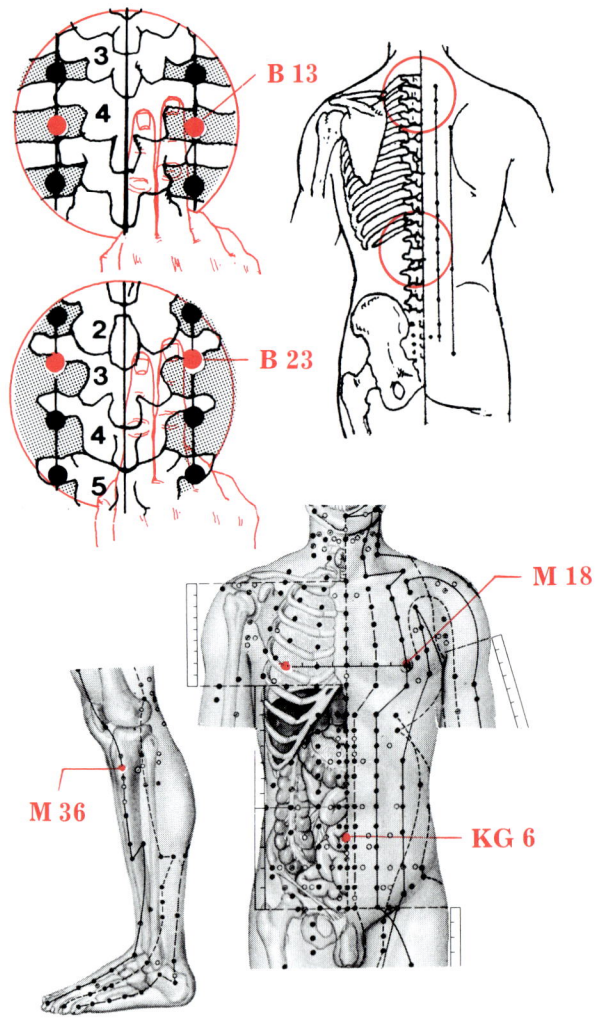

Asthma bei Emphysem

Im Anfall von Asthma bronchiale:

Lu 6
Lu 10
M 9
Neu-P. 45

In diesem Fall liegt meistens ein Fülle-SHI-Typ vor, daher erfolgt eine kräftige Reizung eventuell mit einer elektrischen Reizverstärkung, die bis zu einer Stunde lang dauern kann.

Die Reizung erfolgt symmetrisch, an den Punkten
Lu 6 beidseits
Lu 10 beidseits
Neu-P. 45 beidseits.

Vorsicht ist bei der Reizung von Lu 6 und Lu 10 geboten (Reizleitungsstörungen).

Asthma bei Cortison-Therapie:

Nach Angabe unserer chinesischen Lehrer sind hier die Akupunktur-Erfolge schlecht, trotzdem ist es möglich, Cortison einzusparen.

B 23
LG 4
N 5^{B} = 3^{CH}

Je chronischer und je länger das Asthma besteht, je mehr Cortison-Gabe vorausgegangen ist, desto schwieriger sind die Erfolge zu erzielen. Auch ein substantielles Emphysem ist kaum mehr beeinflußbar.

Nach Auskunft unserer chinesischen Lehrer ist Bronchitis heilbar, chronisches Asthma bronchiale nur schwer heilbar, fallweise zu bessern.

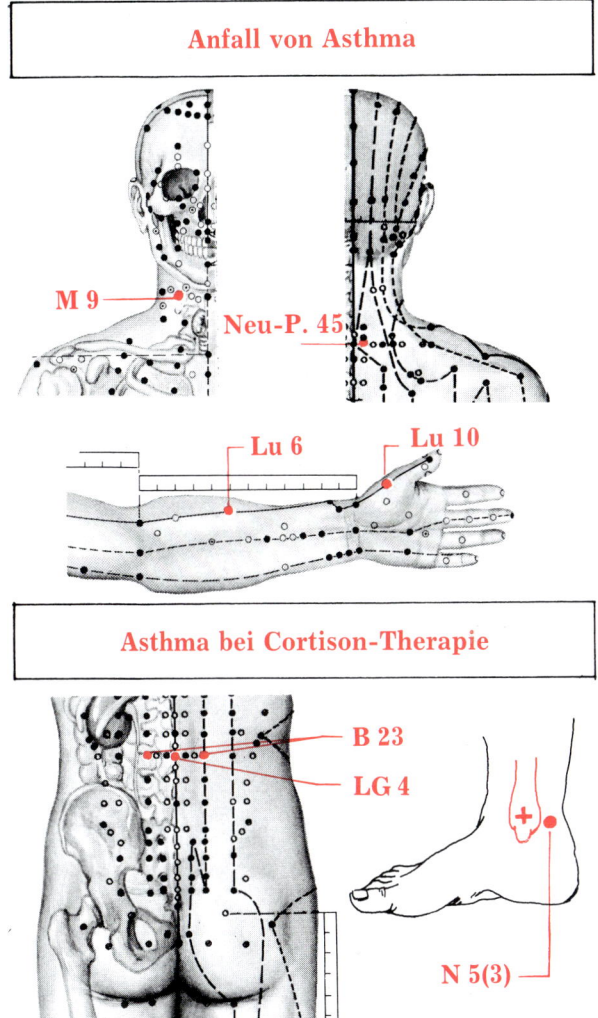

Anfall von Asthma

M 9 — Neu-P. 45 — Lu 6 — Lu 10

Asthma bei Cortison-Therapie

B 23 — LG 4 — N 5(3)

Eine weitere Therapie-Möglichkeit beim chronischen Asthma bronchiale ist die sog. Pflasterapplikation. Diese beruht auf einer Therapie, welche im Sommer angewendet wird („das YANG soll im Sommer gestärkt werden"). Alle 10 Tage lang wird ein Pflaster auf die Punkte B 13, B 15, B 17 geklebt und soll 4–5 Stunden lang verweilen. Die Therapie erfolgt 3mal während eines Sommermonates und 1mal pro Jahr.

Bei leichteren Fällen ist auch eine Dauernadel-Therapie an den Punkten Neu-P. 45, KG 17 und B 13 möglich. Diese Nadeln werden für 2 bis 3 Tage belassen, in der warmen Jahreszeit jedoch nur 1 bis 2 Tage, um Infektionen, die durch Schwitzen entstehen können, zu verhindern.

Eine weitere Möglichkeit der Asthma-Therapie ist die Schröpfbehandlung, wobei vor allem an den Punkten
B 13, B 17, B 12, B 38 und
Neu-P. 45
geschröpft werden soll.

ERKRANKUNGEN DES DIGESTIONSTRAKTES UND IHRE BEHANDLUNG MIT AKUPUNKTUR

Der Digestionstrakt ist, nach traditionell-chinesischer Medizintheorie, eine funktionelle Einheit, wie dies der Verlauf des Magen-Meridians zeigt.

Dieser Verlauf vermittelt den Eindruck, daß sich die altchinesischen Ärzte all jene Abschnitte an der Körperoberfläche, welche „sichtbar" den Verdauungsvorgang markieren, durch eine Linie an der Körperoberfläche skizziert gedacht haben:

Dieser Meridian beginnt am „Kaumuskel" im Gesicht, umkreist den Mund, zieht entlang des Oesophagus nach caudal durch die Mamma, der Nahrungsquelle für den Säugling, weiters über das Abdomen, die Grenze des Magens und Colons markierend inguinal abwärts über den M. tibialis anterior und endet großzehenseitig. Der gesamte Verdauungstrakt vom Mund bis zum After kann durch diesen Meridian des Magens beeinflußt werden.

Symbol für den Magen-Darmtrakt ist nach traditionell-chinesischer Medizintheorie Milz-PI.

Bei den Erkrankungen des Verdauungstraktes unterscheidet man zwei Hauptgruppen:

1. Funktionsstörungen: QI Störung
2. Substratstörungen: Blut-XUE Störung

An Krankheitsursachen nach traditionell-chinesischer Sicht kommen hauptsächlich Kälte-HAN und Störungen durch Leber-GAN in Frage.

Die für Erkrankungen des Magen-Darmtraktes empfohlenen lokalen Punkte (YU-(Zustimmungs)-Punkte und MU-(Alarm)-Punkte) liegen in den entsprechenden segmentalen Zonen des Magen- und Darmtraktes (Th 6 – Th 12).

Daß Kälte und ihre Entsprechung Angst, daß die Leber und ihre Entsprechung Zorn auf die Magen-Darmtätigkeit von Einfluß sein können, beweisen nicht nur Worte bzw. Ausdrücke aus dem Volksmund („Angst schnürt die Kehle zusammen", „Etwas nicht hinunterschlucken können", „Etwas bleibt im Magen liegen" u. a.), sondern auch Erkenntnisse aus der Segmentlehre: sympathische Impulse hemmen die Tätigkeit des Magen-Darmtraktes, namentlich die Peristaltik und führen zu einer Vasokonstriktion. Die Verdauung wird also durch eine Sympathikusreizung gehemmt. Diese Hemmung kommt vor allem auch bei affektiven Erregungszuständen, wie Angst und Zorn, zustande (MONNIER).

Ganz übereinstimmend mit diesen modernen, neuro-physiologischen Erkenntnissen hatten die traditionell-chinesischen Ärzte vor Jahrtausenden erkannt, daß die Magen-Darmtätigkeit mit Angst und ihrer Entsprechung Kälte zusammenhängt („Kälte attackiert den Magen") und daß

228

Leber-GAN, das Symbol für Zorn und Aggression, den Magen und die Verdauungstätigkeit beeinflussen kann („das Leber-QI attackiert den Magen").

Sympathische Impulse beeinflussen die Durchblutung des Magen-Darmtraktes im Sinne einer Vasokonstriktion.

Die Vasokonstriktion und die dadurch ausgelösten Beschwerden versuchen die traditionell-chinesischen Ärzte durch eine Moxibustion zu beheben. Dies entspricht den grundsätzlichen Überlegungen der modernen Neurochirurgen, wenn zur Unterbrechung der Schmerzleitung oder der Vasokonstriktion ein Infiltrationsdepot in das Ganglion coeliacum gebracht wird, um Schmerzen von Magen, Darm, Leber, Gallenblase, Pankreas auszuschalten. Während die Neurochirurgie die segmental auftretenden Schmerzen durch eine Unterbrechung der Schmerzleitung und Vasokonstriktion zu beein-

flussen versucht, trachten die traditionell-chinesischen Ärzte durch eine Einwirkung auf die Bedeckung (Dermatom, Myotom) das erkrankte innere Organ (Enterotom) zu behandeln.

Wie experimentelle Untersuchungen in der Veterinärmedizin bewiesen haben, kann durch eine segmentale Wärmeapplikation eine reflektorische Vasodilatation im segmentbezogenen inneren Organ auftreten (WERNOE). Dieser segmentalen Wärmeapplikation entspricht die bei den Erkrankungen des Magen-Darmtraktes von den traditionell-chinesischen Ärzten so häufig angewendete Moxibustion, die vor allem dann empfohlen wird, wenn eine „Kältesymptomatik" vorliegt, d. h. wenn die Einnahme kalter Nahrungsmittel oder eine äußere Kälteeinwirkung zu einer Verschlechterung der Beschwerden geführt hat, bzw. wenn Kälte und Angst, „inneres Frieren", den kranken Menschen charakterisieren.

Übersicht Digestionstrakt

Übereinstimmendes zwischen

trad.-chin. Medizintheorie   **und Segmentlehre**

---

hauptsächlich betroffene Organe ZANG:	**Viscero-visceral-Reflexe:**
Milz-PI Magen-WEI weiters: Darmtrakt	Sekretions- und Motilitätsstörungen von Magen und Darm

---

empfohlene Akupunktur-Punkte für den Magen-Darmtrakt:	**algetische und vegetativ-reflektorische Projektionsareale:**
Beziehung zum Magen: KG 12, B 20, B 21	Segmentbezug Magen und Duodenum: C 3 und C 4, Th 5 – Th 10 (bevorzugt Th 7, 8, 9)
Beziehung zum Darm: B 25, M 25	Segmentbezug Darm: proximal*) der Flexura coli lienalis Th 10 – L 2

---

*) Die Grenze von proximalem und distalem Anteil ist die Flexura coli lienalis; ab hier erfolgt die sympathische Innervation über das Ganglion mesentericum caudale.

Übersicht der Erkrankungen des Digestionstraktes

traditionell-chinesisches Einteilungsprinzip	westlich-naturwissenschaftliches Einteilungsprinzip

A. QI-Funktionsstörung
(kurze Anamnese)

a) alimentäre Verdauungsstörung — akute Gastritis

b) GAN QI FAN WEI
„Leber-QI attackiert den Magen"

c) WEI XU SHOU HAN
„Kälte attackiert den Magen"

d) TAN im Magen-WEI
„Zähflüssigkeit im Magen"

e) PI WEI RE
„Hitze in Milz und Magen"

} chron. Gastropathie

B. Blut-XUE-Störung
(lange Anamnese) — Ulcus duodeni, Ulcus ventriculi

akute Erkrankungen des Darmtraktes
SHI RE „Feuchtigkeit–Hitze" — akute Enteritis, Ruhr
HAN SHI „Kälte–Feuchtigkeit" — leichte Form der Colica mucosa

chron. Erkrankungen des Darmtraktes
PI WEI XU „Magen-Milz-Schwäche" — chron. Enteritis

Der Vollständigkeit halber werden auch die weiteren Störungen des Magen-Darmtraktes angeführt. Auch diese sind nach den vorherrschenden subjektiven Symptomen eingeteilt, welche nach traditionell-chinesischer Sicht einen Rückschluß auf die auslösende Krankheitsursache und damit auch auf die Akupunktur-Therapie bzw. auf die Reizart zulassen. Für die Praxis sind sie nur z. T. von Bedeutung.

Symptomenbild:
RE
„Hitze"

PI RE (Milz–Wärme)
WEI RE (Magen–Wärme)
DA CHANG RE (Dickdarm–Wärme)
DAN RE (Galle–Wärme)
GAN RE (Leber–Wärme)

Symptomenbild:
HAN SHI
„Kälte–Feuchtigkeit"

PI HAN SHI (Milz–Kälte–Feuchtigkeit)
WEI HAN SHI (Magen–Kälte–Feuchtigkeit)
DA CHANG HAN SHI (Dickdarm–Kälte–Feuchtigkeit)

Symptomenbild:
SHI RE
„Feuchtigkeit–Hitze"

SHI RE in PI WEI (Feuchtigkeit–Hitze in Milz und Magen)
SHI RE in GAN DAN (Feuchtigkeit–Hitze in Leber–Gallenblase)
SHI RE in DA CHANG (Feuchtigkeit–Hitze im Dickdarm)

Kommentar zur Punkte-Auswahl:

Erkrankungen der Hohlorgane (FU-Organe)
erhalten als Haupt-Punkte den
unteren einflußreichen Punkt dieses Meridians,
den MU-(Alarm)-Punkt des Organs.

Bezogen auf Erkrankungen des Magens:

M 36   unterer einflußreicher Punkt des Magen-
        Meridians,
KG 12   MU-(Alarm)-Punkt des Magens und
        wichtiger Punkt für alle Hohlorgane im
        Abdomen,
KS 6   ist ein symptomatisch wirkender Punkt
        gegen Brechreiz und Erbrechen,
Le 13   entspricht einem lokalen Punkt und ist
        weiters ein einflußreicher wichtiger
        Punkt für die ZANG-Organe, hat somit
        Einfluß auf die Milz-Pankreas-Störung.

Akute Beschwerden erhalten Punkte des Magen-
Meridians, chronische Beschwerden erhalten
auch Punkte des Milz-Pankreas-Meridians.

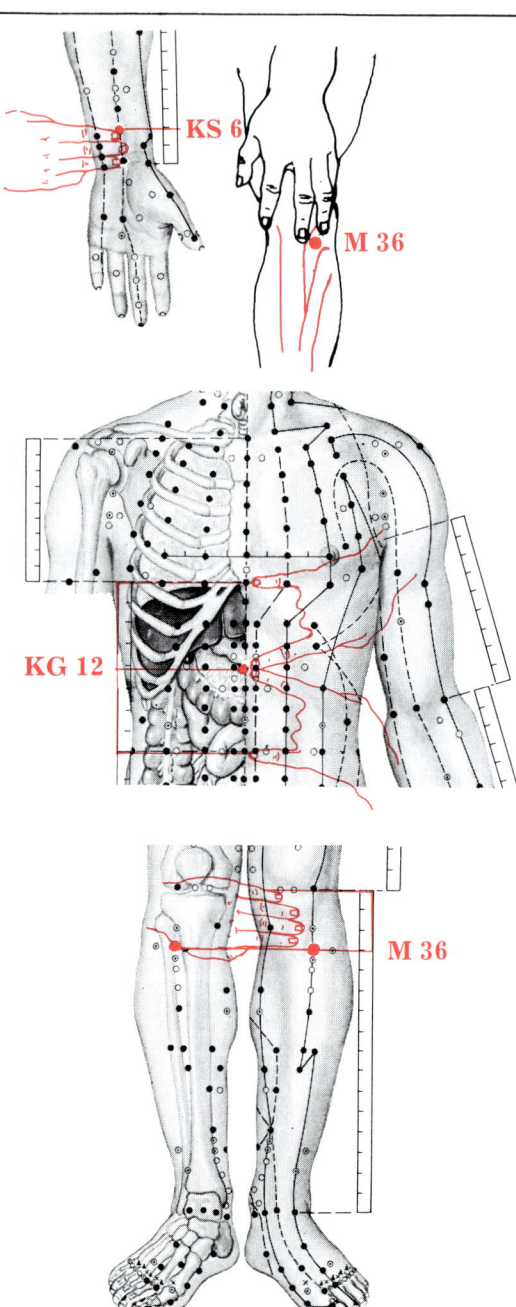

Basis-Punkte Magen

A. Magenfunktionsstörung
QI-Störung

Als charakteristisch für eine Funktionsstörung sehen die traditionell-chinesischen wie auch die westlich-naturwissenschaftlichen Ärzte übereinstimmend den diffusen Druckschmerz im Oberbauch an, der meist eine Abhängigkeit von der Einnahme der schädigenden Nahrung erkennen läßt und ohne eine Periodik auftritt.

a) Alimentäre Verdauungsstörungen, akute Gastritis

Die traditionell-chinesischen Ärzte sehen die Ursache dieser Beschwerden in einem zu reichlichen oder schwer verdaulichen Essen.

Diesem Symptomenbild entspricht die westliche Diagnose: akute Gastritis.

Subjektive Symptomatik:

diffuser Druckschmerz in der Magengegend,
Nahrungsaufnahme verstärkt den Schmerz,
Erbrechen bessert den Schmerz,
häufiges Aufstoßen und Brechreiz,
häufig kombiniert mit intestinalen Erscheinungen (Meteorismus, Durchfall),
kurze Krankheitsdauer.

Zungenbelag: weiß, körnig,
Puls: tief, kräftig.

Punkte-Wahl nach traditionell-chinesischen Überlegungen:

„Normalisiere das Magen-QI"
Basis-Punkte:
KG 12
M 36
KS 6

Zusatz-Punkte:
Le 13
M 44

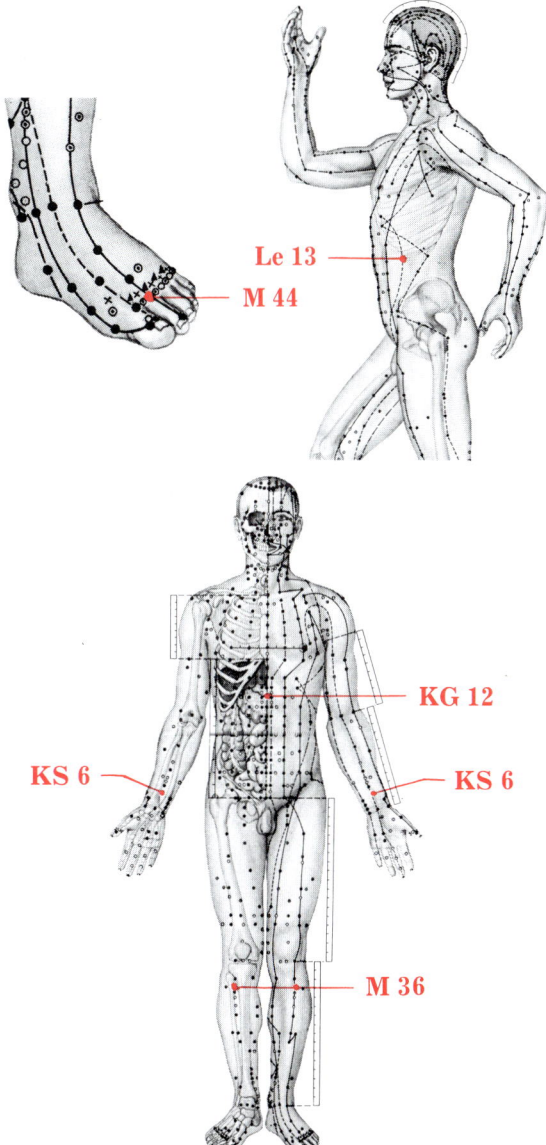

akute Gastritis (alimentär)

Le 13
M 44
KG 12
KS 6
KS 6
M 36

**b) Krampfartige Magenbeschwerden
Reizmagen mit gesteigerter Aktivität**

Symptomenbild:
GAN QI FAN WEI
„Das Leber-QI attackiert den Magen"

Auf Grund der krampfartigen, kolikartigen, in jedem Fall aber anfallsartigen Beschwerden, die bis in die Rippenregion seitlich ausstrahlen können und somit dem Funktionskreis Leber-Gallenblase zuzuordnen sind, werden nicht nur die Basis-Punkte für den Magen, sondern auch Punkte des Leber-Gallenblasen-Meridians gewählt.

Subjektive Symptomatik:

anfallsartige Schmerzen,
krampfartige Schmerzen,
Völlegefühl im Oberbauch,
Blähungen,
häufiges Aufstoßen von Luft,
(„das Magen-QI geht aufwärts"),
Brechreiz,
Erbrechen von saurer, unverdauter Nahrung,
Appetitstörungen.

Zungenbelag: weiß, dünn,
Puls: tief, gespannt wie die Saite eines Musikinstrumentes.

Punkte-Wahl nach traditionell-chinesischen Überlegungen:

„Normalisiere die Funktion von Leber-GAN"

Die oben erwähnten Basis-Punkte des Verdauungstraktes werden mit Zusatz-Punkten von Leber- und Gallenblasen-Meridian kombiniert.

Basis-Punkte:
M 36
KS 6
KG 12

Zusatz-Punkte:
Le 3
Le 14
G 34

Kommentar zur Punkte-Auswahl:

Die Zusatz-Punkte sollen das Leber-QI regulieren und damit den Schmerz beeinflussen:

Le 3 — *YUAN-(Quell)-Punkt des Leber-Meridians und*

G 34 — *unterer einflußreicher Punkt des Gallenblasen-Meridians.*

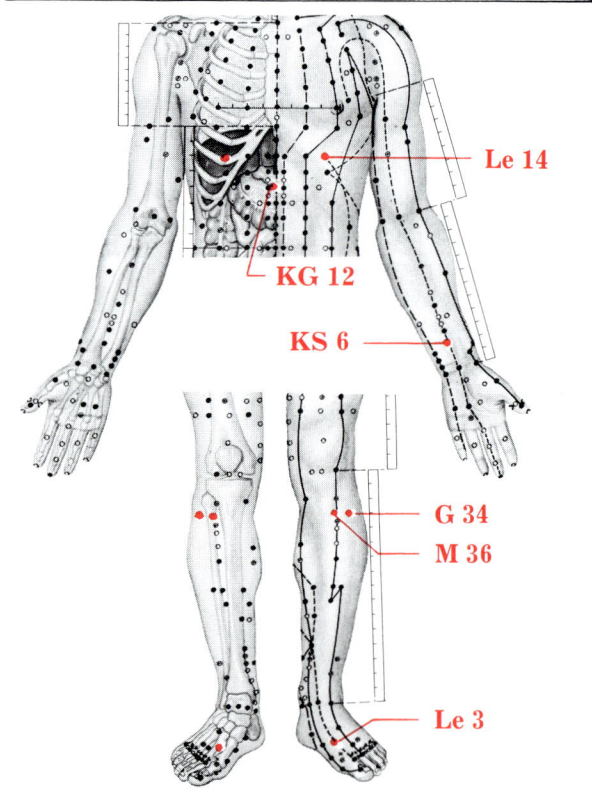

krampfartige Magenbeschwerden

Le 14
KG 12
KS 6
G 34
M 36
Le 3

c) Chronische Gastropathie
Kälteabhängige Magenfunktionsstörungen

Symptomenbild:
WEI XU SHOU HAN
„Kälte beeinflußt den schwachen Magen"

Kalte Speisen und Getränke oder eine Unterkühlung lösen diese Magenbeschwerden aus. Sie werden daher als „Kältekrankheit" des Magens bezeichnet. Diese Beschwerden sind mit einem charakteristischen tiefliegenden, dumpfen Schmerzgefühl verbunden, das durch Druck und Wärmeanwendung gebessert wird („Doch ein heißes Bügeleisen auf den kalten Leib gebracht, hat es wieder gut gemacht" aus Wilhelm BUSCH).

Der Schneidermeister als Menschentyp, der von Wilhelm BUSCH hier gezeichnet wird, ist ein charakteristischer Kälte-HAN-Typ: ein unsicherer, ängstlicher Mensch, der (charakteristischerweise) ins Wasser (Nieren-Symbol) fällt und dann von seiner Frau („Frau-Mutter") durch Wärme und Druckanwendung seine Schmerzen gebessert bekommt.

Subjektive Symptomatik:

diffuser Schmerz im Oberbauch,
mäßiger Schmerz,
Druck und Wärme werden als angenehm empfunden,
Müdigkeit und Schweregefühl in den Extremitäten,
allgemeines Unbehagen,
Appetitlosigkeit,
reduzierter Allgemeinzustand,
Abhängigkeit der Schmerzen von der Nahrungsaufnahme,
wäßriges Aufstoßen.

Zungenbelag: dünn und weiß,
Puls: tief und langsam.

Die Durchführung dieser Behandlung erfolgt folgendermaßen: Zuerst werden im Sitzen, in Seiten- oder Bauchlage die YU-(Zustimmungs)-Punkte am Rücken (B 20, B 21) kurz gereizt, dann die Nadeln entfernt und der Patient bequem und entspannt in Rückenlagerung gebracht und nun die ventralen Punkte gestochen. Die Moxibustion am Punkt KG 6 kann über eine Nadel erfolgen, aber auch ohne Nadelung nur durch Erwärmung einer Ingwerscheibe mit Hilfe eines Moxakegels.

236

Punkte-Wahl nach traditionell-chinesischen Überlegungen:

„Zerstreue die Kälte durch Wärmeanwendung"
Basis-Punkte:
M 36
KG 12
KS 6

Zusatz-Punkte:
KG 6   Moxibustion auf Ingwerscheibe
B 20
B 21
MP 4

Kommentar zur Punkte-Auswahl:

Die YU-(Zustimmungs)-Punkte B 20, B 21 von Magen und Milz-Pankreas sind lokal wirkende segmentale Punkte;
MP 4 – als LUO-(Passage)-Punkt des Milz-Pankreas-Meridians hat Beziehung zum Magen und wird besonders dann gereizt, wenn Appetitlosigkeit im Vordergrund steht.

Moxibustion auf einem Ingwerscheibchen auf dem Punkt KG 6 hat eine deutlich „hitzende", also YANG zuführende Wirkung, die nach dieser Medizintheorie die Kälte-HAN vertreiben kann.

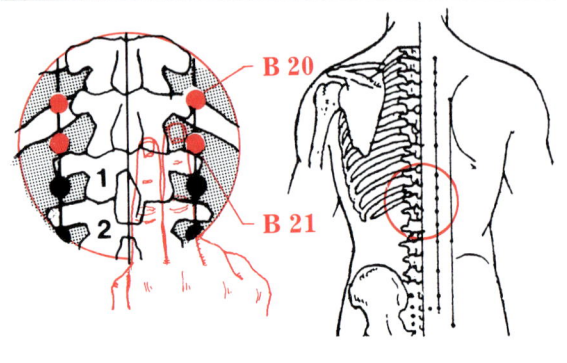

chron. Gastropathie (Kälte-abhängig)

B 20

B 21

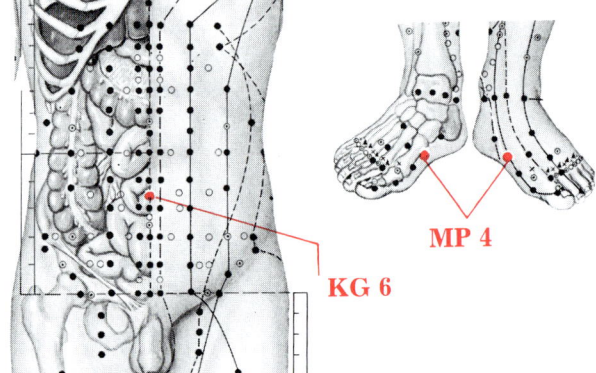

MP 4

KG 6

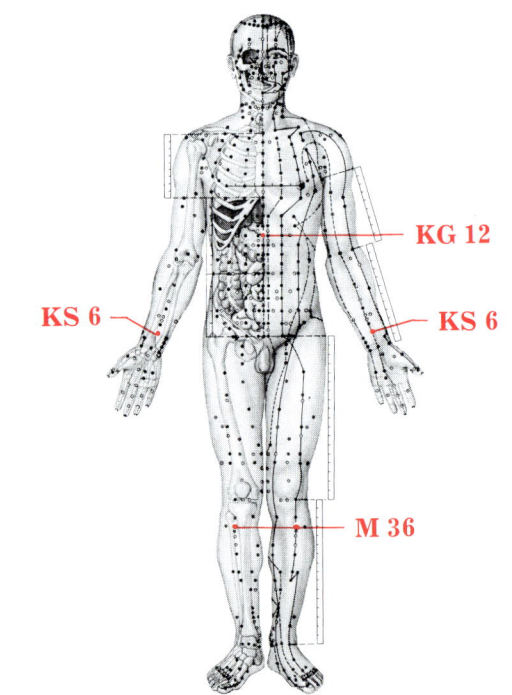

KG 12

KS 6

KS 6

M 36

d) Chronische Gastropathie mit Hypersekretion

Symptomenbild:
TAN
„Zähflüssigkeit in Milz-PI und Magen-WEI"

Bei diesen Magenfunktionsstörungen steht ein schleimig-wäßriges Erbrechen unverdauter Nahrungsmittel im Vordergrund und ein ständiger Brechreiz, der den Patienten bei jedem Lagewechsel quält. Nach SALZER ist die Zähflüssigkeit bei chronisch hypersekretorischer Gastritis typisch.

Punkte-Wahl nach traditionell-chinesischen Überlegungen:

M 40 } Basis-Punkte des Symptomenbildes:
KG 12 } Zähflüssigkeit-TAN

Zusatz-Punkte:
KS 6
M 36

e) Hypersekretorische Gastritis, Refluxoesophagitis

Symptomenbild:
PI WEI RE
„Hitze-RE in Milz-PI und Magen-WEI"

Sodbrennen, Zahnfleischentzündung und Zahnfleischbluten, sowie die Abhängigkeit der Beschwerden von der Einnahme scharf gewürzter Speisen (die jedoch vom Patienten gewünscht werden), ebenso wie der trockene Stuhl und die oft stark roten Lippen, führten zur Vorstellung, daß ein Hitzezustand in Magen und Milz vorhanden sei.

Im einzelnen wird zwischen einer Milz-Hitze (PI RE) und einer Magen-Hitze (WEI RE) unterschieden.

Milz-Hitze (PI RE):

Subjektive Symptomatik:

Bedürfnis nach scharf gewürzten Speisen,
rote Lippen,
trockener Rachen,
trockener Stuhl,
Blähungen,
rostroter Harn.

Punkte-Wahl nach traditionell-chinesischen Überlegungen:

MP 2 RONG-(Hitze)-Punkt des MP-Meridians.
MP 4 LUO-(Passage)-Punkt des MP-Meridians, der auch den Magen beeinflussen und das Gefühl der Blähungen und Schmerzen bessern kann.
Di 11 senkt Hitze-RE.

Magen-Hitze (WEI RE):

Subjektive Symptomatik:

Durst,
starker Mundgeruch,
Gingivitis,
Zahnschmerzen,
trockener Stuhl.

Punkte-Wahl nach traditionell-chinesischen Überlegungen:

M 44 (Hitze-Punkt des Magen-Meridians, RONG-Punkt)
Di 4 Beziehung zum Mund

M 44 und Di 4 zusammen haben in diesem Fall eine sich gegenseitig verstärkende Wirkung.

Zungenbelag: rotgelb, trocken,
Puls: rasch.

B. Substratstörungen im Magen
Blut-XUE-Störungen

Ulcus ventriculi, Ulcus duodeni

Symptomenbild:
YU XUE
„Zirkulationsstörungen"

Unter diesen Beschwerdebildern faßt die traditionell-chinesische Medizintheorie jene Magenbeschwerden zusammen, bei denen eine charakteristische punktförmige Druck- und Spontan-
schmerzhaftigkeit im Oberbauch besteht.

Der streng umschriebene Druck- und Spontan-
schmerz zum Unterschied von der unter Gruppe A erwähnten diffusen Druckschmerzhaftigkeit im Oberbauch ist auch mit einer zeitlichen
Periodik verbunden (jahreszeitlich und tages-
zeitlich) und läßt eine Abhängigkeit der Schmerzen von der Nahrungsaufnahme erkennen.

Subjektive Symptomatik:

punktförmige, stechende Schmerzen im Oberbauch,
umschriebene Druckschmerzhaftigkeit am Rip-
penrand und am Rücken,
periodisch auftretende Schmerzen,
Abhängigkeit von der Nahrungsaufnahme.

Zunge: livide, sternförmige Gefäßzeichnungen
am Zungenrand (charakteristisch für Zirkulationsstörungen YU XUE),
Puls: fein, gespannt, eckig, hart.

**Punkte-Wahl nach traditionell-chinesischen
Überlegungen:**

„Besserung der gestörten Zirkulation YU XUE"

Besserung der Blut-XUE Zirkulation:
Lu 5
B 54
B 17
MP 10

Besserung der QI-Zirkulation:
KG 12
B 21

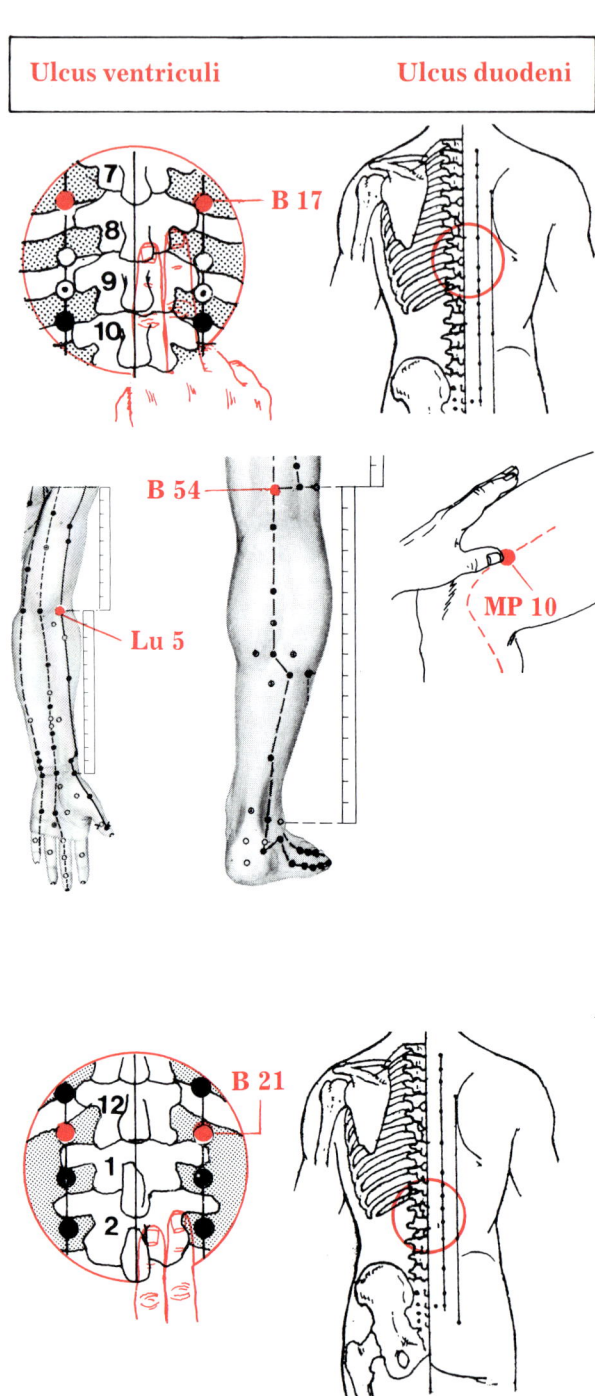

Ulcus ventriculi   Ulcus duodeni

B 17

B 54

Lu 5

MP 10

B 21

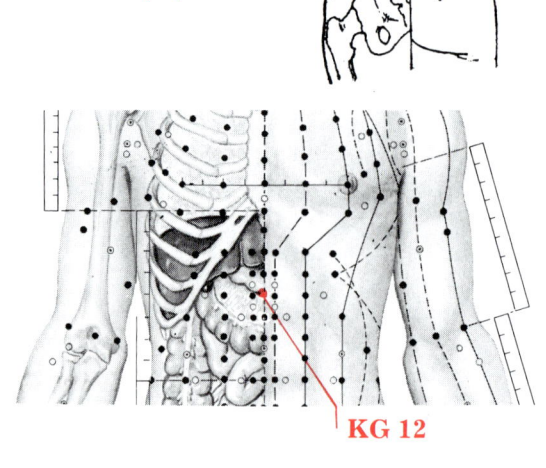

KG 12

Chronische Gastritis, Ulcus ventriculi (-duodeni)

Eine von den chinesischen Ärzten besonders empfohlene Punkt-Kombination für chronisch atrophische Gastritis oder Ulcusbeschwerden ist die **„10-Nadel-Therapie"*)**.

Hier werden 10 Nadeln gesetzt und bei einer Kälte-HAN-Symptomatik, also einer Abhängigkeit der Beschwerden von Kälteeinwirkung, wird an den lokalen Punkten am Oberbauch eine Moxibustion durchgeführt.

KG 13
KG 12
KG 10
KG 6
M 25
M 36
KS 6

*) KG 6, 10, 12, 13 = 4 Nadeln, M 25, M 36, KS 6 = 6 Nadeln.

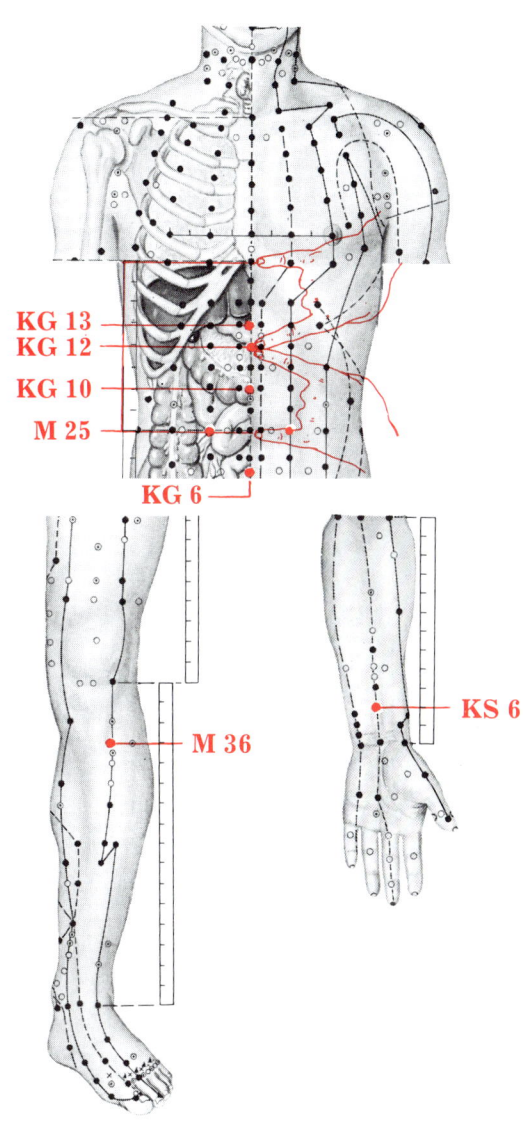

chron. Gastropathie   Ulcus vent., duod.

Punkte-Auswahl nach den vorherrschenden Symptomen der Verdauungsbeschwerden:

Diese Punkte können zusätzlich zu den Basis-Punkten verwendet werden:

bei häufigem Erbrechen und Brechreiz:

KS 6
oder
PaM 20

Die beiden Punkte PaM 20 liegen unter der Zunge, wo – nach Angaben der chinesischen Lehrer – ein Mikroaderlaß durchgeführt werden soll, der den Brechreiz (wie auch das Nasenbluten) beenden kann.

bei Durchfall:

M 37
M 25

Kommentar:

Der „untere einflußreiche Punkt" des Dickdarms (M 37) und der MU-(Alarm)-Punkt des Dickdarms (M 25) können für jede Art des Durchfalls als symptomatische Therapie angewendet werden.

bei Blähungen und Völlegefühl:

MP 3
MP 4
MP 6
Le 13

Kommentar:

Nach traditionell-chinesischer Sicht haben Blähungen Beziehung zu Milz-PI. Aus diesem Grund werden Punkte dieses Meridians zur Beeinflussung dieser Beschwerden gewählt. MP 4 wird insbesondere dann empfohlen, wenn gleichzeitig eine Appetitlosigkeit vorhanden ist, MP 6 dann, wenn gleichzeitig eine verstärkte Wasserausscheidung erzielt werden soll, so z. B. bei statischen Ödemen oder Varicenträgern.

Le 13 als einflußreicher Punkt aller ZANG-Organe wird bei Blähungen häufig dazugestochen.

bei unterschiedlicher Lage der Beschwerden:

Das Abdomen wird in drei horizontale Abschnitte zerteilt gedacht:
die Regio hypochondrica,
das Gebiet um den Nabel,
der Unterbauch.

Je nach der Lokalisation der Beschwerden wählt man:
für die Regio hypochondrica den Punkt M 36,
für die Nabelgegend den Punkt M 37,
für den Unterbauch den Punkt MP 6.

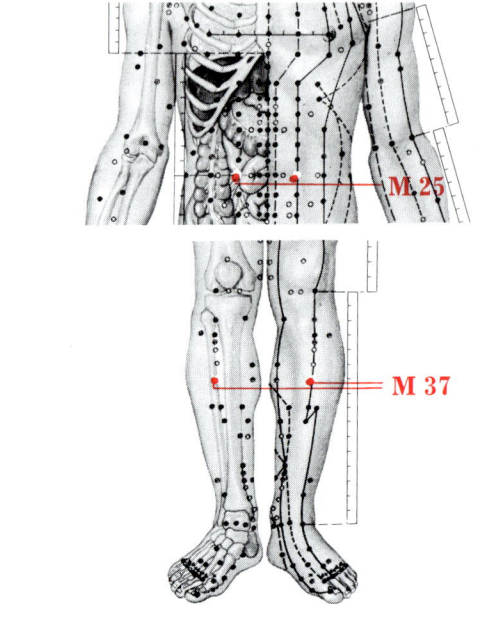

bei Durchfall

M 25

M 37

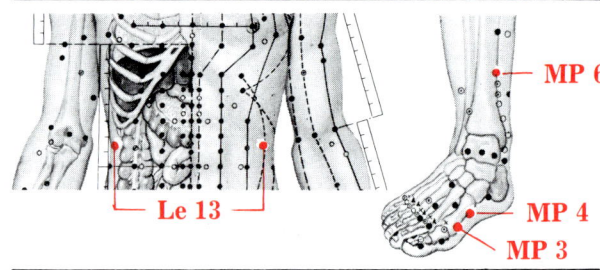

bei Völlegefühl, Blähungen

MP 6

Le 13

MP 4

MP 3

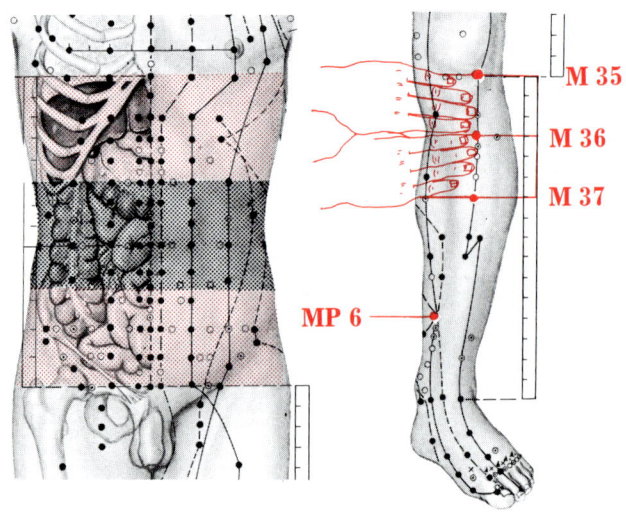

nach der Lage der abdom. Beschwerden

M 35

M 36

M 37

MP 6

bei Ulcusbeschwerden:

M 21

Dieser Punkt wird als Vogler'scher Punkt in der Neuraltherapie bezeichnet und ist bei Ulcusträgern meistens deutlich druckschmerzhaft.

bei akuter Gastritis und Appetitstörungen:
MP 4

bei chron. Gastropathie:

B 20
B 21

Diese Punkte sind häufig druckschmerzhaft oder ödematös verquollen und werden vom Patienten als ein dumpfer, eher lästiger Dauerschmerz im unteren BWS-Bereich empfunden.

bei starken Blähungen und krampfartigen Schmerzen in der Nabelgegend:

KG 6
M 25

bei Magenbeschwerden im Anschluß an aggressiv zornige Attacken:

Le 3
G 34

Kommentar zur Punkte-Auswahl:

Le 3 YUAN-(Quell)-Punkt des Leber-Meridians und G 34, der untere einflußreiche Punkt des Gallenblasen-Meridians, erfassen den Funktionskreis Leber-Gallenblase.

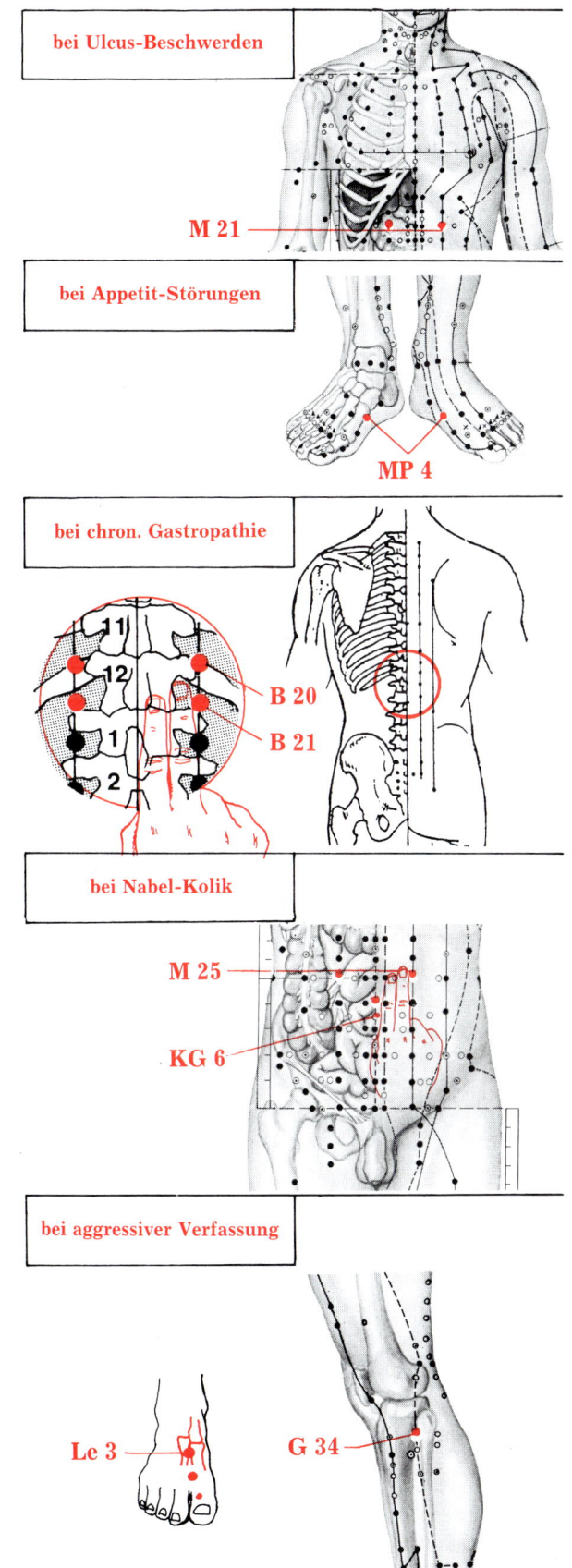

bei Ulcus-Beschwerden

M 21

bei Appetit-Störungen

MP 4

bei chron. Gastropathie

B 20
B 21

bei Nabel-Kolik

M 25

KG 6

bei aggressiver Verfassung

Le 3

G 34

Für die einzelnen Abschnitte des Verdauungstraktes werden bewährte Punkt-Kombinationen angegeben, die jedoch nur den Ort der Beschwerden berücksichtigen, nicht aber Hinweise auf die zu wählende Reizart (Nadelung, Moxibustion, bluten lassen u. a.) und Reizintensität geben. Letztere können nur durch Berücksichtigung der traditionell-chinesischen Diagnose, welche Schmerzart und Schmerzintensität in ihr Einteilungsschema mit einbezieht, richtig erfaßt werden.

Mund und Tonsille:

Di 4
Lu 11

Kommentar zur Punkte-Auswahl:

Mund und Tonsille:

Di 4 ist ein Haupt-Punkt für den Mund, Rachen und Tonsillenbereich. Seine Effektivität bezüglich der schmerzreduzierenden und z. T. auch entzündungshemmenden Wirkung in diesem Bereich läßt sich in einfacher Weise reproduzieren, indem bei akuter Tonsillitis oder Heiserkeit eine tiefe Nadelung an Di 4 und eine manuelle vibratorische Reizverstärkung erfolgt, die in wenigen Minuten zu einer deutlichen Erleichterung der Beschwerden im Hals-Rachenbereich führt. Dieser Punkt wurde in China erstmalig bei Tonsillektomien und auch bei den postoperativen Beschwerden nach Tonsillektomie verwendet. Ähnliche Erfahrungen liegen aus Europa vor. Lu 11 kann, da seine Nadelung relativ schmerzhaft ist (er liegt an der Außenseite des Daumenendgliedes in Höhe des Nagelfalzes), auch nur kurzzeitig durch eine kleine Aderlaßlanzette gereizt werden, indem man einige Tropfen Blut austreten läßt. Letzteres wird vor allem bei den akuten, frischen Entzündungszeichen günstig sein, da hier ein Hitzezustand vorliegt und in diesen Fällen sehr oft an den Endpunkten des betroffenen Meridians ein lokaler Aderlaß gesetzt wird.

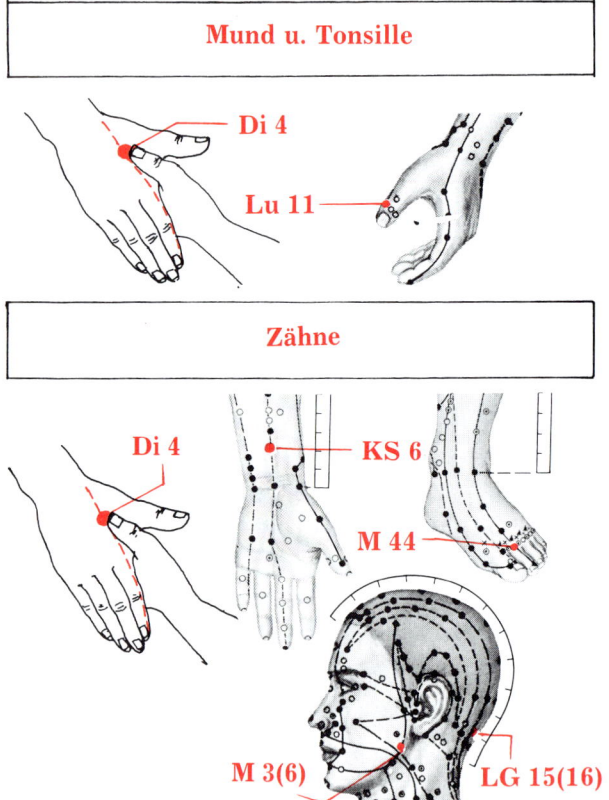

Zähne:

Di 4
M 44
M 3^B = 6^{CH}
KS 6
LG 15^B = 16^{CH}

Kommentar zur Punkte-Auswahl:

Zähne:

Diese Punkt-Kombination kann bei Paradentose angewendet werden, eine Erkrankung, die nach traditionell-chinesischer Sicht zum Magen-Darmtrakt gezählt wird und bei der eine unterstützende Therapie mit Akupunktur neben einer Darmsanierung ausgesprochen schöne Erfolge liefert.

Nach dieser Medizintheorie wird der Oberkiefer mit dem Magentrakt, der Unterkiefer mit dem Darmtrakt in Beziehung gesetzt und Zahnfleischprobleme, je nach ihrer Lokalisation, entweder mit einer Magenstörung oder Darmstörung (überwiegenden) in Beziehung gebracht, sodaß eine therapeutische Unterstützung durch Normalisierung der Magenfunktion, insbesondere der Hypacidität, oder durch eine Normalisierung der Darmflora zu empfehlen sind. Auch Beschwerden, die scheinbar in den Zähnen lokalisiert sind, so z. B. ein Ausstrahlen der Stirn- oder Gesichtsschmerzen in den Oberkiefer in die Zahnregion, werden als Unterstützung Punkte erhalten, die mit den Zähnen und dem Zahnfleisch Beziehung haben, so z. B. M 44 und Di 4. Ebenso Beschwerden bei Trigeminusneuralgie, insbesondere im 2. und im 3. Ast, können als Zusatz-Punkte diese hier angegebene Punkt-Kombination erhalten.

Zunge:

B 15
KG 23
H 5
PaM 20 (bluten lassen)

Kommentar zur Punkte-Auswahl:

Zunge:

Diese Punkt-Kombination kann bei Zungenbrennen ebenso wie auch bei Sprachstörungen angewendet werden. Die Zunge ist ja (siehe Seite 168) nach traditionell-chinesischer Sicht Symbol für das Sprechen, weshalb auch Punkte, die zur Zunge Beziehung haben, bei Sprachstörungen angewendet werden. Als „Öffner des Herzens" hat die Zunge nach dieser Medizintheorie Beziehung zum Herzen. Aus diesem Grunde findet man bei Beschwerden der Zunge auch im symbolischen Sinn immer wieder Punkte, die mit dem Herz-Meridian zu tun haben – H 5, LUO-(Passage)-Punkt des Herzens, B 15, YU-(Zustimmungs)-Punkt des Herzens. Die Punkte KG 23 und PaM 20 gelten als lokale Punkte, KG 23 wird sehr tief in den Zungengrund eingestochen, in dieser Zeit darf der Patient die Zunge nicht bewegen und auch nicht sprechen, dann wird die Nadel zurückgezogen und subcutan am Unterkiefer parallel zum Zungengrund die Nadel einmal nach links und einmal nach rechts vorgeschoben und dann entfernt.

Diese Art der Nadelung löst ein deutliches de QI-Gefühl am Zungengrund aus und kann auch bei Sprechschwierigkeiten nach langem Sprechen oder bei Überbeanspruchung, so z. B. bei Sängern und Schauspielern, eine Erleichterung bei Stimmermüdung bringen.

PaM 20 sind zwei Punkte, die unterhalb der Zunge liegen und einen Mikroaderlaß erhalten sollen, eine Therapie, die auch sehr oft bei Zirkulationsstörungen von QI und Blut angewendet wird.

Dieser Mikroaderlaß an PaM 20 hat auch eine deutliche Wirkung bei Nasenbluten, dem eine therapeutische Erfahrungstatsache aus der westlichen Medizin gegenübersteht: So wurde unlängst in der Medical Tribune von einem Praktiker empfohlen, bei Nasenbluten ein Löschpapier oder ein Papiertaschentuch unter die Zunge zu legen – also Areale, die dem PaM 20 entsprechen – womit in einfacher und relativ unauffälliger Weise eine Beendigung des Nasenblutens erfolgt.

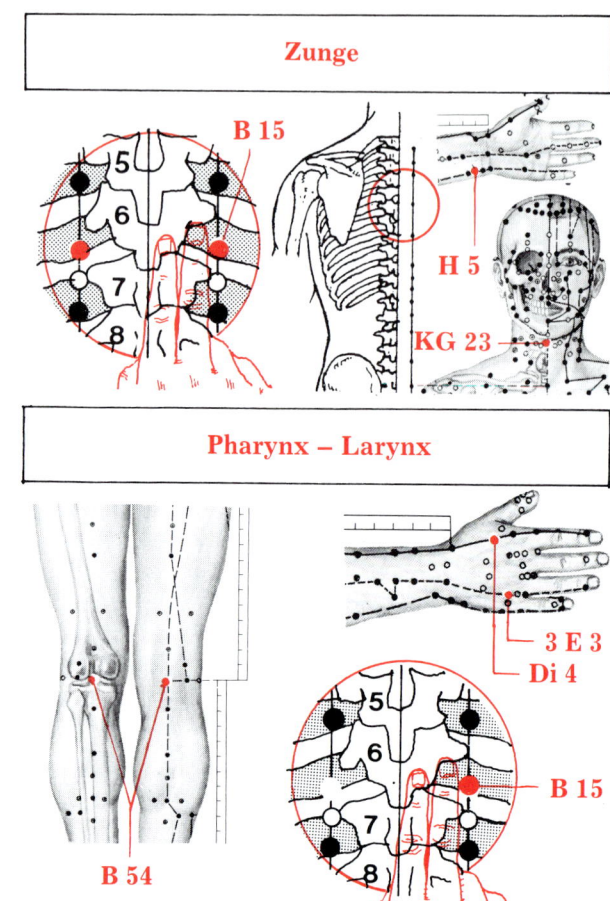

Pharynx und Larynx:

B 15
Di 4
3 E 3
B 54

Kommentar zur Punkte-Auswahl:

Pharynx- und Larynx

Auch diese Punkt-Kombination kann bei Heiserkeit, Stimmermüdung ebenso wie auch bei Pharyngitis und Laryngitis Anwendung finden. Am Punkt B 54 kann, wenn ein akuter Entzündungsprozeß den Pharynx- und Larynxbeschwerden zugrunde liegt, ein lokaler Aderlaß durchgeführt werden. Di 4 soll eine starke manuelle Vibration erhalten, B 15 kann auch eine Schröpfbehandlung bekommen. Nach persönlicher Beobachtung scheint dieser Punkt eine besondere Wirkung auf Pharynx und Larynx zu haben und wird insbesondere dann günstig sein, wenn die Patienten unter den Beschwerden eines trockenen Reizhustens leiden, den sie subjektiv im Larynx und Pharynx bzw. im Sternalgrübchen lokalisieren. Unterstützend kann dann die Punkt-Kombination Lu 9, Di 6 dazugegeben werden.

Bei Heiserkeit im Rahmen eines grippalen Infektes empfiehlt sich die Punkt-Kombination Di 4, Lu 7, G 20 kombiniert mit einer Schröpfbehandlung am oberen Teil der BWS.

Ösophagus:

Di 4
KS 6
KG 22
KG 12
B 17

Kommentar zur Punkte-Auswahl:

Ösophagus:

Zu den subjektiv im Bereich des Ösophagus empfundenen Beschwerden zählen nicht nur Refluxoesophagitis, sondern z. B. auch Sodbrennen, welches aufsteigend im vorderen Thorax empfunden und daher dem Ösophagus zugeordnet wird, ebenso auch Beschwerden bei Globusgefühl (siehe auch Seite 134). Der Ort der Beschwerden erstreckt sich von der Höhe des Halses bis zum Oberbauch und wird durch die entsprechenden lokalen Punkte KG 22, KG 12 „umgrenzt". Der YU-(Zustimmungs)-Punkt des Zwerchfells, B 17, entspricht der unteren Begrenzung des Ösophagus und ist deswegen auch ein lokaler Punkt.

Im erweiterten Sinn zählen zu den Beschwerden im Bereich des Ösophagus aber auch jene, die durch ein „Aufsteigen des Magen-QI" (WEI QI) entstehen. Die Funktion des Magens soll abwärts gerichtet sein, steigt die Funktion des Magens (WEI QI) aufwärts, so tritt ein Rülpsen, Aufstoßen, Schnackerl u. a. auf. Einen Zusammenhang mit diesen Beschwerden sehen die chinesischen Ärzte in der Einnahme von stark kaltem Essen oder Trinken und auch, wenn der Patient sehr unglücklich ist.

Bei kräftigen Menschen (Fülle-SHI) tritt ein lautes Schnackerl und Aufstoßen auf, verbunden mit einem Druck- und Völlegefühl und flüssigem Aufstoßen.

Bei schwacher allgemeiner Konstitution oder im Rahmen einer schweren Allgemeinkrankheit ist das Auftreten eines Schnackerls oder langdauernden Aufstoßens ein schlechtes Zeichen; eine Beobachtung, die auch erfahrenes Personal in unseren Krankenhäusern bestätigt. Wenn z. B.

bei einem Patienten nach Schlaganfall ein langanhaltendes, heftiges Schnackerl auftritt, so gilt dies bezüglich des Verlaufs der Krankheit oder des Überlebens allgemein als schlechtes Zeichen.

Zum Senken dieses aufsteigenden WEI QI (Magenfunktion) dienen die Punkte KG 12 und M 36.

Zur Beeinflussung von Thorax, Zwerchfell und Magen dient der Punkt KS 6.

Wenn Aufstoßen oder Singultus bei psychischer Belastung auftritt, wird der Punkt Le 3 dazugestochen. Wenn mit dem häufigen Aufstoßen eine allgemeine Schwäche verbunden ist, so soll am Punkt KG 6 eine Moxibustion durchgeführt werden.

KG 6 kann das Zwerchfell senken.

Magen:

KS 6
KG 12
M 36
MP 4
B 20, B 21

Kommentar zur Punkte-Auswahl:

Magen:

(Siehe auch Seite 232, wo die Beschwerden des Magens ausführlich abgehandelt werden.)

Diese Punkt-Kombination erfaßt vor allem chronische Beschwerden des Magens, bei welchen nach traditionell-chinesischer Medizintheorie auch ein Mitreagieren von Milz-PI vorliegt.

Neben den Basis-Punkten, KS 6, KG 12, M 36, für Magenbeschwerden werden auch Punkte, die zur Milz Beziehung haben, gewählt.

MP 4 YUAN-(Quell)-Punkt der Milz, B 20, B 21 YU-(Zustimmungs)-Punkte von Milz und Magen.

Darm:

M 37
M 39
M 25
B 25
KG 4

Kommentar zur Punkte-Auswahl:

Darm:

M 37, der untere einflußreiche Punkt des Dickdarm-Meridians, ist ein überaus wichtiger Punkt bei allen Durchfallerkrankungen, somit bei Beschwerden im Bereich des Dickdarms, M 39 ist der untere einflußreiche Punkt des Dünndarms und hat aus diesem Grund (analog zu M 37) Einfluß auf die Beschwerden im Bereich des Dünndarms.

M 25, der segmentale und auch lokale Punkt ist der MU-(Alarm)-Punkt des Dickdarms, B 25 ist der YU-(Zustimmungs)-Punkt des Dickdarms am Rücken. Er ist bei chron. obstipierten Patienten sehr oft druckschmerzhaft oder ödematös verquollen und sollte dann in das Behandlungsschema einbezogen werden.

KG 4 ist der MU-(Alarm-)Punkt des Dünndarms.

Weitere Behandlungsvorschläge, die auch die traditionell-chinesische Diagnostik und subjektive Symptomatik berücksichtigen, siehe Seite 249.

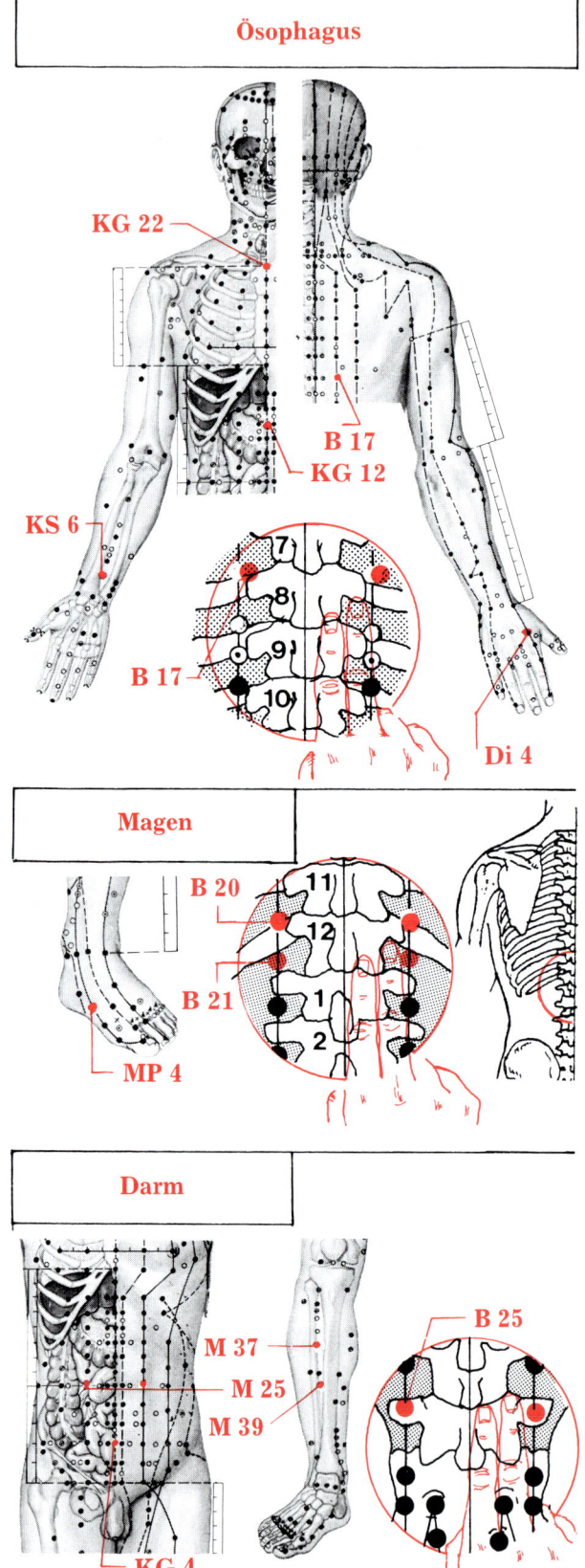

Ösophagus

Magen

Darm

After:

LG 1

B 57

Je nach dem Locus dolendi am Sacrum wird ein Punkt von den „8 Höhlen-BA LIAO" B 31 – B 34 dazugestochen.

Kommentar zur Punkte-Auswahl:

After:

Beschwerden im Enddarmbereich, wie z. B. das anogenitale Syndrom, entstehen meistens durch Analfissuren, Fisteln, Entzündungen oder Hämorrhoiden. Soweit eine symptomatische Therapie mit Akupunktur vertretbar ist, können die oben angeführten Punkte eine unterstützende Therapiemöglichkeit darstellen. Häufig wird auch der Punkt LG 19B = 20CH auf der Scheitelhöhe als ein für Beschwerden im Analbereich wichtiger Punkt empfohlen.

Weiters kann der Ohrpunkt 51 (Vegetativum), der von der Lokalisation her auch dem Ende des Sacrums entspricht, eine Unterstützung sein. Wenn eine besondere Druckempfindlichkeit in den Sacrallöchern, die den Punkten BA LIAO (8 Höhlen) entsprechen, besteht, so soll der jeweils druckschmerzhafte Punkt bei Afterbeschwerden dazugestochen werden.

Leber:

Le 14

KG 12

B 18

B 17

Kommentar zur Punkte-Auswahl:

Leber:

In China werden Lebererkrankungen wie z. B. Hepatitis oder Beschwerden bei Hepatosplenomegalie mit Akupunktur-Therapie unterstützt, eine Indikation, bei der im Westen eine Akupunktur-Therapie kaum empfohlen wird. Aber auch Oberbauchbeschwerden, unklares Druckgefühl rechts, bei Leberanamnese, kann durch die oben angegebene Punkt-Kombination beeinflußt werden. Le 14 als MU-(Alarm)-Punkt der Leber liegt im segmentalen Bereich des Organs, B 18, der YU-(Zustimmungs)-Punkt am Rücken, findet sich oft druckschmerzhaft oder ödematös ver-

quollen bei Erkrankungen, die zum Funktionskreis Leber zählen, so z. B. auch bei Erkrankungen der Augen, aber auch bei Seiten- und Scheitelkopfschmerzen, sowie bei Wetterfühligkeit und klimakterischen Beschwerden – Krankheitsbilder, welche die traditionell-chinesische Medizin mit dem Funktionskreis Leber-Gallenblase in Beziehung setzt.

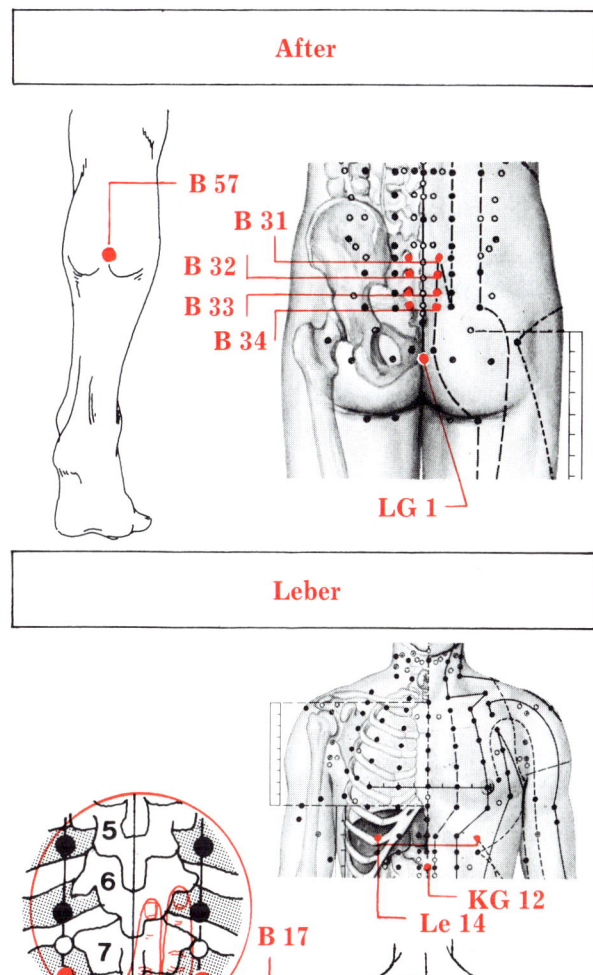

Gallenblase:

B 19
G 34
G 40

Kommentar zur Punkte-Auswahl:

Gallenblase:

G 34, unterer einflußreicher Punkt des Gallen-blasen-Meridians und G 40, YUAN-(Quell)-Punkt des Gallenblasen-Meridians wirken auf das Areal, wo dieser verläuft, somit auf die Seite des Körpers ein. Insbesondere bei akuten Thoraxbeschwerden, so z. B. bei Thoraxkontusion oder Zustand nach Herpes zooster thoracalis, werden diese Punkte eine deutliche Wirkung haben.

Vertebragene lateral ausstrahlende Beschwerden werden zusätzlich durch den Punkt B 19, YU-(Zustimmungs)-Punkt der Gallenblase, erfaßt.

Milz:

B 20
Le 13
M 25

Kommentar zur Punkte-Auswahl:

Milz:

B 20, der YU-(Zustimmungs)-Punkt und Le 13, der MU-(Alarm)-Punkt der Milz sind segmentale Punkte des Organs. Erkrankungen der Milz bedeuten in traditionell-chinesischer Sicht aber auch chronische Erkrankungen des Verdauungstraktes (Milz-PI-Organsymbol für den Verdauungstrakt). Somit kann diese Punktkombination auch bei Milz-Schwäche (PI XU) angewendet werden, welche sich u. a. durch Blähungen, Verdauungsschwäche und chronische Magen-Darmbeschwerden äußern.

Peritoneum:

M 25
M 28
MP 9

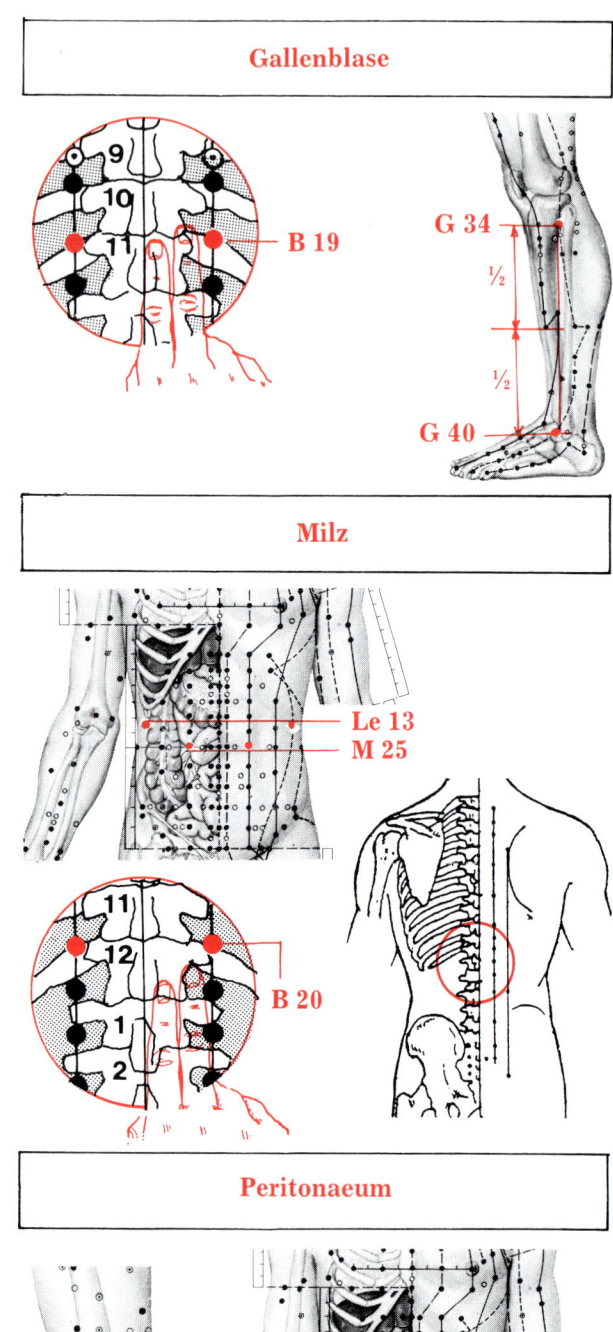

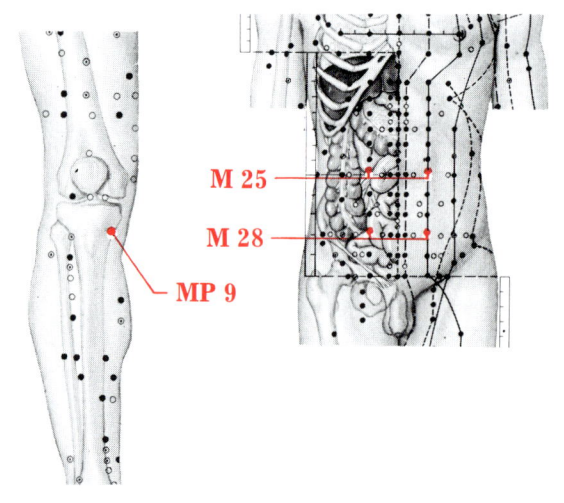

Akute und chronische Darmkrankheiten

Eine Akupunktur-Behandlung bei Darmkrankheiten wird in China bei akuter und chronischer Enteritis, akuter und chronischer bazillärer oder Amöbenruhr, bei Colica mucosa und leichten Fällen einer Colitis ulcerosa angewendet, bzw. auch nur ganz allgemein bei Verdauungsschwäche, die sich als Obstipation oder Durchfallneigung äußert.

Da der Darm wie der Magen in traditionell-chinesischer Sicht ein FU-Organ (Hohlorgan) ist, gilt als Grundprinzip der Punkte-Auswahl:

MU-(Alarm)-Punkte:

Dickdarm M 25
Dünndarm KG 4

untere einflußreiche Punkte:

Dickdarm M 37
Dünndarm M 39

Akute und chronische Darmkrankheiten

Einteilung nach trad.-chin. Diagnoseschema:

a) Akute Darmkrankheiten

Akute Enteritis, akute Ruhr

Symptomenbild:
SHI RE im Darm
„Feuchtigkeit–Hitze im Darm"

Subjektive Symptomatik:

Verdauungsstörungen,
kurze Anamnese,
starke Schmerzen im Abdomen,
starke Druckschmerzhaftigkeit,
übelriechender Stuhl,
aufgeblähtes Abdomen,
Fieber,
geringe Harnmengen,
rotgefärbter Harn.

Zungenbelag: gelb, körnig,
Puls: schlüpfrig oder flutend.

Punkte-Wahl nach traditionell-chinesischen Überlegungen:

„Vertreibe Feuchtigkeit und Hitze"

Basis-Punkte:
M 25
M 37

Zusatz-Punkte für SHI RE (Feuchtigkeits-Hitze-Symptomatik) im Darm:
M 44
Di 11
MP 9

Kommentar zur Punkte-Auswahl:

Di 11 soll die Hitze-RE entfernen,
MP 9 hat Bezug zur Feuchtigkeit-SHI-Symptomatik.

Enteritis, „Darmgrippe"

Symptomenbild:
HAN SHI im Darm
„Kälte–Feuchtigkeit im Darm"

Subjektive Symptomatik:

Auftreten nach Einnahme von kalten Speisen
und Getränken,
Schmerzen im Abdomen,
Druck wird als angenehm empfunden,
Patient fürchtet die Kälte,
verlangt Wärmeanwendung,
will warme Speisen und Getränke.

Harn: viel und hell,
Zungenbelag: dick, weiß,
Puls: langsam.

Punkte-Wahl nach traditionell-chinesischen Überlegungen:

„Vertreibe Kälte und Feuchtigkeit"

Basis-Punkte:
M 25
M 37

Zusatz-Punkte:
KG 8 – dieser Punkt wird nicht gcnadclt, sondern nur durch Moxibustion erwärmt,
KG 6 – auch hier erfolgt eine Moxibustion mit oder ohne Nadelung.

Anmerkung:

Akute Infektionskrankheiten können grundsätzlich zwar mit Hilfe einer Akupunktur-Behandlung bemerkenswerte Erfolge zeigen (AUERSWALD/KÖNIG), trotzdem sollten aber, schon aus forensischen Gründen, auch andere zur Verfügung stehenden Mittel, wie Antibiotika, Impfungen, Infusionen u. a. angewendet werden.

b) Chronische Darmkrankheiten

Akupunkturbehandlung hat Erfolgschancen
bei chronischer Enteritis,
bei chronischer bazillärer oder Amöbenruhr,
bei Verdauungsschwäche und auch
bei chronischer Obstipation.

In traditionell-chinesischer Sicht liegt die Ursache dieser Beschwerden in einer Schwäche von Milz-PI (PI XU).

Subjektive Symptomatik:

lange Zeit bestehende Anamnese,
Gesichtsfarbe blaß, gelblich, glanzlos,
geschwächter Allgemeinzustand,
müder Gesichtsausdruck,
Antriebslosigkeit,
Schmerzen im Abdomen nur mäßig stark,
Druck auf das Abdomen wird als angenehm empfunden,
Patient will Wärme und warme Nahrung,
fürchtet Kälte und kalte Speisen,
häufig niederer Blutdruck,
häufig schwaches Bindegewebe.

Zungenbelag: weiß, Zungenrand eingekerbt,
Zungenkörper: groß und gedunsen,
Puls: „wie eine Schlange im Wasser".

Punkte-Wahl nach traditionell-chinesischen Überlegungen:

„Stärke die Milz" (BU PI)
M 36
MP 6
KG 4
M 25

Kommentar zur Punkte-Auswahl:

An den Punkten M 25, KG 4, KG 8, M 36 (siehe später) soll eine Moxibustion durchgeführt werden.

Wenn man die YU-(Zustimmungs)-Punkte am Rücken von Milz-PI, Magen-WEI, Niere-SHEN, Dickdarm-DA CHANG dazuwählt, so soll, um ein Überwiegen der YANG-Meridian-Punkte zu vermeiden, auch ein Punkt eines YIN-Meridians dazugewählt werden, hier z. B. MP 6.

Auch bei der Punkte-Auswahl hinsichtlich der Fülle-SHI- und Leere-XU-Symptomatik, läßt sich ein gewisses Prinzip erkennen. Dieses findet nicht ausschließlich nur bei Darmerkrankungen, sondern bei allen Erkrankungen vom Körperinneren-LI Anwendung:

Bei Leere-XU-Symptomatik werden hauptsächlich YIN-Meridian-Punkte gewählt, da nach traditionell-chinesischer Sicht ein Konnex mit den ZANG-Organen besteht.

Bei Fülle-SHI-Symptomatik werden hauptsächlich YANG-Meridian-Punkte gewählt, da nach traditionell-chinesischer Sicht ein Konnex mit den FU-Organen besteht (Hohlorgane).

Je nach den vorherrschenden subjektiven Symptomen werden bei chronischen Darmkrankheiten Zusatz-Punkte gewählt:

bei Brechreiz und Erbrechen:

KS 6

MP 4

KG 12

bei starkem Durchfall:

MP 15

MP 9

Kommentar zur Punkte-Auswahl:

MP 9 hat Beziehung zu Feuchtigkeit-SHI und wird daher gewählt bei: „viel Durchfall, aber wenig Harn".

Auch eine Moxibustion am YU-(Zustimmungs)-Punkt der Niere, B 23, oder eine Moxibustion ohne Nadelung im Bereich des Nabels hat eine Durchfall-stoppende Wirkung und wird insbesondere bei alten Menschen und auch bei Säuglingen angewendet.

bei starken Schmerzen:

M 34

Anmerkung:

Bei akuten und nicht übermäßig starken Beschwerden erfolgt die Behandlung 1mal täglich, bei heftigen Beschwerden aber auch 2–3mal täglich. Die Reizdosis ist sehr stark (XIE FA), die Nadeln bleiben 30 Minuten im Körper.

Bei chronischen Beschwerden wird jeden 2. Tag ein relativ schwacher Reiz gesetzt (BU FA) und mit Moxibustion eine Verstärkung durchgeführt.

Die Erfolge mit Akupunktur-Behandlung bei chron. Darmkrankheiten sind, nach Angabe meiner Lehrer in Peking, sehr gut.

Akute und chronische Darmkrankheiten

Einteilung nach westlichem Diagnoseschema:

Colica mucosa, leichte Form der Colitis ulcerosa:

MP 1 und MP 2 (Moxibustion und Nadelung)
M 25
KG 12
MP 6
MP 8
eventuell M 37

oder man wählt die YU-(Zustimmungs)-Punkte von Milz-PI, Magen-WEI, Niere-SHEN, Zwerchfell-GE:

B 17
B 20
B 21
B 23
KS 6
Le 3

Akute Enteritis, akute Ruhr:

Basis-Punkte:
M 37
M 25

Zusatz-Punkte:
M 44
MP 9 bei Feuchtigkeit-SHI und Hitze-RE im Magen
Di 4 und LG 13 bei Fieber
KG 12, KG 6, M 25 bei Bauchschmerzen
KS 6 bei Brechreiz und Erbrechen
LG 1

Chronische Enteritis, chronische Ruhr

(PI WEI XU – Milz-Magen-Schwäche)
M 37
M 25
M 36
MP 6
MP 3

oder die YU-(Zustimmungs)-Punkte von Milz-PI, Magen-WEI, Niere-SHEN.

B 20
B 21 } mit Moxibustion
B 23

ERKRANKUNGEN DES HERZ-KREISLAUF-SYSTEMS UND IHRE BEHANDLUNG MIT AKUPUNKTUR

Nach traditionell-chinesischer Medizintheorie zählen zu diesen Erkrankungen zwei Gruppen:

1. die eigentlichen Herz-Kreislauf-Krankheiten:
(Zuordnung entspricht jener der modernen Medizin)

Von den eigentlichen Herz-Kreislauf-Krankheiten werden in dem folgenden Kapitel nur jene besprochen, die mit Hilfe der Akupunktur gute bis sehr gute Therapie-Erfolge erwarten lassen.

Stenocardie
Angina pectoris
Herzrhythmusstörungen
Hypertonie
Hypotonie
Durchblutungsstörungen der Extremitäten

2. Störungen im Funktionskreis Herz-XIN:
(Zuordnung entspricht nur z. T. der modernen Medizin)

Dazu zählen Erkrankungen, die mit dem Organsymbol Herz-XIN, d. h. mit den corticalen Funktionen Beziehung haben:

Konzentrations- und Gedächtnisstörungen
Schlafstörungen
neurasthenische und psychosomatische Beschwerden
u. a.

Diese Krankheiten werden im Kapitel „Neurasthenie" (s. S. 83) abgehandelt.

Herz-XIN wird nach traditionell-chinesischer Medizintheorie der Kopf und der obere Thoraxabschnitt zugeordnet (siehe S. 162).

Die von den altchinesischen Ärzten angenommene Beziehung: Herz–Hirn (Bewußtsein) findet z. T. in den Erkenntnissen der modernen Pharmakologie eine Bestätigung: Herz- und Hirngefäße reagieren pharmakologisch ähnlich.

Einige Maximalpunkte am Kopf finden sich bei Herzkrankheiten vor allem im Frontalbereich. Möglicherweise ist dies mit ein Hinweis auf die von den altchinesischen Ärzten angenommene Beziehung Herz–Hirn. Die Stirnhöhe galt – nicht ganz zu Recht – fast immer als Maß der geistigen Fähigkeit eines Menschen (siehe auch Seite 168). Die für das menschliche Individuum charakteristische rasche Entwicklung des Stirnhirns führte zu einer Höherentwicklung der Stirne; Stirnhöhe und Denken haben somit indirekt Beziehung. Stirne und Herz (Symbol für das Denken in traditionell-chinesischer Sicht) haben über die HEAD'schen Maximalpunkte an der Stirne, welche bei Erkrankungen des Herzens zu beobachten sind, Beziehung.

Bei Erkrankungen des Herz-Kreislauf-Systems werden Akupunktur-Punkte empfohlen, die in diesem Körperabschnitt, also in den cervicothoracalen Segmenten liegen, Segmente, die mit dem Ganglion stellatum (C 8 – Th 3) in Beziehung stehen. Eine Infiltration des Ganglion stellatum zur Behandlung von Schmerzen und Vasokonstriktion war ein häufiger neuro-chirurgischer Eingriff bei Erkrankungen der Thoraxorgane. Da jene Segmente auch bei der Akupunktur-Behandlung der Thoraxorgane Lunge, Herz berücksichtigt werden, könnte man – vereinfacht ausgedrückt – eine Akupunktur-Therapie für Erkrankungen der Thoraxorgane auch als eine von der Peripherie aus erfolgende Beeinflussung über die großen sympathischen Ganglien bezeichnen.

Die bei Erkrankungen des Herz-Kreislauf-Systems hauptsächlich empfohlenen Punkte liegen in jenen Segmenten, die algetisch oder vegetativ-reflektorisch mit dem Herzen in Beziehung stehen:

Segment C 8 – Th 1: H 5, H 7, H 8
Hiatuslinie (Dermatomgrenze zwischen C 8, C 7, C 6): KS 5, KS 6, KS 7
ventral im Segment Th 3 – Th 5: KG 17, KG 15, KG 14
dorsal im Segment (M. trapezius): B 15, B 14.

Der hauptsächlich betroffene Meridian ist der Herz-Meridian (kleinfingerseitiges Längsdrittel der oberen Extremität), mitbetroffene Organe bei Erkrankungen des Herz-Kreislauf-Systems sind Niere-SHEN, Milz-PI, Leber-GAN. Störungen von Herz-XIN haben durch eine veränderte Herz- und Hirndurchblutung eine geänderte Herz- und Hirnleistung zur Folge.

In Worten aus der Segmentlehre ausgedrückt, heißt dies: das aus Cervicalsegmenten stammende Herz hat an der Körperoberfläche die Segmente C 3 und C 4, C 8 und Th 1 – Th 8 zugeordnet.

Hyperalgetische Zonen, die eine viscero-cutane und cuti-viscerale Beziehung ermöglichen, liegen bei Erkrankung dieses Organs in diesen Segmentabschnitten.

Der übertragene Schmerz ist bei Herzkrankheiten ein sehr häufiges Symptom, das sich bei Coronarinsuffizienz, bei Infarkt, beim Hypertonieherz ebenso wie bei Myocarditis findet, aber auch bei funktionellen Herzbeschwerden, nervösen Herzstörungen. Die relativ häufige Anwesenheit von übertragenen Schmerzen bei sog. funktionellen, nervösen Herzbeschwerden ist – nach HANSEN–SCHLIACK – differentialdiagnostisch von Bedeutung; wenn es richtig ist, daß bei einem Teil dieser Personen bereits frühzeitig organische Veränderungen am Herzen vorliegen, die man mit klinischen Methoden bisher nicht fassen kann, so sind die übertragenen Schmerzen möglicherweise das erste Symptom eines solchen Organschadens. Auffallend bei den hyperalgetischen Zonen der Herzerkrankungen ist die Neigung zu Kältehyperalgesie; schon die Berührung mit einer kühlen Hand wird gerade von diesen Kranken als schmerzhaft empfunden.

In den Worten der traditionell-chinesischen Medizin heißt dies: XIN YANG XU – Herz-YANG-Schwäche mit subjektiver Kälteangst und subjektivem Kältegefühl, welche durch eine lokale Moxibustion beeinflußt werden kann.

Die zum Herzen ziehenden präganglionären sympathischen Fasern stammen aus den Thoracalsegmenten Th 1 – Th 4, aus denen auch die präganglionären Fasern für die sympathische Innervation der oberen Extremität stammen (Th 2 – Th 7), welche nach Umschaltung in den Grenzstrangganglien mit dem Plexus brachialis zum Nervus radialis und Nervus ulnaris ziehen.

Wie schon erwähnt (siehe Seite 203), liegen die wichtigsten Punkte bei Erkrankungen innerer Organe sehr oft in jenen Segmenten an der Körperoberfläche, welche jenen Rückenmarkssegmenten entsprechen, aus denen die, diesen Organen entsprechenden, sympathischen präganglionären Fasern im Seitenhorn entspringen.

Th 1 entspricht H 7, Th 4 entspricht KG 17, B 15.

Viscero-visceral-Reflexe bei Erkrankungen von Herz und Aorta:

Angst, Atemnot, Erbrechen, Schluckzwang, Aufstoßen, Singultus, Meteorismus, Darmspasmen und -atonie, Kollaps, Harn- und Stuhldrang, Harnsperre, universelle Vasokonstriktion der Hautgefäße bei Angina pectoris. Diese von HANSEN–SCHLIACK beschriebenen Organreflexe betreffen vor allem den Harntrakt und Magen-Darmtrakt. Ganz analog hatten die altchinesischen Ärzte von einem Mitreagieren der Organe Milz-PI (Symbol für den Verdauungstrakt), Niere-SHEN (Symbol für den Urogenitaltrakt) und Leber-GAN bei Erkrankungen von Herz-XIN gesprochen.

Interpretiert man dieses Mitreagieren als ein „sympathisches" Mitreagieren, so finden sich auch hier zahlreiche Parallelen zwischen der altchinesischen Erfahrungsmedizin und der modernen Segmentlehre. Auch aus vielen klinischen Beobachtungen ist dieser Zusammenhang bekannt. Stichwortartig seien einige aufgezählt: Roemheld Syndrom (Milz-PI, Herz-XIN), paroxysmale Tachycardie führt zur Harnflut (Herz-XIN, Niere-SHEN), Arrhythmien bei Cholecystopathien nach WENKEBACH (Herz-XIN, Leber-GAN).

Cardiales Versagen verursacht Stauungsgastritis, Oberbauchbeschwerden, die oft das erste Zeichen einer Linksinsuffizienz darstellen (Herz-XIN, Milz-PI, Leber-GAN).

Reizung der sympathischen Fasern führt zu einer verstärkten Vorhofkontraktion, einer vergrößerten Kraft und Dauer der Kammerkontraktion und zu einem beschleunigten Herzrhythmus.

Dieser experimentell ausgelöste sympathische Reizeffekt am Herzen entspricht der von den altchinesischen Ärzten angenommenen Aufgabe des YANG und QI von Herz-XIN.

Bei den Erkrankungen des Herz-Kreislauf-Systems unterscheidet man zwei Hauptgruppen:

1. **Funktionsstörungen: QI und YANG des Herzens** ist gestört, dazu zählt die Leistungsschwäche des Herzens, die nachlassende Herzkraft.

2. **Substratstörungen: Blut-XUE und YIN des Herzens** ist gestört, dazu zählt die Ischämie des Myocards bei Stenocardie und Myocardinfarkt.

Die Ursachen für eine Erkrankung des Herzens sehen die traditionell-chinesischen Ärzte in einer Störung von QI und YANG bzw. Blut-XUE und YIN. Weiters in einer erhöhten Viskosität des Blutes (Zähflüssigkeit–Hitze, TAN HUO).

Übersicht Herz-Kreislauf-System

Übereinstimmendes zwischen

trad.-chin. Medizintheorie und **Segmentlehre**

---

hauptsächlich betroffene Organe ZANG:
Herz-XIN
Niere-SHEN
Milz-PI

Viscero-visceral-Reflexe bei Erkrankungen
des Herzens: seitens des
Urogenitaltraktes
Digestionstraktes

---

empfohlene Akupunktur-Punkte: für Herz-KS-System:
Beziehung zu Herz-XIN:
KS 6, H 5, H 7, B 15, B 14, KG 17

Beziehung zu Niere-SHEN:
N 5^B = 3^{CH}, B 23, KG 4

Beziehung zu Milz-PI:
B 20, B 21, KG 12, M 36, MP 6

algetische und vegetativ-reflektorische Projektionsareale:
Segmentbezug von Herz–Aorta:
C 8 – Th 9

Segmentbezug von Niere–Blase–Genitale:
Th 10 – S 2

Segmentbezug von Magen–Milz–Pankreas:
Th 8 – L 2

Übersicht nach traditionell-chinesischer Medizintheorie

Krankhafte Störungen des Herz-Kreislauf-Systems	Erscheinungsbild der Krankheit
Schwäche-XU	
Symptomenbild: XIN QI XU „Herzleistungs-Schwäche"	Herzklopfen, Tachycardie, Atemnot bei Belastung, geistige und körperliche Leistungsschwäche
Symptomenbild: XIN YANG XU „Herzkraftschwäche"	Herzklopfen, Tachycardie, Kurzatmigkeit bei Ruhe und geringster Belastung, Schwäche, Kälte, Blässe, Ödemneigung
Symptomenbild: XIN XUE XU „Blutarmut, Blutmangel"	Leistungsschwäche, Schwindel, Ermüdbarkeit, Reizbarkeit, Kopfsausen
Symptomenbild: XIN YIN XU „Flüssigkeitsmangel"	trockene Haut und Schleimhaut, Temperaturerhöhung und subjektives Hitzegefühl, Palpitationen, Schlaflosigkeit, Rastlosigkeit
Fülle-SHI	
Symptomenbild: XIN XUE YU XUE „Ischämie des Herzmuskels"	heftige, stechende, punktförmige Schmerzen im linken Thorax, ulnar und zur Zunge ausstrahlend
Symptomenbild: TAN HUO „Zähflüssigkeit–Hitze"	Druck, Beklemmungs-, Schmerzgefühl im Thorax, Palpitationen, Kraftlosigkeit

Übersicht der Erkrankungen des Herz-Kreislauf-Systems

traditionell-chinesisches Einteilungsprinzip	westlich-naturwissenschaftliches Einteilungsprinzip
Schwäche-XU-Krankheiten	
XIN QI XU „Herz-QI-Schwäche"	Leistungsschwäche des Herzens bei Altersherz, funktionell cardio-vasculären Störungen
XIN YANG XU „Herz-YANG-Schwäche"	Schwäche der Herzkraft bei Ruhe und geringster Belastung, Myocardinsuffizienz, Coronarinsuffizienz, ausgeprägte funktionell cardio-vasculäre Störungen
XIN XUE XU „Blutarmut, Blutmangel"	Symptome bei Anämie und Blutverlust, funktionell cardio-vasculäre Störungen mit Erschöpfungszuständen
XIN YIN XUE „Flüssigkeitsmangel"	kombinierter Wasser- und Elektrolytverlust, Temperaturerhöhung, auch vegetative, funktionell cardio-vasculäre Störungen mit reizbarer Schwäche
Fülle-SHI-Krankheiten	
XIN XUE YU XUE „Durchblutungsstörung des Herzens"	Ischämie des Myocards, Stenocardie, Myocardinfarkt, äußere Einwirkung, Traumen, Druck von Tumoren
TAN HUO „Zähflüssigkeit–Hitze"	erhöhte Viskosität des Blutes, Thromboseneigung, erhöhte Viskosität des Serums, Hypercholesterinämie, Hyperlipidämie

Kommentar zur Punkte-Auswahl:

Bei **Erkrankungen eines ZANG-Organs** sollen der **YUAN-(Quell)-Punkt** dieses Meridians und der **YU-(Zustimmungs)-Punkt** am Rücken behandelt werden.

Erkrankungen von Herz-XIN

Basis-Punkte:

H 7   – YUAN-(Quell)-Punkt
B 15   – YU-(Zustimmungs)-Punkt
KS 6

Zusatz-Punkte:

Beziehung zu Milz-PI:
M 36
MP 6
B 20
B 21
KG 12
M 40

Beziehung zu Niere-SHEN:
N 5^{B} = 3^{CH}
B 23
MP 6

KG 17 – Haupt-Punkt des Thorax
KS 6 ⎤ – bei Beschwerden im vorderen Thorax-
KS 5 ⎦   bereich und bei psychischen Störungen.

Die häufig verwendeten Punkte des Herz- und KS-Meridians sollen – da sie z. T. unterschiedliche Wirkungen haben – in einer kurzen Übersicht zusammengefaßt werden:

KS 6   – bei Druckgefühl und Schmerzen in der Herzgegend, bei aggressiv zornigen Menschen, die im Anschluß an Aggression und Zorn Herzschmerzen bekommen; verlangsamt das Herztempo.

KS 5   – bessert das Druckgefühl im Thorax (weniger den Schmerz); verlangsamt das Herztempo.

KS 7   – bei Hitze-RE-Symptomatik des Herzens.

H 7   – beruhigende, schlaffördernde Wirkung.

H 5   – bei Palpitationen, Herzstolpern.

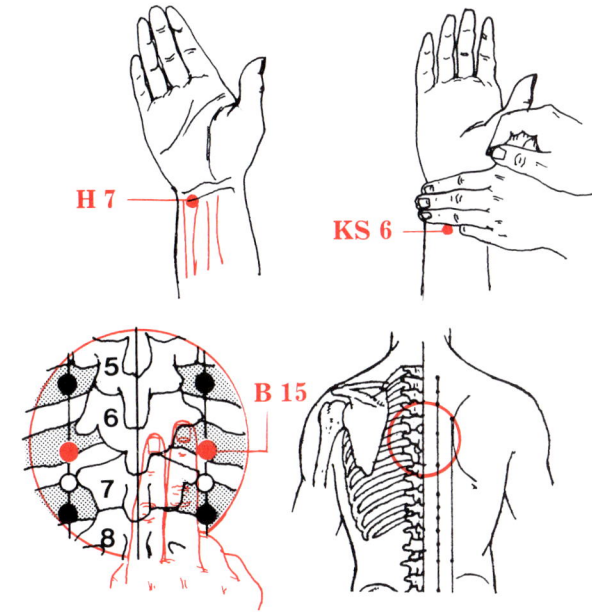

Basis-Punkte Herz

Erkrankungen des Herz-Kreislauf-Systems

Einteilungsschema nach traditionell-chinesischer Medizin:

Schwäche-XU-Krankheiten von Herz-XIN:

a) QI- und YANG-Schwäche:

Während man eine QI-Schwäche als nachlassende Leistungsschwäche des Herzens bezeichnen könnte, entspricht die YANG-Schwäche einer nachlassenden Herzkraft.

QI kann man hier mit Leistung übersetzen, YANG mit Arbeit. Versteht man Leistung als Arbeit, bezogen auf die Zeiteinheit, so kann man die Herzleistung QI verstehen als die Herzarbeit, bezogen auf eine Belastung. Nachlassen der Herzleistung, Nachlassen des Herz-QI, tritt bei körperlicher und psychischer Belastung auf, nicht jedoch in Ruhe. Die Herzkraft, YANG des Herzens, zeigt durch ein Nachlassen der Herzkraft, Schwäche des Herz-YANG, eine Verminderung der Pumpleistung der Herzkraft schon im Ruhezustand und bei geringster Belastung.

Dies trifft auch auf die psychische Belastung bei funktionell cardio-vasculären Störungen zu. Im leichteren Fall einer QI-Schwäche werden die funktionell cardio-vasculären Störungen nur bei psychischer Belastung auftreten, während bei ausgeprägteren Fällen die vegetative Symptomatik auch im Ruhezustand auftritt.

Nachlassen der Herzleistung – XIN QI XU

Subjektive Symptomatik:

Herzklopfen, Herzbeklemmung, Kurzatmigkeit bei Belastung,
geistige und körperliche Leistungsschwäche,
allgemeines Schwächegefühl,
blasse Gesichtsfarbe,
kalt-feuchte Extremitäten.

Zungenbelag: weiß, dünn,
Puls: fein, schwach, manchmal unregelmäßig.

Nachlassen der Herzkraft – XIN YANG XU

Subjektive Symptomatik:

Kurzatmigkeit, Herzklopfen, Herzbeklemmung bei Ruhe und geringster Belastung,
Schweißausbruch,
mäßige Cyanose der Lippen und Akren,
Knöchelödeme,
feucht-kühle Haut,
Kältegefühl und Angst vor Kälte.

Zungenbelag: weiß, dünn
Puls: fein und schwach.

Punkte-Wahl nach traditionell-chinesischen Überlegungen:

„Stärke das QI und das YANG des Herzens"
KS 6
MP 6
M 36   Moxibustion
KG 6   Moxibustion

Kommentar zur Punkte-Auswahl:

Diese Punkte können bei funktionell cardiovasculären Störungen, die mit einer verminderten Herzleistung verbunden sind, angewendet werden und auch bei Leistungsschwäche des Herzens, z. B. bei Coronarinsuffizienz und Myocardinsuffizienz. Im letzteren Fall wird man sich jedoch zu einer medikamentösen cardialen Therapie entschließen, bzw. zu einer Kombination zwischen moderner und traditionell-chinesischer Medizin.

b) Blut-XUE- und YIN-Schwäche:

Das chinesische Wort: XU kann als Schwäche, aber auch als Leere übersetzt werden. Bei diesen Krankheitsbildern wird man günstigerweise von Leere sprechen, da ein Blut- oder Flüssigkeitsmangel bzw. eine Blutarmut besser mit dem Wort Leere zu übersetzen ist.

„Blutarmut" – XUE XU

Dieses Krankheitsbild entspricht den Beschwerden bei Eisenmangelanämie, bei mäßigem Blutverlust, aber auch bei funktionell cardio-vasculären Störungen, die ja hinsichtlich der subjektiven Symptomatik sehr oft denen bei Eisenmangelanämie entsprechen.

„Flüssigkeitsmangel" – YIN XU

Dieses Krankheitsbild entspricht sowohl den Beschwerden bei Wasser- und Elektrolytverlust, wie sie z. B. bei Störungen der Niere und des Verdauungstraktes auftreten und durch trockene Schleimhäute, verminderte Hautelastizität, Temperaturerhöhung und Oligurie charakterisiert sind. Dieses Beschwerdebild entspricht aber auch funktionell cardio-vasculären Störungen, insbesondere denen bei erschöpftem Hypersympathikotonus.

Die meisten vegetativen Störungen haben einen hypersympathikotonen Charakter (siehe auch Seite 111) mit leichtem Überwiegen der ergotropen Funktionslage: mit erhöhter Temperatur, erhöhtem Puls, erhöhtem Blutdruck, erhöhter Atemfrequenz, weiten Pupillen, schlechtem Schlaf, Acidose, Herabsetzung der Reizschwelle.

Die hypersympathikotone Erschöpfung entspricht jenem Beschwerdebild, welches in traditionell-chinesischer Sicht als YIN-Schwäche mit Hitzesymptomatik beschrieben wird: relatives Überwiegen von YANG bei vermindertem YIN, Hitzesymptomatik bei YIN-Schwäche, YIN und YANG unterhalb der Norm.

Symptome bei YIN-Schwäche des Herzens (Blut-XUE und YIN-Flüssigkeit):

Schreckhaftigkeit,
innere Unruhe,
Schlafstörungen und traumreicher Schlaf,
Gedächtnisschwäche,
tachycarde Rhythmusstörungen.

Zusätzliche Symptome bei Blut-XUE-Mangel: „Blutarmut"

allgemeine Schwäche,
Kreislaufstörungen,
leichte Ermüdbarkeit,
Blässe von Haut und Schleimhäuten.

Zusätzliche Symptome bei YIN-Flüssigkeits-Mangel:

trockene Haut und Schleimhäute,
geringe Temperaturerhöhung,
rote Wangen,
nächtliches Schwitzen,
reizbare Schwäche,
Rast- und Ruhelosigkeit.

Punkte-Wahl nach traditionell-chinesischen Überlegungen:

„Kräftige Milz und Niere" (BU PI, BU SHEN)
„Stärke das Blut"
„Stärke das YIN"

H 7
MP 6
M 36
N 5^B = 3^{CH}

Zusatz-Punkte für die Symptomatik: „Die 5 Herzen sind warm"

heiße Fußsohlen: N 5^B = 3^{CH}, N 3^B = 6^{CH}

heiße Handflächen: Lu 10, KS 7

Hitzegefühl an Hals und Sternum: KG 17, KG 22

Kommentar zur Punkte-Auswahl:

H 7   – *YUAN-(Quell)-Punkt des Herz-Meridians erfaßt den hauptsächlich betroffenen Meridian;*

MP 6   – *Reunions-Punkt der 3 unteren YIN-Organe, Niere-SHEN, Milz-PI, Leber-GAN, „nährt" die Herz-XIN-Schwäche;*

M 36, MP 6 – *zusammen bessern sie die Zirkulation von Blut-XUE, kräftigen die Milz-PI;*

N 5^B = 3^{CH} – *YUAN-(Quell)-Punkt des Nieren-Meridians beeinflußt die Nieren-Schwäche und YIN-Schwäche.*

Fülle-SHI-Krankheiten von Herz-XIN:

a) Durchblutungsstörungen des Herzmuskels XIN XUE YU XUE:

Das chinesische Wort YU XUE, wörtlich „aufhalten, stoppen, Blut", entspricht in der wörtlichen Übersetzung und auch im Krankheitsbild dem griechischen Wort: Ischämie, wörtlich: zurückhalten, Blut.

Dieses Krankheitsbild kann daher mit der Diagnose der modernen Medizin: Ischämie des Myocards bei Stenocardie und Myocardinfarkt gleichgesetzt werden.

b) Beschwerden bei Zähflüssigkeit–Hitze TAN HUO:

Dieses Krankheitsbild entspricht einer Viscositätserhöhung des Blutes mit Thromboseneigung und einer Viscositätserhöhung des Serums mit Hypercholesterinämie und Hyperlipidämie. Beschwerden von Herz-XIN äußern sich in dem Zusammenhang als Beklemmungsgefühl und schmerzhaftes Druckgefühl im Thorax.

Da die Beschwerden heftig sind, plötzlich einsetzen, oft dramatisch verlaufen, werden sie als Fülle-SHI-Krankheiten bezeichnet und erhalten bei der Behandlung eine relativ starke Reizung (XIE FA – reduzierende Methode).

ad a) Beschwerden bei Ischämie des Myocards:

Stenocardie, Myocardinfarkt, funktionell cardio-vasculäre Störungen mit Pseudostenocardie, „Effort-Syndrom"

Symptomenbild:
XIN XUE YU XUE
„Durchblutungsstörung des Herzens"

Beschwerden, die nach traditionell-chinesischer Sicht dem Krankheitsbild YU XUE, Zirkulationsstörung des Blutes, zugeordnet werden, entsprechen den Beschwerden bei Ischämie, die durch Gefäßspasmen, Thromben, durch Kälte oder äußere Einwirkung, sowie durch Druck von Tumoren ausgelöst werden und zu Durchblutungsstörungen mit ischämischen Veränderungen des betreffenden Gebietes führen.

Bezogen auf das Herz-XIN kann diese Ischämie kurzdauernd und geringgradig sein, wie bei Stenocardien oder langdauernd und schwer, wie bei Myocardinfarkt.

In der traditionell-chinesischen Medizintheorie ist dies **ein einheitliches Krankheitsbild,** bei welchem bezüglich der Punkte-Auswahl kaum ein Unterschied gemacht wird, wohl aber hinsichtlich der Reizdosis und des Zeitpunktes der Behandlung unterschieden wird. Charakteristisch sind heftige, stechende, starke, streng lokalisierte und an einer Stelle bleibende Schmerzen. Gleichzeitig treten an der Zunge charakteristische rot-livide Gefäßzeichnungen, Gefäßsternchen, auf.

Subjektive Symptomatik:

heftiger, stechender, krampfartiger Schmerz im vorderen linken Thorax,
ausstrahlend entlang dem Herz-Meridian,
(ulnar zum kleinen Finger)
ausstrahlend zum Zungengrund,
Angstgefühl bis Todesangst,
Vernichtungsgefühl.

Zungenkörper: livide Gefäßsternchen,
Zungenbelag: weiß, feucht, glatt,
Puls: hart, eckig.

Punkte-Wahl nach traditionell-chinesischen Überlegungen:

Siehe Stenocardie, Myocardinfarkt Seite 265.

ad b) Herzbeklemmung bei erhöhter Viskosität*) von Blut und Serum

Symptomenbild:
TAN HUO
„Zähflüssigkeit–Hitze im Herzen"

Als Risikofaktoren für Herz- und Gefäßkrankheiten werden meistens Thromboseneigung, Hypercholesterinämie, Hyperlipidämie, erhöhter Blutdruck, Streß, erhöhtes Körpergewicht, mangelnde Bewegung angegeben.

Im Volksmund wird ein Menschentyp mit diesen Risikofaktoren sehr treffend als „schlagflüssig" beschrieben. Die oben erwähnten Risikofaktoren für Herz- und Kreislaufkrankheiten umschreiben jenes Krankheitsbild, welches die traditionell-chinesischen Ärzte als TAN HUO (Zähflüssigkeit–Hitze) bezeichnen.

Wenn dieses Krankheitsbild Herzbeschwerden macht, so tritt ein schmerzendes Druckgefühl, ein Beklemmungsgefühl im vorderen Thorax auf, der Patient hat meistens bläulich-rot gefärbte Wangen, häufiges Nasenbluten, rote Konjunktiven (RE HUO – Hitzesymptomatik) und ist von innerer Unruhe und Rastlosigkeit getrieben, obwohl er eine verminderte körperliche und geistige Leistungsfähigkeit hat.

Subjektive Symptomatik:

Oppressionsgefühl, schmerzendes Druck- und Beklemmungsgefühl im vorderen Thorax,
Herzklopfen bei Belastung,
Schwindelgefühl bei Belastung und Lagewechsel,
psychomotorische Unruhe, Reizbarkeit.

Zungenbelag: körnig, gelb,
Puls: schlüpfrig, gleitend.

---

*) Viskosität leitet sich vom lateinischen Wort viscum, die Mistel, ab, deren klebriger Saft an die erhöhte Viskosität erinnert und auch nach traditionell-chinesischer Medizintheorie ein Charakteristikum für die Symptomatik TAN ist.

Punkte-Wahl nach traditionell-chinesischen Überlegungen:

KG 12
M 40
KS 6
Lu 11

Kommentar zur Punkte-Auswahl:

KG 12 und M 40 sind die Basis-Punkte für die TAN-Symptomatik;

KS 6 hat eine Wirkung auf das Druck-, Schmerz- und Beklemmungsgefühl im vorderen Thorax;

Lu 11 kann durch einen Mikroaderlaß gereizt werden und wird als Punkt mit Beziehung zur Lunge eingesetzt, da die Lunge-FEI – nach traditionell-chinesischer Medizintheorie – zum „sichtbaren" TAN Beziehung hat.

Dazu folgendes: TAN, eine erhöhte Viskosität der Körpersäfte zeigt sich auch durch eine erhöhte Viskosität des Speichels und des Sputums. Der zähe, mucinreiche, fadenziehende Speichel ist Zeichen einer erhöhten Sympathikotonie („Sympathikusspeichel"), und zeigt ebenso wie die Erhöhung von Blutdruck, Atemfrequenz und Blutzucker, wie die weiten Pupillen, die Acidose und der schlechte Schlaf ein Überwiegen der ergotropen Funktionslage, somit einen Hypersympathikotonus an.

Der Vollständigkeit halber sollen noch zwei Krankheitsbilder angeführt werden, die manchmal in den altchinesischen Texten beschrieben werden:

*„Herz–Hitze" XIN RE
und
„Zähflüssigkeit im Herzen" TAN XIN.*

Symptomenbild:
**XIN RE
„Herz–Hitze"**

Subjektive Symptomatik:

Schlaflosigkeit, oberflächlicher Schlaf,
Ohnmachtsneigung,
gerötetes Gesicht,
Schwellung und Schmerzen im Mundbereich,
bitterer Geschmack im Mund,
dunkler Harn,
unzusammenhängendes, rasches, ununterbrochenes Sprechen.

Zungenbelag: weiß, Zungenspitze rot,
Puls: schnell.

Dieses Beschwerdebild wird oft auch durch eine geistige Überanstrengung hervorgerufen (Herz–Hitze, XIN RE – entspricht auch einer gesteigerten geistigen Aktivität), es führt zu Schlafstörungen, insbesondere zu Einschlafstörungen (der Patient kann die Gedanken nicht abschalten), wobei auch ein fiebrig-heißes Gefühl den Patienten am Einschlafen hindert. Weiters können Veränderungen in der Mundhöhle und an der Zunge, sowie Zungenbrennen oder Zahnfleischbluten auftreten. Oft haben die Patienten ein hektisch gerötetes Gesicht und glänzend halonierte Augen (das „Glanzauge des Neurasthenikers").

Punkte-Wahl nach traditionell-chinesischen Überlegungen:

KS 7, KS 8, KS 9
H 8, H 9

TAN oder TAN HUO im Organsymbol Herz, im Hirn

Dieses Krankheitsbild ist charakterisiert durch geistige Verwirrtheit, Desorientiertheit, Ohnmacht und Kollapsneigung, unbeherrschtes, unkontrolliertes Verhalten, unzusammenhängendes, sinnloses Sprechen, Palpitationen, Schlafstörungen, Rastlosigkeit, Apathie, Depression, Selbstgespräche, unbeherrschtes Lachen und Weinen.

Punkte-Wahl nach traditionell-chinesischen Überlegungen:

KS 5
M 40
LG 25
Le 2

Einteilungsschema für Erkrankungen des Herz-Kreislauf-Systems nach westlich-naturwissenschaftlicher Medizin:

Stenocardie, Myocardinfarkt

In China werden diese Beschwerden in den letzten Jahren zunehmend mit Hilfe von Akupunktur behandelt und dadurch nicht nur subjektive, sondern auch durch Labor- und EKG-Kontrollen verifizierbare, objektive Erfolge erzielt. Obwohl unterschiedliche Angaben diesbezüglich vorliegen, wurde doch von meinen Lehrern betont, daß nach einem Myocardinfarkt 3 Monate lang Akupunktur nicht angewendet werden soll.

Die traditionell-chinesischen Ärzte sahen die Krankheitsursache vor allem in einer **Durchblutungsstörung des Herzens** (XIN XUE YU XUE), weiters in einem **Gefäßkrampf**, ausgelöst durch Kälteeinwirkung (XIN YANG XU) und in einer **Zähflüssigkeit des Blutes** (TAN HUO).

Diese Vorstellung über die Krankheitsfaktoren stimmt durchaus überein mit den Risikofaktoren für Herz- und Gefäßkrankheiten, wie sie die moderne Medizin annimmt.

Je nach der Krankheitsursache nach traditionell-chinesischer Medizintheorie wird die empfohlene Punkt-Kombination etwas variiert, um diese „Krankheitsursachen" zu erfassen.

Die Punkt-Kombinationen variieren auch je nach dem, ob eine Behandlung während der Attacke einer Stenocardie oder im Intervall erfolgt.

Während der Schmerzattacke:

KS 6 – starke Stimulation
oder
KS 4
KG 17
B 17
Reizdosis: starke Stimulation

Ein weiterer Punkt zur Behandlung während der Schmerzattacke ist der Neu-P. XIN PIN, der eine deutlich schmerzreduzierende Wirkung bei stenocardischen Beschwerden hat. Er liegt 3 cun distal von H 3 auf dem Herz-Meridian im Segment Th 1.

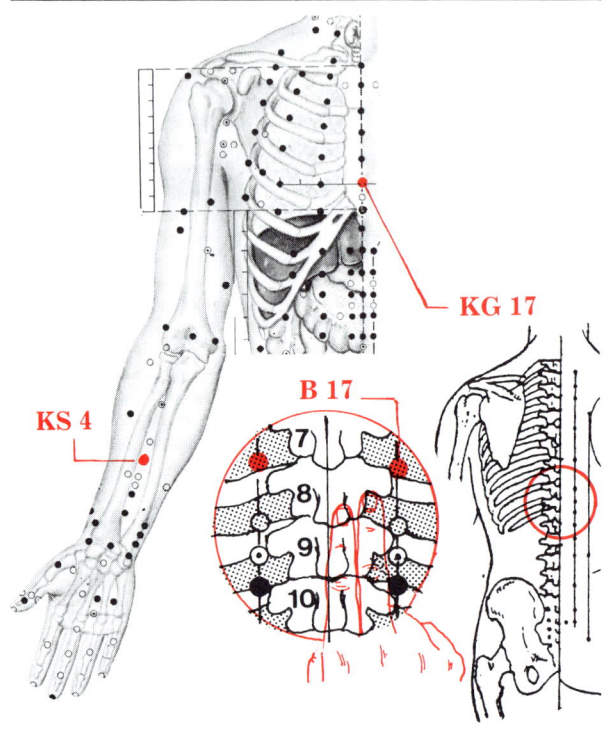

während der Stenocardie

KG 17

KS 4

B 17

Im Intervall der stenocardischen Beschwerden:

a) KS 6
    M 36
    N 5^B = 3^{CH}
    B 14
    B 20
    B 23

Kommentar zur Punkte-Auswahl:

Diese Punkt-Kombination berücksichtigt den gestörten Herz-, Milz- und Nierenfunktionskreis, somit die mit stenocardischen Beschwerden oft verbundenen Gefühle und Vernichtungsgefühle, die Kälteüberempfindlichkeit (Niere-SHEN) und auch die Symptome seitens des Verdauungstraktes, wie Übelkeit, Brechreiz (Milz-PI).

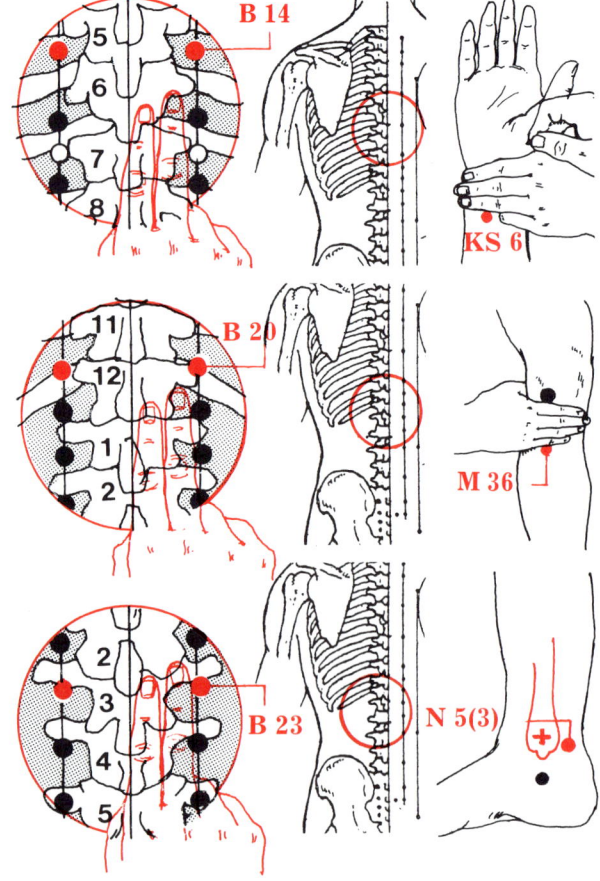

im Intervall der Stenocardie

B 14

KS 6

B 20

M 36

B 23

N 5(3)

Weitere Punkt-Kombinationen:

Im Intervall der Stenocardie:

b) KS 6
    MP 6
    B 14
    B 15
    B 17
    B 18
    KG 14 oder KG 15

Kommentar zur Punkte-Auswahl:

Die Punkte KG 14 oder KG 15 werden je nach dem Spontan- oder Druckschmerz im vorderen Thorax gewählt, B 17 und B 18 – die YU-(Zustimmungs)-Punkte des Zwerchfells und der Leber haben Beziehung zu den Symptomenbild YU XUE, Durchblutungsstörung des Herzens; KS 6 erfaßt die Symptomatik im vorderen Thoraxbereich.

Reizstärke: mittlere Reizstimulation.

Zur Intervallbehandlung stenocardischer Beschwerden können aber auch alternierend zwei Gruppen von Punkten verwendet werden:

Punkte mit Beziehung zum KS-Meridian:
KS 6
B 14
KG 17

Punkte mit Beziehung zum Herz-Meridian:
H 7
B 15
KG 15

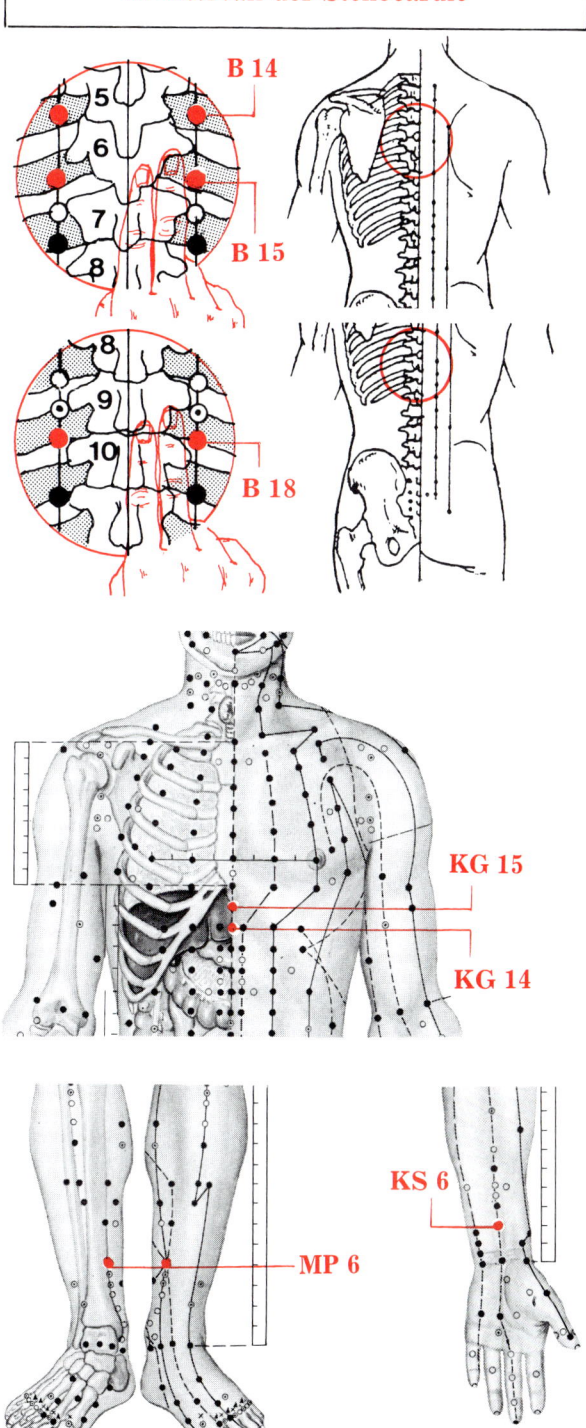

im Intervall der Stenocardie

oder

c) KS 6
   H 5
   M 36
   MP 6
   MP 10
   B 17

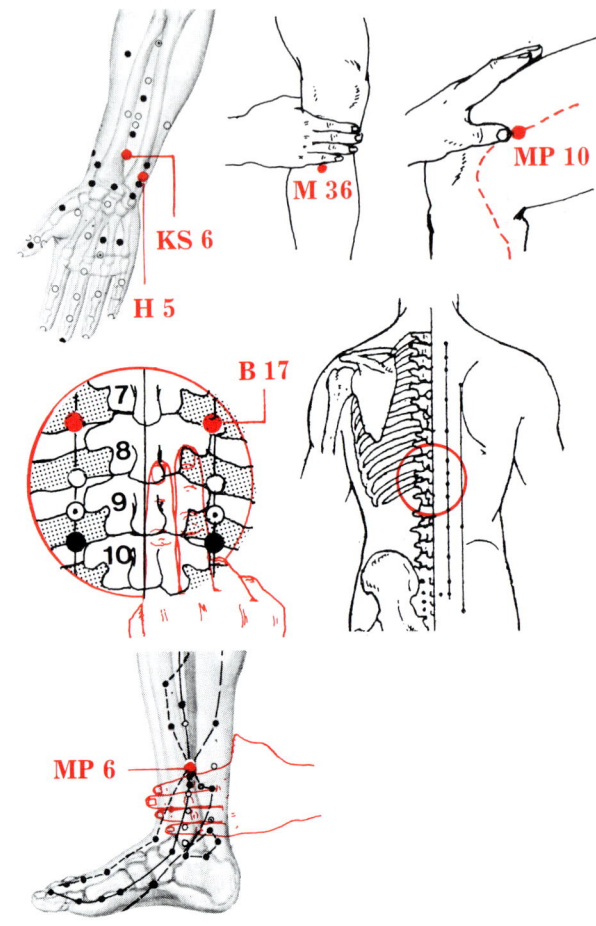

im Intervall der Stenocardie

MP 10

M 36

KS 6

H 5

B 17

MP 6

Kommentar zur Punkte-Auswahl:

Auch diese Punkt-Kombination erfaßt das Symptomenbild YU XUE, Durchblutungsstörung des Herzens;

KS 6 für die Beschwerden im vorderen Thorax; H 5 – LUO-(Passage)-Punkt des Herz-Meridians, Bezug zu Herz-XIN;

M 36, MP 6 zusammen fördern die Zirkulation von Blut und QI, die bei dem Beschwerdebild YU XUE gestört ist;

B 17 – YU-(Zustimmungs)-Punkt des Zwerchfells hat Beziehung zur Symptomatik YU XUE.

Reizdosis: mittlere Stimulation.

d) Eine weitere therapeutische Möglichkeit für die Intervallbehandlung bei stenocardischen Beschwerden ist die Reizung der HUA TUO'schen Punkte am Rücken. Berücksichtigt werden insbesondere jene HUA TUO'schen Punkte, die 1 Querfinger lateral der Mittellinie liegend, in der Höhe der YU-(Zustimmungs)-Punkte liegen.
   B 14
   B 15
   B 17
   B 19
   B 23

Kommentar zur Punkte-Auswahl:

Diese Punkte der HUA TUO'schen paravertebralen Punkte können bei allen Zirkulations- und Durchblutungsstörungen, die nach traditionellchinesischer Sicht dem Symptomenbild YU XUE entsprechen, gewählt werden.

Schmerzendes Druckgefühl im vorderen Thorax, Herzbeklemmung

Symptomenbild:
TAN HUO
„Zähflüssigkeit–Hitze im Herzen"

Herzbeklemmung, Druckgefühl im vorderen Thorax und eventuell im Oberbauch, das subjektive Gefühl „als ob etwas steckenbliebe", sowie Palpitationen und Schwindel charakterisieren die traditionell-chinesische Diagnose: TAN HUO, „Zähflüssigkeit–Hitze".

Je nach dem Vorherrschen der Beschwerden, ob nun ein Oppressionsgefühl oder die Palpitationen die „vordergründigen" Symptome sind, wird die Punkt-Kombination ausgewählt.

a) **Oppressionsgefühl im Thorax, Herzbeklemmung:**

M 40
KG 12
Lu 11
KS 6

Kommentar zur Punkte-Auswahl:

KG 12 und M 40 sind die Basis-Punkte der TAN-Symptomatik;

KS 6 erfaßt die Beschwerden im vorderen Thorax;

Lu 11 hat Beziehung zur Hitze-RE-HUO-Symptomatik und wird als Punkt des Lungen-Meridians deswegen dazugewählt, weil TAN-Zähflüssigkeit in der Lunge „aufbewahrt" wird und als zähflüssiges, fadenziehendes Sputum oder fadenziehender Speichel „sichtbar" werden kann.

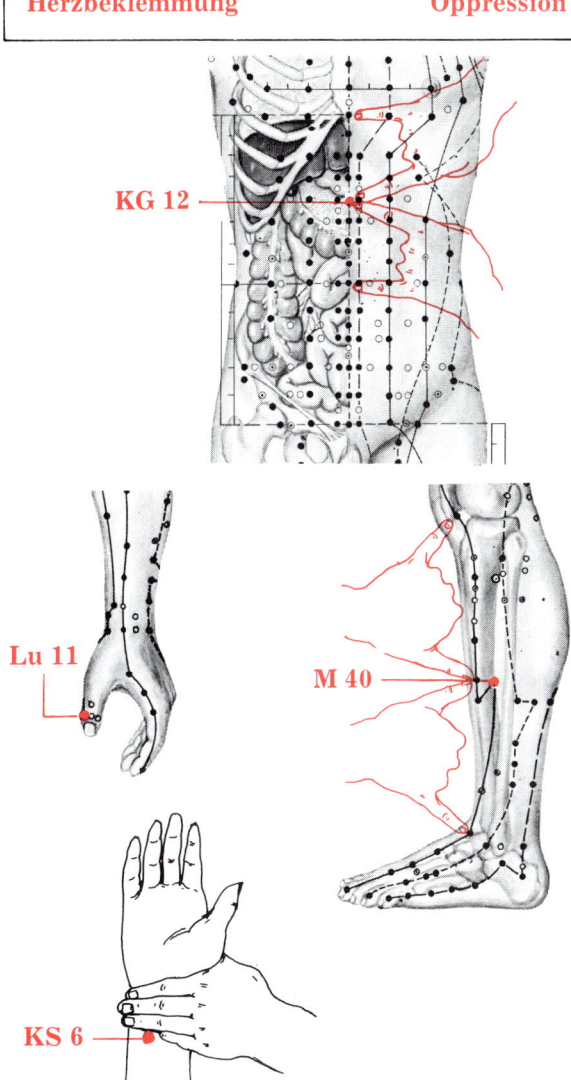

Herzbeklemmung **Oppression**

KG 12

Lu 11

M 40

KS 6

270

b) Oppressionsgefühl im Thorax, Herzbeklemmung mit starken Palpitationen:

KG 17
KS 4
KS 6
MP 6

Kommentar zur Punkte-Auswahl:

KG 17 – Haupt-Punkt der Thoraxorgane;

KS 6 bei Druck und Schmerz in der Herzgegend;

MP 6 – Kreuzungs-Punkt der 3 unteren YIN-Meridiane, Beziehung zu Niere-SHEN, Leber-GAN, Milz-PI, welche das Herz „nähren".

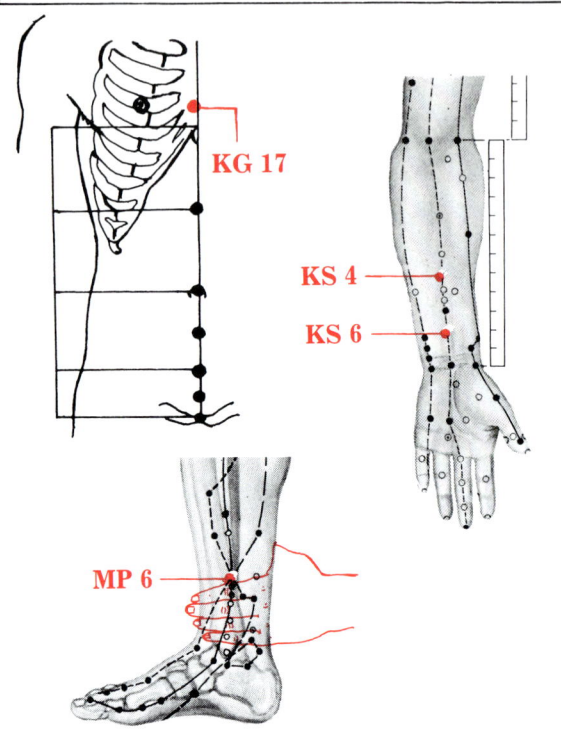

Oppression, Palpitationen

c) Oppressionsgefühl im Thorax, Herzbeklemmung verbunden mit chron. Bronchitis oder Reizhusten:

KG 17
Lu 6
Di 4

Wenn diese Beschwerden weit nach lateral in den Intercostalbereich ausstrahlen, so kann der Punkt KG 17 durch Lu 1 ersetzt oder letzterer zusätzlich genadelt werden.

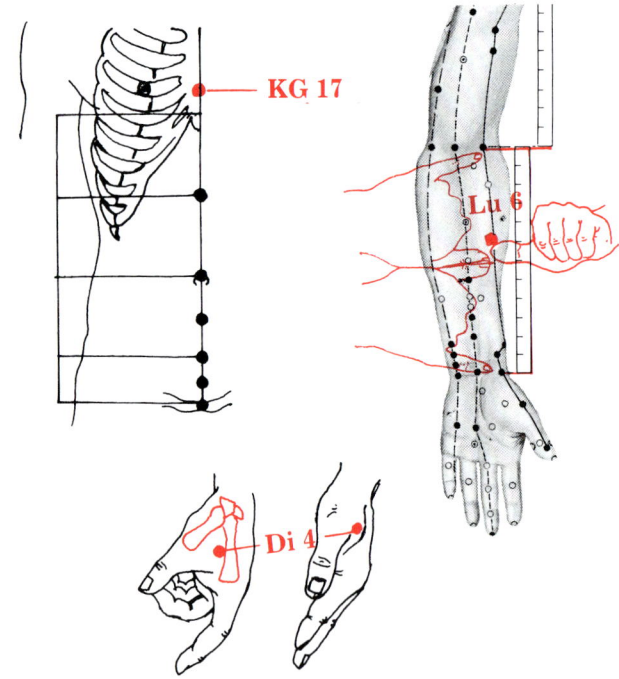

Oppression, Husten, Herzbeklemmung

Herzrhythmusstörungen, paroxysmale Tachycardie

Symptomenbild:
XIN XU YOU RE
„Herzschwäche mit Hitzesymptomatik"

Nach traditionell-chinesischer Medizintheorie wird dieses Krankheitsbild meistens durch einen Mangel an YIN oder eine Störung innerer Organe ausgelöst.

Da eine Schwäche-XU vorliegt, soll nur ein schwacher Reiz (BU FA – stärkende Reizung) gesetzt werden, d. h. die Nadeln werden nur oberflächlich plaziert, schwach stimuliert, und relativ wenig gedreht.

Die während des Anfalls auftretende Symptomatik einer inneren Unruhe und Hektik, tachycarde Herzaktion mit Kreislaufschwäche setzten die altchinesischen Ärzte mit einem relativen Überwiegen von YANG bei vermindertem YIN in Beziehung.

Diese Beschwerden entsprechen den Symptomen einer hypersympathikotonen vegetativen Störung, die durch ein relatives Überwiegen der ergotropen Funktionslage charakterisiert ist, aber einer erschöpften Hypersympathikotonie entspricht.

Aus der Praxis ist bekannt, daß paroxysmale Tachycardien sehr oft mit einem Cervicalsyndrom verbunden sind (Herz – Cervicalderivat, M. trapezius – cervicale Innervation). In diesen Fällen soll der stark verspannte Musculus trapezius durch Akupunktur-Behandlung gelokkert werden. Die YIN-Schwäche, welche dieses Krankheitsbild auslöst und die Hitzesymptomatik im Herzen verursacht, wird nach altchinesischer Medizintheorie mit einer Störung von Niere-SHEN in Beziehung gesetzt.

Möglicherweise hat der nach einem paroxysmalen tachycarden Anfall auftretende massive Abgang von Harn zu der Vorstellung geführt, daß eine Beziehung zwischen Herz-XIN und Niere-SHEN, im besonderen eine Beziehung zur Körperflüssigkeit YIN, vorhanden ist.

Steigt die Herzfrequenz bei paroxysmaler Tachycardie plötzlich und anfallsartig auf 100 und mehr Schläge in der Minute, so verspürt der Patient subjektiv meistens ein „Flattern" in der Brust, fühlt sich schwach, kraftlos und elend. Der arterielle Blutdruck fällt, es können klinische Symptome auftreten, die einem Schock oder einer Herzinsuffizienz entsprechen.

Für eine Akupunktur-Behandlung werden nur die supraventriculären Tachycardien in Frage kommen, denn bei den lebensbedrohlichen ventriculären Tachycardien sollte Akupunktur-Behandlung nur im Notfall, wenn eine andere Hilfe nicht möglich ist, angewendet werden.

Als Erste-Hilfe-Maßnahme könnte jedenfalls auch hier der Punkt KS 6 oder KS 5 zur Verlangsamung des Herztempos empfohlen werden, sowie der Punkt LG 25[B] = 26[CH] zur Schockbekämpfung.

272

Auch bei diesem Beschwerdebild sind mehrere
Punkt-Kombinationen zu empfehlen:

a) paroxysmale Tachycardie:

H 8
KS 6
KS 5

Kommentar zur Punkte-Auswahl:

KS 6 und KS 5 verlangsamen das Herztempo;

*H 8 ist der RONG-(Hitze)-Punkt des Herz-
Meridians und soll die bei paroxysmaler Tachy-
cardie vorhandene Herz-Hitze-Schwäche (XIN
XU RE) beeinflussen.*

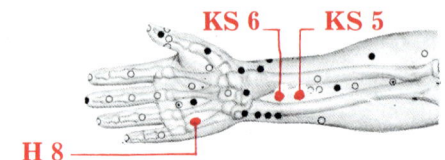

paroxysmale Tachycardie

KS 6   KS 5

H 8

**b) Neigung zu paroxysmaler Tachycardie bei
allgemeiner Schwäche, Schlafstörungen:**

H 7
MP 6
PaM 3

Kommentar zur Punkte-Auswahl:

H 7   – Quell-Punkt des Herz-Meridians;

*MP 6 – Kreuzungs-Punkt der 3 unteren YIN-
Meridiane „nähren" und unterstützen
das Herz-XIN;*

*PaM 3 – ein Punkt zwischen den Augenbrauen,
der subcutan in Richtung Nasenspitze
etwa 1 cm bis zur Knochenfühlung
vorgeschoben wird und eine Nadelsensation bis zur Nasenspitze auslöst.
Gleichzeitig führt diese Nadelsensation zu einem Senken der Oberlider
der Augen, weshalb – so erklärten dies
meine chinesischen Lehrer in Peking –
eine schlafmachende (besser schlafein-
leitende) Wirkung erzielt wird. Dieser
Punkt kann bei vielen Formen von
Einschlafstörung Verwendung finden.*

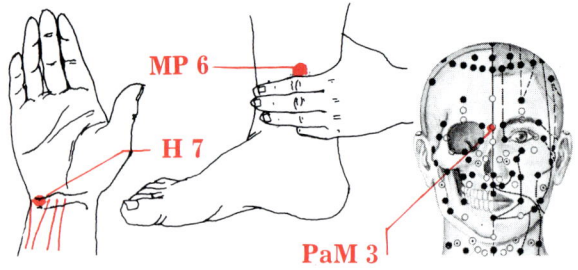

paroxysmale Tachycardie,
Schlafstörungen, Schwäche

MP 6

H 7

PaM 3

c) paroxysmale Tachycardie:

KS 7
B 15
Lu 9

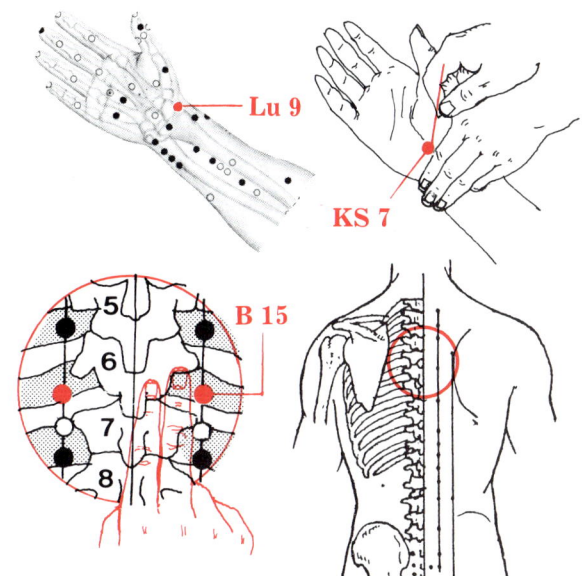

paroxysmale Tachycardie

Kommentar zur Punkte-Auswahl:

B 15   –   *YU-(Zustimmungs)-Punkt des Herzens, kann die Herzaktion verlangsamen;*

KS 7   –   *häufig unterstützend verwendet bei Herz-Hitzesymptomatik (XIN XU RE).*

d) bei Tachyarrhythmie:

KS 6
H 5
H 8

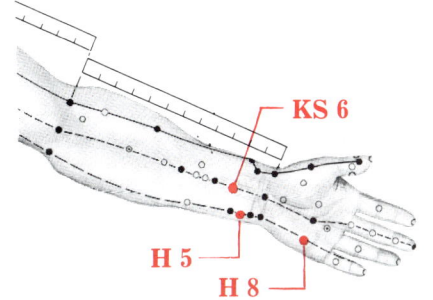

Tachyarrhythmie

Nach traditionell-chinesischer Medizintheorie liegt dieser Krankheit nur zu einem geringen Teil eine Störung von Herz-XIN zugrunde. Trotzdem werden die Behandlungsvorschläge mit Akupunktur im Kapitel Herz-Kreislauf-Krankheiten abgehandelt, da der westlich naturwissenschaftlich orientierte Arzt diese Krankheit in diesem Kapitel eher suchen wird, als in den Kapiteln der Erkrankungen von Leber-GAN.

Die altchinesischen Ärzte sahen in der Hypertonie eine Erkrankung, die durch vier mögliche Ursachen ausgelöst wird. Im Prinzip beruhen alle letztlich auf einer Schwäche von Nieren-YIN, die zum Aufsteigen des Leber-YANG führt (GAN YANG SHANG KANG), was eine Herz-YIN-Schwäche zur Folge haben kann.

Die westliche Medizin teilt die Hypertonie nach anatomischen, neurogenen, hormonalen und nephrogenen Ursachen ein.

Die traditionell-chinesische Medizin teilt dieses Krankheitsbild nach phänomenologischen Kriterien ein.

Da ich aus meinen Erfahrungen bei Kursen und Vorträgen weiß, daß gerade die Einteilung der Hypertonie nach phänomenologischen Kriterien immer auf großes Unverständnis stößt, möchte ich hier etwas näher darauf eingehen.

Die westliche Medizin unterscheidet **den essentiellen Hochdruck,** der auch als roter Hochdruck bezeichnet wird, weil meistens eine rote Gesichtsfarbe besteht. Diese Hypertonieform tritt meistens bei Hypertonikerfamilien auf und trifft den pyknisch athletischen Konstitutionstyp.

Die deutlich rote Gesichtsfarbe, der pyknische athletische Habitus und die späteren Gefäßschä-

den entsprechen jenem Krankheitsbild, welches die traditionell-chinesische Medizin unter dem Symptomenbild „aufsteigendes Leber-YANG" beschreibt.

Dieses „aufsteigende Leber-YANG" verursacht den roten Kopf (die Zornesröte steigt aufwärts) und Schwindelanfälle. Das zornig aggressive Verhalten entspricht dem Leber-GAN-Typ, welcher dem athletischen pyknischen Konstitutionstyp gegenüberzustellen ist.

(Krankheitsfaktor a bei Hypertonie: „Leber YANG steigt aufwärts")

Der renale Hochdruck, auch blasser Hochdruck bzw. der Widerstandshochdruck wird durch humorale Mechanismen ausgelöst, wobei das Gefäßsystem spastisch verkleinert und so der periphere Widerstand erhöht wird. Dieser renale Hochdruck tritt, wie sein Name sagt, vor allem bei Erkrankungen der Niere auf. Ganz analog dazu sieht auch die traditionell-chinesische Medizin die Ursachen für einen Hochdruck auch in einer Nieren-YIN-Schwäche, die zu einer Herz-XIN-Schwäche führt.

(Krankheitsfaktor d bei Hypertonie „Nieren-YIN-Schwäche")

Der emotionelle Hochdruck, worunter die westlich naturwissenschaftliche Medizin eine passagere Blutdruckerhöhung bei Aufregung usw. versteht, findet eine Parallele in dem von der traditionell-chinesischen Medizin beschriebenen psychisch bedingten, also durch „innere psychische Faktoren" verursachten Blutdrucksteigerungen.

(Krankheitsfaktor c bei Hypertonie „innere Faktoren")

Basis-Punkte für die Behandlung der Hypertonie:

Le 3
MP 6
Di 11
M 36

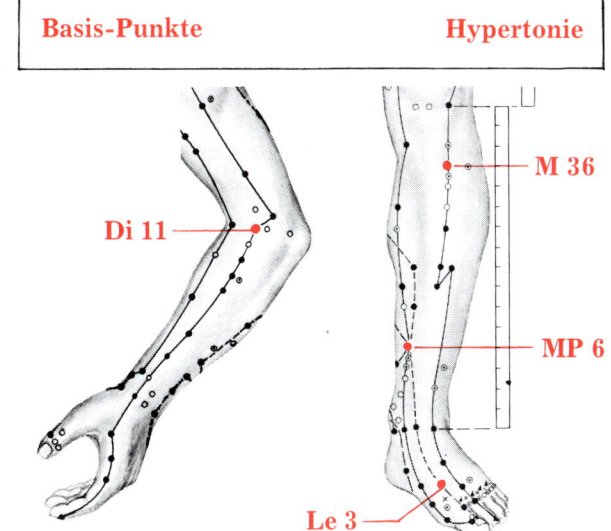

Basis-Punkte   *Hypertonie*

M 36
Di 11
MP 6
Le 3

Kommentar zur Punkte-Auswahl:

Le 3   – *YUAN-(Quell)-Punkt des Leber-Meridians, des hauptsächlich betroffenen Meridians, senkt das Leber-YANG;*

MP 6   – *senkt das aufsteigende Leber-YANG;*

Di 11 u. – *fördern die Durchblutung und können*
M 36   *den RE-Hitzezustand beeinflussen.*

Krankheitsursachen bei Hypertonie nach traditionell-chinesischer Medizintheorie:

a) Hypertonie bei Patienten mit aggressiv zorniger Verfassung, Schwindelzuständen

Symptomenbild:
GAN YANG SHANG KANG
„Aufsteigendes Leber-YANG"

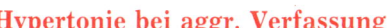

Hypertonie bei aggr. Verfassung

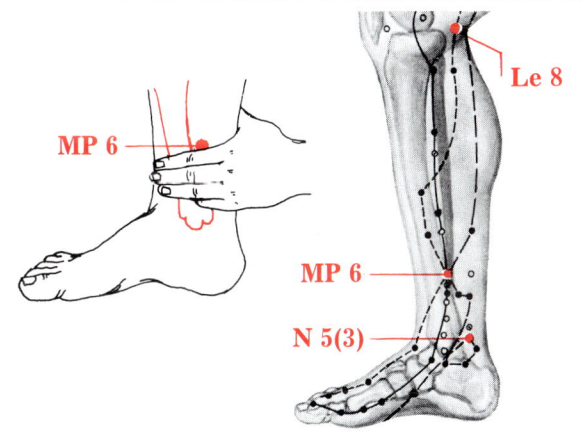

Le 8
MP 6
MP 6
N 5(3)

Nach dieser Medizintheorie liegt hier ein Schwächezustand von Leber-GAN und Niere-SHEN vor, wobei insbesondere das Nieren-YIN geschwächt ist. Diese Hypertonieform trifft vor allem jenen Menschentyp, den man als den überforderten, jähzornigen, reizbaren Schwächling beschreiben könnte.

Punkte-Wahl nach traditionell-chinesischen Überlegungen:

MP 6
Le 8
N 5^B = 3^{CH}
und Basispunkte:
Le 3
Di 11
M 36

Kommentar zur Punkte-Auswahl:

Diese Punkte haben Beziehung zu Leber-GAN und Niere-SHEN und sollen die Krankheitsursache, die Leber- und Nierenschwäche, beeinflussen.

276

b) Hypertonie bei erhöhter Blut- und Serumviskosität

Symptomenbild:
TAN SHI
„Zähflüssigkeit–Feuchtigkeit"

Dieses Beschwerdebild findet man vor allem bei jenen Patienten, welche nach moderner Medizin als die Infarkt- und Hypertonie-gefährdeten Patienten beschrieben werden.

Im Gegensatz zum Beschwerdebild TAN HUO (siehe Seite 269), Zähflüssigkeit–Hitze, hat das Symptomenbild TAN SHI, Zähflüssigkeit–Feuchtigkeit, keine Hitzesymptomatik, sondern die Zeichen einer Müdigkeit, Flüssigkeitsretention, erhöhtes Körpergewicht und findet sich auch bei verminderter körperlicher Arbeit. Meistens sind es übergewichtige Menschen mit häufig auftretendem Schwindelgefühl und dem Gefühl, daß sie zwar platzen könnten, aber sehr schwach und antriebslos sind.

Punkte-Wahl nach traditionell-chinesischen Überlegungen:

Neben den Basis-Punkten Le 3, MP 6, Di 11, M 36 sollen die Zusatz-Punkte:
M 40
KG 12
gewählt werden, weil diese Punkte auf die Symptomatik TAN-Zähflüssigkeit Bezug nehmen.

c) Passagere emotionell bedingte Hypertonie

Innere psychische Faktoren (NEI YIN) verursachen eine Blutdruckerhöhung. Diese Beschwerden sind durch Akupunktur-Therapie relativ günstig zu behandeln.

Neben den oben erwähnten Basis-Punkten: Le 3, MP 6, Di 11, M 36 wird auf die aggressiv zornige, labile Verfassung dieses Menschentyps Bezug genommen:

Zusatz-Punkte:

Le 3
KS 6

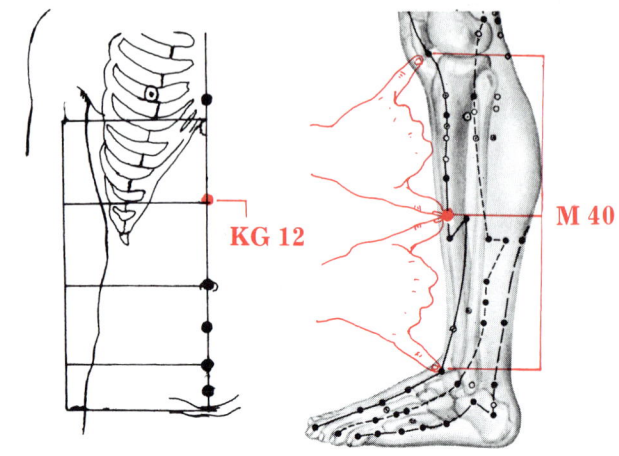

Hypertonie bei Viskositätserhöhung

KG 12

M 40

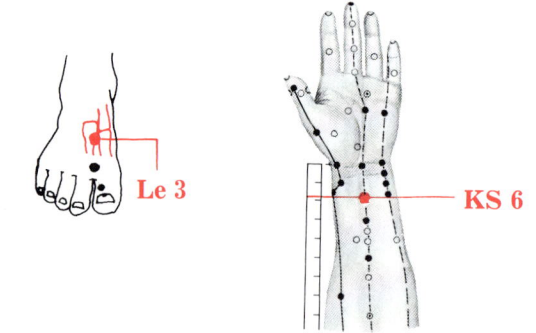

passagere emotion. bedingte Hypertonie

Le 3

KS 6

d) Hypertonie bei asthenischen, schwachen Patienten mit innerer Unruhe und „Hitze-Schwäche"

Symptomenbild:
SHEN YIN BU ZU, XIN RE
„Nieren-YIN-Mangel, Herz-Hitze"

Dieses Krankheitsbild ist mit einem Gefühl der Trockenheit, mit Austrocknung von Haut und Schleimhäuten und einem allgemeinen Schwächegefühl verbunden. Auffallend ist das Gefühl einer subjektiven Hitze, über die der Patient klagt. Dieses Krankheitsbild trifft man vor allem bei asthenischen, geschwächten Patienten mit innerer Unruhe, Hektik, Schlafstörungen – somit all jenen Störungen, die bei einer Symptomatik einer Nieren-YIN-Schwäche anzutreffen ist, die zu einer Herz-Hitzesymptomatik führt.

Punkte-Wahl nach traditionell-chinesischen Überlegungen:

Zusätzlich zu den Basis-Punkten Le 3, MP 6, Di 11, M 36 sollen die Punkte
Le 2
N 5^B = 3^{CH}
genadelt werden.

Kommentar zur Punkte-Auswahl:

Le 2 ist der RONG-(Hitze)-Punkt des Leber-Meridians und soll die Hitzesymptomatik des Leber-Funktionskreises erfassen;

N 5^B = 3^{CH} ist der YUAN-(Quell)-Punkt des Nieren-Meridians und soll die Nieren-YIN-Schwäche beeinflussen.

Eine weitere Methode der Hypertonie-Behandlung und Prophylaxe wurde in den letzten Jahren in China sehr propagiert:

Moxibustion an M 36 beidseits ohne Nadelung.

Durch diese direkte Moxibustion an der Haut entsteht eine Brandwunde, welche durch eine Pflasterapplikation in eine eitrig sezernierende Entzündung umgewandelt wird. Diese Entzündung soll ca. 1 Woche bestehen bleiben; die zurückbleibende Narbe – daher der Name „Narbenmoxibustion" – soll eine wirksame Methode der Hypertoniebehandlung und -prophylaxe darstellen.

Beschwerden, welche durch eine Hypertonie ausgelöst werden, wie z. B. Kopfschmerzen, Herzbeklemmung, Schwindelzustände, Schlafstörungen, können mit Akupunktur oft sehr gut behandelt werden. Der Blutdruck selbst hingegen wird oft nur mäßig verändert. Insbesondere die renalbedingte Hypertonie ist nicht mit Akupunktur zu beeinflussen.

Je nach den vorherrschenden Symptomen bei Hypertonie können zusätzlich folgende Punkt-Kombinationen Verwendung finden:

Tinnitus bei Hypertonie:

3 E 23
3 E 17
3 E 3
N 5^B = 3^{CH} oder N 7
B 23

Kommentar zur Punkte-Auswahl:

Einige Formen des Tinnitus werden in altchinesischer Sicht als Hitzezustand im dreifachen Erwärmer, 3 E-Meridian, bezeichnet. Aus diesem Grund werden lokale Punkte und Fern-Punkte des 3 E-Meridians gewählt, letzterer mit Beziehung zur RE-Hitzesymptomatik.

Der YUAN-(Quell)-Punkt und der YU-(Zustimmungs)-Punkt des Nieren-Meridians (N 5^B = 3^{CH} und B 23) sollen zu einer Kräftigung der Niere (Nieren-YIN) führen und damit der Hitze-RE-Symptomatik entgegenwirken.

Schwindel und Kopfschmerzen bei Hypertonie:

LG 19
G 20
PaM 9
Di 4
Le 3

Kommentar zur Punkte-Auswahl:

G 20 — *wichtiger Punkt des Gallenblasen-Meridians am Kopf, nimmt Bezug auf das „im Kopf empfundene" Gefühl des Schwindels;*

Di 4 — *Haupt-Punkt für das Gesicht, soll den Ort der subjektiven Beschwerden bei Schwindel erfassen;*

Le 3 — *YUAN-(Quell)-Punkt des Leber-Meridians, beeinflußt den hauptsächlich betroffenen Meridian und das Organ Leber-GAN, dessen Störung nicht nur eine Hypertonie, sondern auch Schwindel und Kopfschmerzen verursachen.*

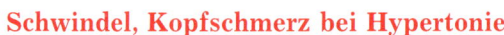

Tinnitus bei Hypertonie

3 E 3
3 E 23
3 E 17
B 23
N 5(3)

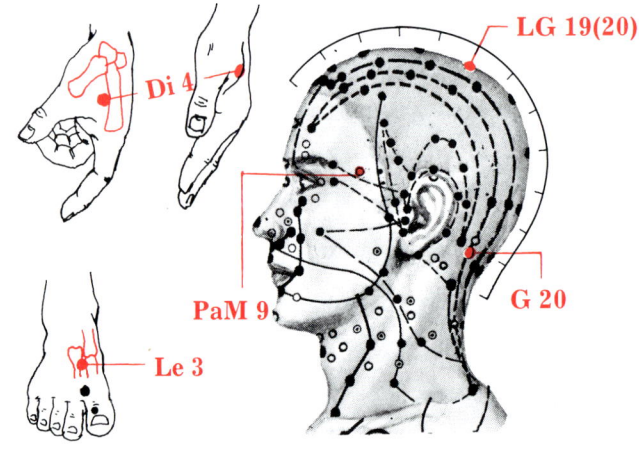

Schwindel, Kopfschmerz bei Hypertonie

LG 19(20)
Di 4
PaM 9
Le 3
G 20

Oppressionsgefühl und Beklemmung bei Hypertonie:

3 E 6 oder 3 E 5
G 34
KS 6

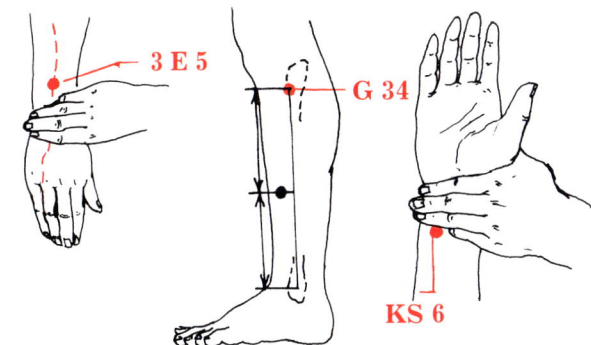

Beklemmungsgefühl bei Hypertonie

Kommentar zur Punkte-Auswahl:

3 E 6 und G 34 werden sehr häufig bei all jenen Beschwerden angewendet, die der Patient seitlich am Thorax lokalisiert empfindet; so z. B. auch bei chronischen und älteren Thoraxkontusionen oder bei Zustand nach Herpes zooster thoracalis.

KS 6 bei Druck- und Schmerzgefühl im vorderen Thorax.

Schlafstörungen und Palpitationen bei Hypertonie:

H 7
KS 6

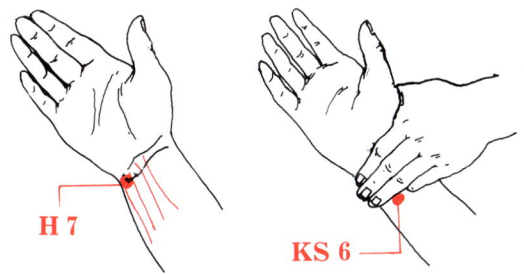

Schlafstörungen, Palpitationen bei Hypertonie

Kommentar zur Punkte-Auswahl:

Gemeinsam werden diese Punkte sehr oft bei Schlafstörungen und vegetativen Beschwerden angewendet.

H 7, YUAN-(Quell)-Punkt des Herz-Meridians, nimmt auf die Erkrankung des Herzens (Schlafstörung) Bezug.

KS 6 reguliert den Blutdruck, kann die Pumpleistung des Herzens positiv beeinflussen und die Palpitationen bessern.

Herzbeschwerden, Beklemmung, Schmerzen bei Hypertonie:

M 9
KS 6

Kommentar zur Punkte-Auswahl:

M 9 soll eine blutdrucksenkende Wirkung haben, Beobachtungen in China oder persönliche Erfahrungen in Europa liegen nicht vor.

Schlafstörungen bei Hypertonie:

Di 11
PaM 3
M 36

Benommenheit, Schwindel, Erschöpfung bei Hypertonie:

G 20
Le 3
M 36

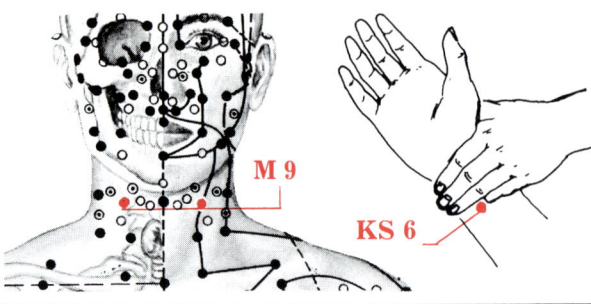

Herzbeschwerden bei Hypertonie

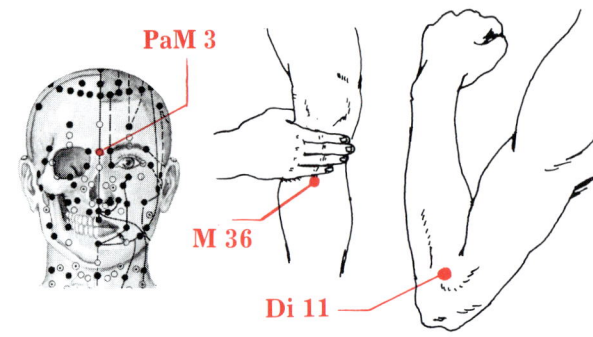

Schlafstörungen bei Hypertonie

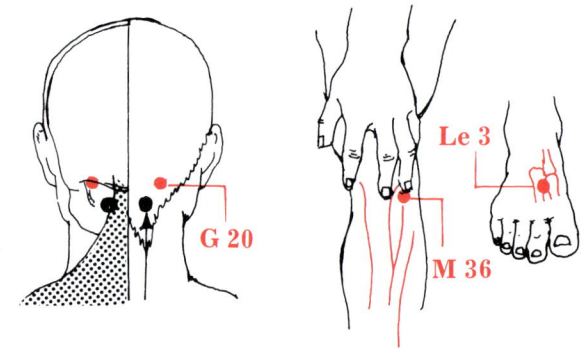

Benommenheit, Schwindel bei Hypertonie

Hypotonie

Symptomenbild:
XIN XUE XU, XIN YANG XU
„Blutmangel, Leistungsschwäche des Herzens"

Mit diesem Beschwerdebild wird der in der Praxis tätige Akupunktur-Arzt überaus häufig konfrontiert. Leider läßt es sich durch Akupunktur allein oft nicht ausreichend behandeln. Günstig ist in diesem Fall, das Nieren-YANG auch diätetisch zu stärken, so z. B. durch eine am Vormittag eingenommene stark salzige Suppe (Salz: Entsprechung von Niere-SHEN), oder Einnahme von Ginseng und Ingwer. Dieses Beschwerdebild entspricht dem unter funktionell cardio-vasculären Störungen beschriebenem Symptomenbild „Blutarmut" (XIN XUE XU), „Leistungsschwäche des Herzens" (XIN YANG XU).

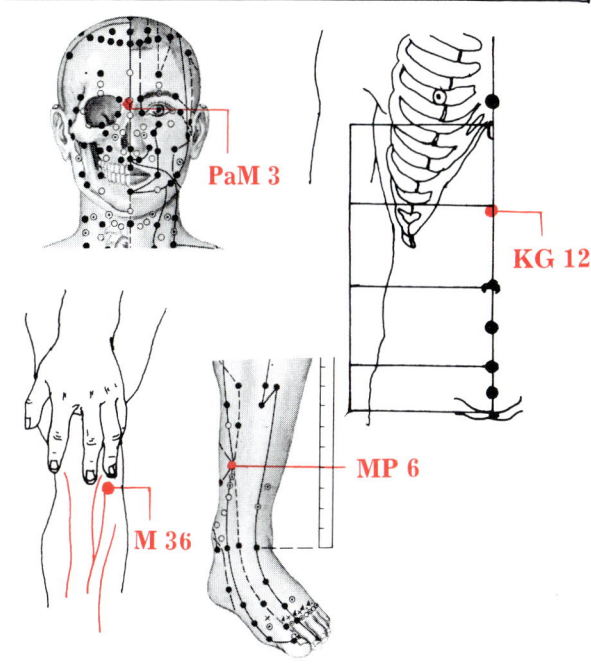

Hypotonie

PaM 3

KG 12

MP 6

M 36

Punkte-Wahl nach traditionell-chinesischen Überlegungen:

„Bessere die Zirkulation von Blut-XUE und QI"

M 36
MP 6
KG 12
PaM 3

Kommentar zur Punkte-Auswahl:

M 36 und MP 6 gemeinsam können die Zirkulation von Blut und QI beeinflussen;

KG 12, Reunions-Punkt aller ZANG-Organe, hat auf die Schwäche aller ZANG-Organe Einfluß und als MU-(Alarm)-Punkt des Magens auf die Verdauungsstörungen, welche sehr oft bei Hypotonie-Patienten vorkommen.

Schlafstörungen und Hinterkopfschmerzen bei Hypotonie:

B 10
MP 6

Konzentrations- und Gedächtnisstörungen bei Hypotonie:

LG 19
B 10
M 36
MP 6

Eine weitere, sehr wirkungsvolle unterstützende Therapie bei Hypotonie ist eine Schröpfkopfbehandlung am oberen Teil der BWS.

Während diese zu einer Blutdruckerhöhung führt, kann eine Schröpfkopfbehandlung im Lumbalbereich den systolischen Blutdruck für einige Zeit senken (siehe auch Schröpfbehandlung ASCHNER, KUPPE).

Beschwerden bei Durchblutungsstörungen der oberen und unteren Extremitäten

Symptomenbild:
QI XUE XU, YU XUE
„Blut- und QI-Schwäche, Zirkulationsstörung des Blutes"

Durchblutungsstörungen an den Extremitäten bedeuten, daß Blut-XUE und QI nicht zirkulieren können und daher die Peripherie schlecht ernährt wird, sich kühl, blaß und trocken anfühlt.

Die Einteilung nach traditionell-chinesischer Medizintheorie erfolgt also unabhängig von der modernen Ätiologie nur nach dem Symptomenbild. Sowohl bei arteriellen Durchblutungsstörungen, Gefäßspasmen, so z. B. bei Morbus Raynaud oder bei Durchblutungsstörungen im Anschluß an Unfall oder Traumen, können diese Punkt-Kombinationen angewendet werden.

Durchblutungsstörungen der oberen Extremitäten:

Haupt-Punkt Lu 9
Zusatz-Punkte Di 11, H 5

Durchblutungsstörungen der unteren Extremitäten:

Haupt-Punkt M 36
Zusatz-Punkte G 34, MP 6, M 43

Durchblutungsstörungen der oberen Extremitäten

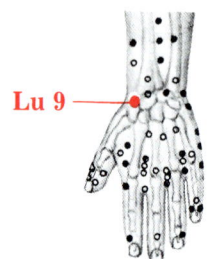

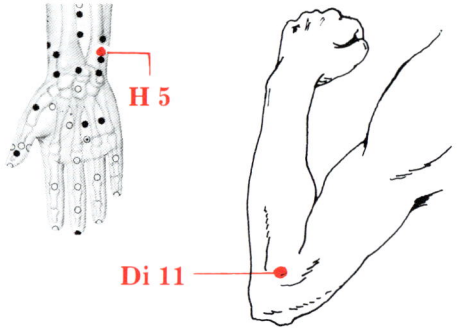

Durchblutungsstörungen der unteren Extremitäten

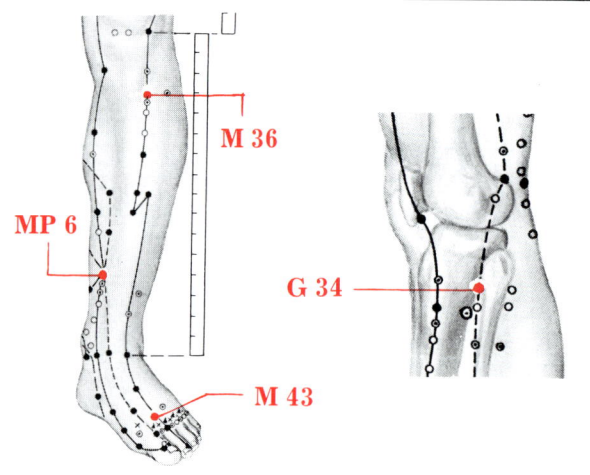

Weiters kann bei
Durchblutungsstörungen, insbesondere der Finger
PaM 107 genadelt werden,
zusätzlich:
Di 11
H 3

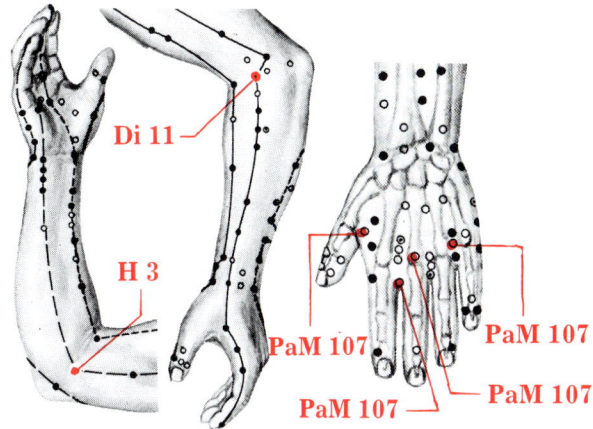

Durchblutungsstörungen der Finger

oder **bei kalten, blassen Händen**
Di 11
KS 6
Lu 9
oder
KS 6
KS 8 Moxibustion
Di 4

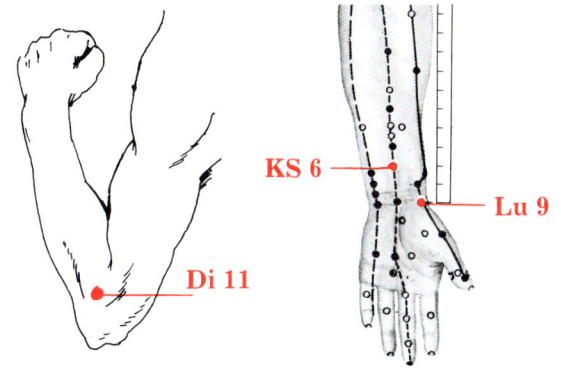

Durchblutungsstörungen der Hände

ERKRANKUNGEN DES UROGENITALTRAKTES UND IHRE BEHANDLUNG MIT AKUPUNKTUR

Nach traditionell-chinesischer Medizintheorie zählen zu den Erkrankungen des Urogenitaltraktes Krankheiten jener Organe, die in der „unteren Leibeshöhle, dem unteren dreifachen Erwärmer (3 E)" liegen.

Dazu zählen Genitalorgane, Mastdarm, Blase und auch die Nieren.

Diesen Organen gemeinsam ist **die präganglionäre sympathische Innervation:** Th 11 – L 2; und die **hyperalgetischen Zonen** bei Erkrankungen dieser Organe: Th 9 – L 2/3.

Auch hier zeigt eine Analyse der bei Erkrankungen dieser Organe empfohlenen Basis-Punkte für eine Akupunktur-Therapie, daß die ventral gelegenen MU-(Alarm)-Punkte und die dorsal gelegenen YU-(Zustimmungs)-Punkte dieser Organe:

Niere-SHEN	G 25 und B 23 . . . Th 9
Dickdarm	M 25 und B 25 . . . Th 10
Blase	KG 3 und B 28 . . . L 1

in hyperalgetischen Zonen liegen, die bei Erkrankungen dieser Organe auftreten und eine viscero-cutane und cuti-viscerale Wechselwirkung ermöglichen. Zum Teil entsprechen diese Akupunktur-Punkte auch den entsprechenden HEAD'schen Maximalpunkten.

Gemeinsam ist diesen Organen weiters die sympathische Innervation aus jenen Rückenmarkssegmenten, in deren Seitenhorn die präganglionären sympathischen Fasern ihren Ursprung nehmen: Th 12 – L 2.

Auch die unteren Extremitäten erhalten ihre sympathische Innervation aus präganglionären Fasern, die aus Th 10 – L 2 stammen, und über den Grenzstrang bis zu den lumbalen Ganglien L 4 – L 5 abwärts verlaufen.

Hier beginnen die postganglionären Fasern, die sich dem Plexus lumbalis, dann dem Nervus femoralis anschließen. Ein Teil der caudalen präganglionären Fasern zieht zu den Sacralganglien S 1, S 2 und S 3, deren postganglionäre Fasern mit dem Plexus sacralis, dann mit den Nervi ischiadicus und tibialis verlaufen (MONNIER).

Die für die Beckenorgane und auch für die unteren Extremitäten gemeinsamen sympathischen Ursprungszellen machen eine Wechselwirkung zwischen Beckenorganen und Abschnitten der unteren Extremität möglich (siehe Seite 205).

Organ-Symbol für alle Organe des Beckens ist Niere-SHEN, der das untere Körperdrittel (Außen-BIAO) und die untere Leibeshöhle (Innen-LI) zugeordnet ist.

Da Harntrakt, Genitaltrakt und Mastdarm eine funktionelle Einheit darstellen, wird das Organsymbol Niere-SHEN in den altchinesischen Texten oft auch als „Herr der unteren Körperöffnungen" bezeichnet.

Durchfallskrankheiten, Störungen der Harnentleerung und auch Störungen der Genitalfunktion wurden in dieser Medizintheorie daher zu Niere-SHEN in Beziehung gesetzt und bei Akupunktur-Behandlung durch Punkte, die segmentalreflektorische Beziehung zur Niere haben, behandelt (B 23 – Th 9; LG 4, KG 4 – Th 12).

Th 12 ist jenes Oberflächensegment, in welchem die hyperalgetischen Zonen bei Erkrankungen von Niere, Blase und Colon liegen. Der dort gelegene Akupunktur-Punkt KG 4 hat Wirkung auf alle Organe des Beckens und gilt als Hauptpunkt für Erkrankungen des Urogenitaltraktes und Enddarms.

Die altchinesische Medizintheorie spricht von einem Mitreagieren, Mitbetroffensein der Organe Milz-PI (Verdauungstrakt) und Leber-GAN bei Erkrankungen von Niere-SHEN (Urogenitaltrakt).

In Worten aus der Segmentlehre ausgedrückt, läßt sich dieses uralte Erfahrungswissen folgendermaßen interpretieren:

Viscero-visceral-Reflexe, also ein sympathisches Mitreagieren von an sich gesunden Organen bei Erkrankung eines Organs, bestehen bei Niere und Ureter vor allem seitens des Verdauungstraktes. Organreflexe bei Erkrankungen von Niere und Ureter: Schock, Erbrechen, Meteorismus, Motilitätsstörungen des Darms, Harnsperre.

Diese sympathisch mitreagierenden Organe oder – traditionell-chinesisch ausgedrückt – mitbetroffenen Organe Milz-PI und Leber-GAN werden durch Punkte, die mit diesen Organen in wechselseitiger Beziehung stehen, therapeutisch berücksichtigt.

Reflektorische Wechselwirkungen zwischen Verdauungstrakt und Urogenitaltrakt sind jedem praktisch arbeitenden Arzt bekannt, so z. B. das Auftreten von Übelkeit, Erbrechen, Durchfall, Singultus bei Urämie, akuter Pyelonephritis, Nierenkolik u. a., eines paralytischen Ileus bei Nierensteinkolik, einer urämischen Blutung im Magen-Darmtrakt u. a.

Zu den Erkrankungen des Urogenitaltraktes bzw. der Beckenorgane zählen:

A. **Andrologische Krankheiten**
B. **Harnwegserkrankungen**
C. **Gynäkologische Krankheiten**

In den folgenden Kapiteln werden jene Krankheitsbilder und ihre Behandlung mit Akupunktur besprochen, bei denen eine Akupunktur-Therapie einen guten bis sehr guten oder nur unterstützenden Behandlungserfolg erwarten läßt.

ad A. Andrologie:

sexuelle Neurasthenie (Impotenz, Ejaculatio praecox),
Prostatadynie
Beschwerden bei Prostataadenom.

ad B. Harnwegserkrankungen:

Cystitis,
Reizblase,
Bettnässen.

ad C. Gynäkologie:

Dysmenorrhoe,
praemenstruelles Syndrom,
Oligomenorrhoe,
„pelvic desease",
Fluor,
klimakterische Beschwerden.

Einiges zur Akupunktur-Therapie im Rahmen der Geburtshilfe.

Übersicht Urogenitaltrakt (Beckenorgane)

Übereinstimmendes zwischen

trad.-chin. Medizintheorie   **und Segmentlehre**

hauptsächlich betroffene Organe ZANG: Niere-SHEN Milz-PI Leber-GAN	**Viscero-visceral-Reflexe bei Erkrankungen** seitens des Urogenitaltraktes Verdauungstraktes
empfohlene Akupunktur-Punkte: Beziehung zu Niere-SHEN: N 5^B = 3^{CH}, B 23, KG 4, LG 4 Beziehung zu Milz-PI: B 20, B 21, KG 12, M 36, MP 6 Beziehung zu Leber-GAN: B 17, B 18, B 19, MP 6	**algetische und vegetativ-reflektorische Projektionsareale:** Segmentbezug von Niere–Blase–Genitale: Th 9 – L 2 Segmentbezug von Magen–Milz–Pankreas: Th 8 – L 2 Segmentbezug von Leber–Gallenblase: Th 6 – Th 10

Übersicht nach traditionell-chinesischer Medizintheorie

Krankhafte Störungen von Niere-SHEN	Erscheinungsbild der Krankheit
Schwäche-XU	
I. YANG- und QI-Schwäche *)	(„schwach, kalt, feucht")
Symptomenbild: SHEN YANG XU „Nieren-YANG-Schwäche"	geistige und körperliche Erschöpfung, Lumbalgie, Kältesymptomatik, sexuelle Schwäche, z. B. Impotenz, „kraftlos"
Symptomenbild: SHEN QI XU „Nieren-QI-Schwäche"	wie oben, zusätzlich: Atembeschwerden, Inkontinenz, häufige Miktion, sexuelle Schwäche, z. B. Ejaculatio praecox, „haltlos"
weiters Symptomenbild: SHEN BU NA QI „Niere kann das QI nicht halten"	Störung des Einatmens, Schweißausbruch, kalte Extremitäten (z. B. bei Herzinsuffizienz)
Symptomenbild: SHEN XU SHUI FAN „Nierenschwäche bei zu viel Wasser"	Ödeme, reduzierte Harnausscheidung, Atemnot beim Liegen (z. B. bei schwerem Herz- und Nierenversagen)
Schwäche-XU	
II. YIN-Schwäche *)	(„schwach, heiß, trocken")
Symptomenbild: SHEN YIN XU „Nieren-YIN-Schwäche"	allgemeine Schwäche bei psychomotorischer Unruhe, trockene Haut, trockene Schleimhäute, hektisches Erröten, reizbare Schwäche, subjektives Hitzegefühl „saftlos"

*) Der Volksmund bezeichnet einen ausgeprägten Schwäche- und Erschöpfungszustand als „saft- und kraftlos". In Worten aus der altchin. Medizintheorie würde das heißen:
„saftlos" – Nieren-YIN-Schwäche,
„kraftlos" – Nieren-YANG-Schwäche.

Kommentar zur Punkte-Auswahl:

Bei **Erkrankungen der Organe ZANG** sollen
der **YUAN-(Quell)-Punkt** des betroffenen Meridians und
der **YU-(Zustimmungs)-Punkt** am Rücken genadelt werden.

Basis-Punkte bei Erkrankungen des Urogenitaltraktes:

MP 6
KG 4 oder KG 3

Da Erkrankungen des Urogenitaltraktes mit Milz-PI, Niere-SHEN, Leber-GAN Beziehung haben, werden Reunions-Punkte gewählt, die auf alle drei Organe Einfluß haben.

KG 4 – lokaler Punkt, hat Beziehung mit dem unteren KG, somit mit dem Urogenitaltrakt;
Kreuzungs-Punkt von Niere-SHEN-, Milz-PI, Leber-GAN-Meridian (innere Verbindung);

MP 6 – Kreuzungs-Punkt der Meridiane Leber-GAN, Milz-PI, Niere-SHEN.

Weiters:

Basis-Punkte für Niere-SHEN:

B 23 – YU-(Zustimmungs)-Punkt am Rücken
N 5^B = 3^{CH} – YUAN-(Quell)-Punkt des Nieren-Meridians

Basis-Punkte für die Harnblase:

B 28 – YU-(Zustimmungs)-Punkt am Rücken
KG 3 – MU-(Alarm)-Punkt der Blase
KS 6, – Einschalt-Punkte der zusätzlichen (Wunder-)Meridiane; vor
MP 4   allem bei gynäkologischen Erkrankungen.
Lu 7 und – Einschalt-Punkte der zusätzlichen (Wunder-)Meridiane; vor
N 3^B = 6^{CH} allem bei andrologischen Erkrankungen.
M 36 und – beeinflussen Blut-XUE und QI,
MP 6   verbessern die Durchblutung, insbesondere im Unterbauch (MP 6) und Oberbauch (M 36).

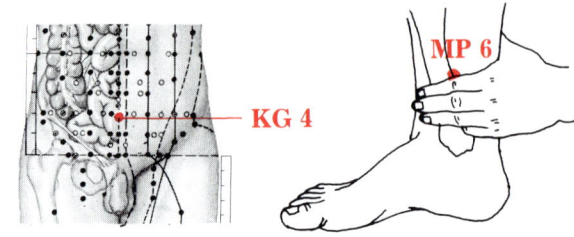

Basis-Punkte: Beckenorgane – Niere

KG 4
MP 6

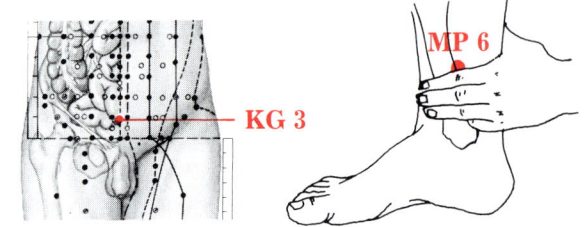

Basis-Punkte: ableitende Harnwege

KG 3
MP 6

I. Schwäche-XU von YANG und QI von Niere-SHEN

Eine Verminderung des YANG-Aspektes von Niere-SHEN hat folgende Charakteristika:

leichte Ermüdbarkeit der unteren Extremitäten, schmerzende Kraftlosigkeit im Lumbosacralbereich,
„das Kreuz bricht ab", „lendenlahm sein",
sexuelle Schwäche,
blasse Gesichtsfarbe,
Kältegefühl und Gefühlskälte, inneres Frieren,
Kälteüberempfindlichkeit,
Konzentrations- und Gedächtnisstörungen.

bei YANG-Schwäche zusätzlich:

Fehlt der YANG-Anteil der Niere, dann fehlt die „Wärme des Gefühls", es tritt eine Gefühlskälte, Frigidität auf, die sexuelle Kraft läßt nach, das „Feurige" läßt nach, es kommt zur Kraftlosigkeit (z. B. Impotenz).

bei QI-Schwäche zusätzlich:

Ist die Funktion, die Energie geschwächt, so tritt eine Leistungsschwäche (QI-Schwäche) auf, die neben der o. e. Symptomatik noch Zeichen der „Haltlosigkeit" hat. So z. B. Inkontinenz, häufiges Urinieren besonders nachts, Harnverlust beim Husten und Niesen, mangelnde Kontrolle über die „unteren Körperöffnungen", sexuelle Störungen (z. B. Ejaculatio praecox).

Die Nieren-YANG- und Nieren-QI-Schwäche wird verschlechtert bei Anstrengung, Angst, somit durch Teilaspekte, die dem Funktionskreis Niere-SHEN zugeordnet werden.

Dieses Krankheitsbild findet sich bei Kleinkindern, alten Menschen und sexueller Neurasthenie.

Punkte-Wahl nach traditionell-chinesischen Überlegungen:

„Stärke das Nieren-YANG"

B 23
LG 4
ev. B 28
oder
KG 3
KG 4
M 29
M 30, ev. M 28
MP 6

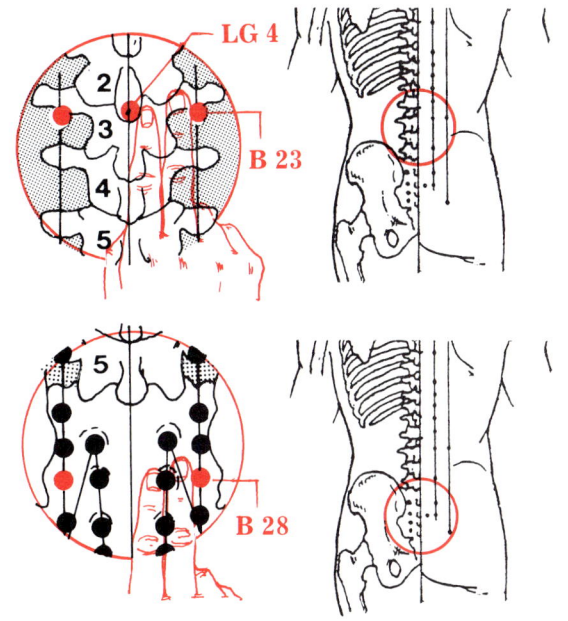

„Nieren-YANG-Schwäche"

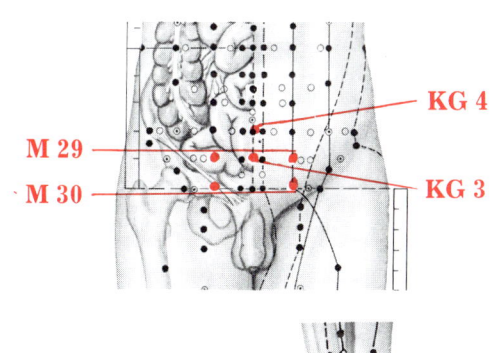

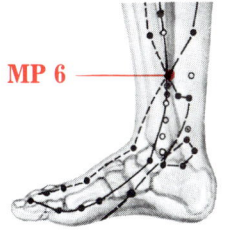

Bei beiden Punkt-Kombinationen sollten die Punkte am Unterbauch (KG 3, KG 4) oder die Punkte am Rücken (B 23, LG 4) eine Moxibustion und damit eine YANG-Stärkung erhalten.

II. Schwäche-XU von YIN von Niere-SHEN

Eine YIN-Schwäche (Flüssigkeitsmangel) führt zu einem relativen Überwiegen des YANG-Aspektes und daher zum Auftreten von Zeichen einer YANG-Hitzesymptomatik, welche jedoch Ausdruck einer Schwäche ist. YANG- und YIN-Aspekt sind geschwächt, der YIN-Aspekt jedoch relativ mehr (YIN-XU) als der YANG-Aspekt.

In den Worten der modernen Medizin würde man auch dieses Symptomenbild als erschöpfte Hypersympathikotonie bezeichnen.

Subjektive Symptomatik:

reizbare Schwäche,
subjektives Hitzegefühl,
vegetative Temperaturerhöhung,
Schlafstörungen,
Rastlosigkeit, innere Unruhe,
psychomotorische Unruhe,
Schwindelgefühl,
Augenflimmern,
Ohrensausen,
trockene Haut und Schleimhäute,
hektische Wangenröte,
Schmerzen im Lumbalbereich,
sexuelle Neurasthenie (Pollutionen).

Punkte-Wahl nach traditionell-chinesischen Überlegungen:

„Stärke das Nieren-YIN"
B 23
B 47
B 20
N 5^{B} = 3^{CH}
KG 4
N 7

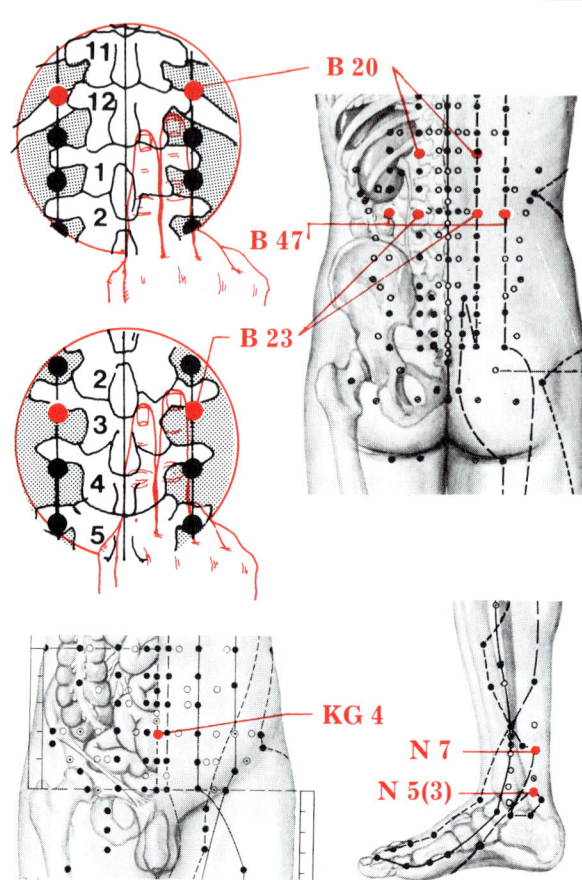

„Nieren-YIN-Schwäche"

B 20
B 47
B 23
KG 4
N 7
N 5(3)

Zusatz-Punkte bei den vorherrschenden Beschwerden der Nieren-YIN-Schwäche

Schlafstörungen bei Nieren-YIN-Schwäche:

Lu 7
MP 6

„Die 5 Herzen sind warm" (siehe Seite 262)

Dieses Symptomenbild ist für eine Nieren-YIN-Schwäche sehr charakteristisch. Der Patient hat heiße Handflächen, heiße Fußsohlen und ein hitzendes Gefühl im Sternalbereich und am Hals vorne, sodaß er sich aus innerer Unruhe stets den Kragen öffnet, die Füße außerhalb der Bettdecke zu halten trachtet und sehr bestrebt ist, jede Sonnen- und Hitzeeinwirkung zu meiden.

Punkt-Kombination

bei heißen Handflächen:

Lu 10
KS 7

bei heißen Fußsohlen:

N 5^B = 3^{CH}
N 3^B = 6^{CH}

Häufiges Schwitzen, jedoch nur nachts:
Nächtliches Schwitzen ist Ausdruck einer Nieren-YIN-Schwäche.

LG 13, Dü 3

Schweißausbruch tagsüber:

Di 4, N 7

Kommentar zur Punkte-Auswahl:

Da hier eine Schwächesymptomatik vorliegt, soll nur eine schwache Reizung (BU FA) gesetzt werden, da eine Hitze-RE-Symptomatik vorliegt, soll eine Moxibustion unbedingt unterbleiben.

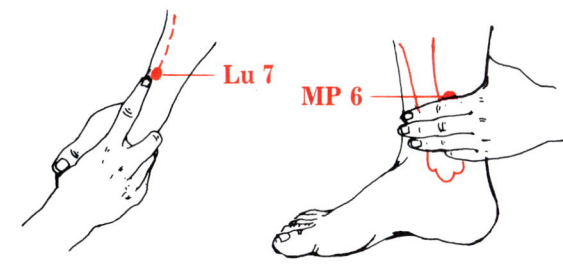

Schlafstörungen bei „Nieren-YIN-Schwäche"

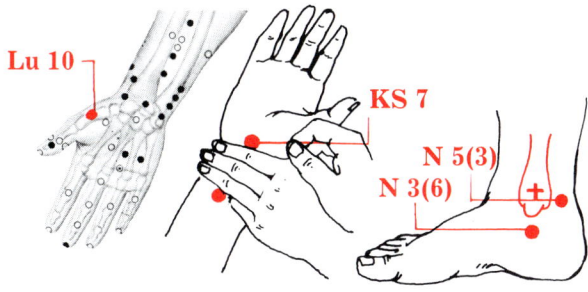

heiße Handflächen und Fußsohlen

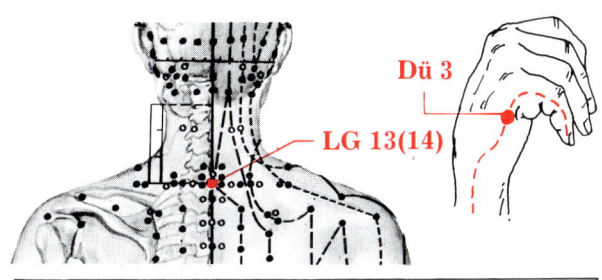

Schweißausbruch nachts

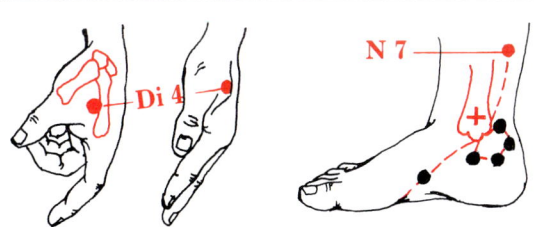

Schweißausbruch tagsüber

A. ANDROLOGISCHE KRANKHEITEN UND IHRE BEHANDLUNG MIT AKUPUNKTUR

Auch diese Beschwerden zählen nach traditionell-chinesischer Medizintheorie zu den Erkrankungen der Organe im kleinen Becken, daher gilt hinsichtlich der Segmentbeziehungen und der Viscero-Visceral-Reflexe Übereinstimmendes mit den gynäkologischen Erkrankungen.

Bezogen auf die chinesische Akupunktur bedeutet dies eine Übereinstimmung bezüglich der Basis-Punkte (KG 4, MP 6) und eine Übereinstimmung bezüglich der mitreagierenden Organe (Niere-SHEN, Milz-PI, Leber-GAN) (siehe Seite 286).

Besprochen werden im folgenden Kapitel jene andrologischen Krankheiten, die – nach Auskunft meiner Lehrer in Peking – mit einer Akupunktur-Behandlung Erfolge erwarten lassen:

Impotenz

Ejaculatio praecox

Pollutionen

Prostatadynie

Beschwerden bei Prostataadenom

Eine Akupunktur-Therapie wegen sexueller Störungen beim Mann wird bei Impotenz und Ejaculatio praecox empfohlen. Diese werden – nach traditionell-chinesischer Medizintheorie – auf eine Störung von Niere-SHEN zurückgeführt und demnach mit den Teilaspekten dieses Funktionskreises in Beziehung gesetzt, so z. B. mit Angst, Kälte, Nacht, Fortpflanzung u. a.

Impotenz wird mit einer Nieren-YANG-Schwäche *),
Ejaculatio praecox mit einer Nieren-QI-Schwäche *),
Pollutionen mit einer Nieren-YIN-Schwäche *)
in Beziehung gesehen.

Die traditionell-chinesischen Ärzte beschreiben bei dem Beschwerdebild Schwäche von Niere-SHEN sehr oft auch das Symptom einer schmerzhaften Müdigkeit im Lumbosacralbereich (ähnlich einem schmerzhaften Muskelkater), Beschwerden, welche im Zusammenhang mit sexuellen Störungen von männlichen Patienten sehr oft beschrieben werden. Angaben wie „das Kreuz bricht ab" oder „ein müdes Kreuz haben" hat vermutlich auch den Ausdruck „der Lendenlahme" geprägt, womit die sexuelle Schwäche und auch die Rückenschmerzen umschrieben werden.

YANG bedeutet auch Kraft, QI bedeutet auch Halt, Energie, Funktion.

Wie oben erwähnt, entspräche dann die YANG-Schwäche einer Kraftlosigkeit (Impotenz), die QI-Schwäche einer Haltlosigkeit (Ejaculatio praecox). In beiden Fällen besteht eine Kältesymptomatik, d. h. Angst vor Kälte, subjektives Kältegefühl, „Gefühlskälte", „eingefrorener" Charakter.

*) QI-Schwäche bedeutet Leistungsschwäche und Angst vor Kälte, YANG-Schwäche bedeutet Kraftlosigkeit und subjektives Kältegefühl, YIN-Schwäche bedeutet subjektives Hitzegefühl, hektische Unruhe, reizbare Schwäche.

Impotenz

Symptomenbild:
SHEN YANG XU
„Nieren-YANG-Schwäche"

Dieses Krankheitsbild kann – gemäß dieser Medizintheorie – durch emotionelle Faktoren (innere psychische Faktoren), durch eine übermäßige sexuelle Aktivität, durch Unfälle verursacht werden.

Subjektive Symptomatik:

Errektionsstörungen,
allgemeine Müdigkeit und Schwäche,
Kältegefühl (Gefühlskälte und Angst),
blasse, kalte Haut,
Schwindelzustände,
leise Stimme,
schmerzhafte Müdigkeit
im Lendenbereich („lendenlahm")
in den Knien („knieweich").

Zusätzlich können Symptome einer Herz-XIN-Störung auftreten (XIN QI XU):

Herzklopfen,
Schlafstörungen,
Kurzatmigkeit.

Punkte-Wahl nach traditionell-chinesischen Überlegungen:

„Kräftige das Nieren-YANG" (BU SHEN YANG)

Basis-Punkte:
KG 4
MP 6

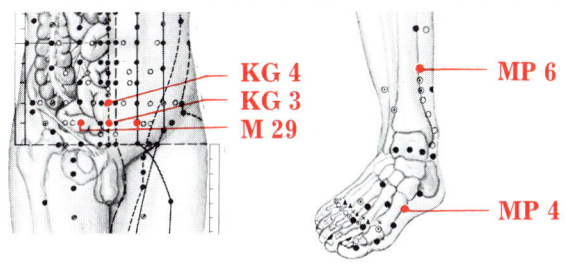

Impotenz bei Nieren-YANG-Schwäche

KG 4
KG 3
M 29
MP 6
MP 4

Zusammen mit den Zusatz-Punkten werden Punkt-Kombinationen empfohlen, welche die Krankheitsursache nach traditionell-chinesischer Medizintheorie jeweils berücksichtigen.

a) Impotenz bei Nieren-YANG-Schwäche

KG 3
KG 4 } Moxibustion
M 29
MP 4
MP 6

Der Patient liegt am Rücken, die Punkte am Unterbauch erhalten eine Moxibustion.

b) Impotenz bei Nieren-YANG-Schwäche

KG 4
LG 4 ⎫
B 23 ⎬ Moxibustion
MP 6 ⎭

Der Patient liegt auf dem Bauch, die Nadel wurde in KG 4 subcutan im Verlauf des KG-Meridians vorgeschoben, und anschließend werden B 23 und LG 4 genadelt und mit Moxibustion behandelt.

Diese Punkt-Kombination wird insbesondere dann zu empfehlen sein, wenn der Patient gleichzeitig über

c) Rücken- oder Kreuzschmerzen

klagt. In diesem Fall könnten zusätzlich noch die Punkte
B 49
B 25
LG 3
dazugestochen werden.

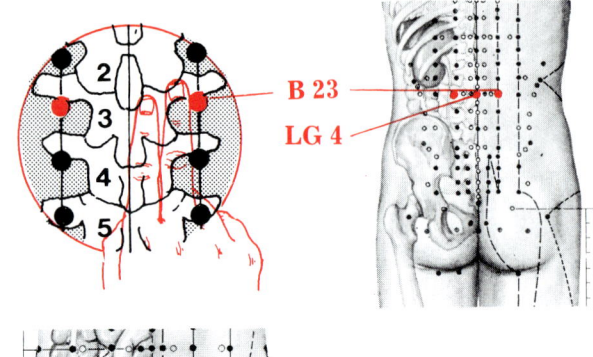

Impotenz bei Nieren-YANG-Schwäche

B 23
LG 4

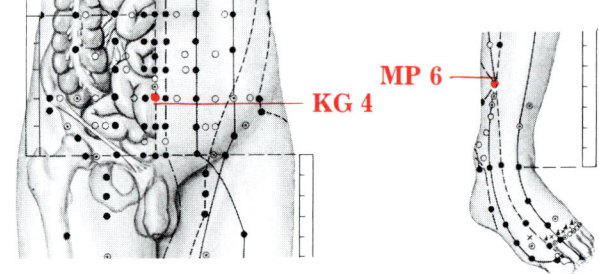

MP 6
KG 4

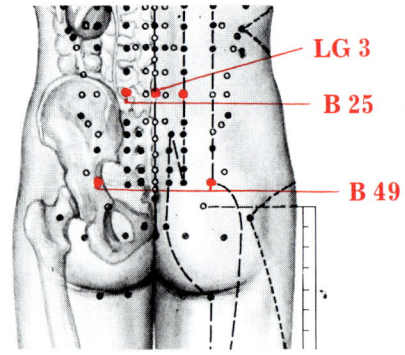

bei zusätzlichen Rückenschmerzen

LG 3
B 25
B 49

d) Impotenz bei „Kälte im Leber-Meridian"

Ein innerer Ast des Leber-Meridians zieht durch den Hoden; sexuelle Störungen können nach traditionell-chinesischer Medizintheorie daher auch mit einer Störung von Leber-GAN verbunden sein.

Auch in der modernen Medizin ist dieser Zusammenhang bekannt: Leberschaden, verbunden mit einem gestörten Abbau der Östrogene, führt zu einer Feminisierung des Mannes und zu sexuellen Störungen.

Neben den oben erwähnten Beschwerden kommt es zum Auftreten einer Kälteempfindung in der Glans penis und am Hoden.

KG 3 ⎫
KG 4 ⎬ Moxibustion
B 23 ⎭
B 28
M 36
MP 6
LG 1

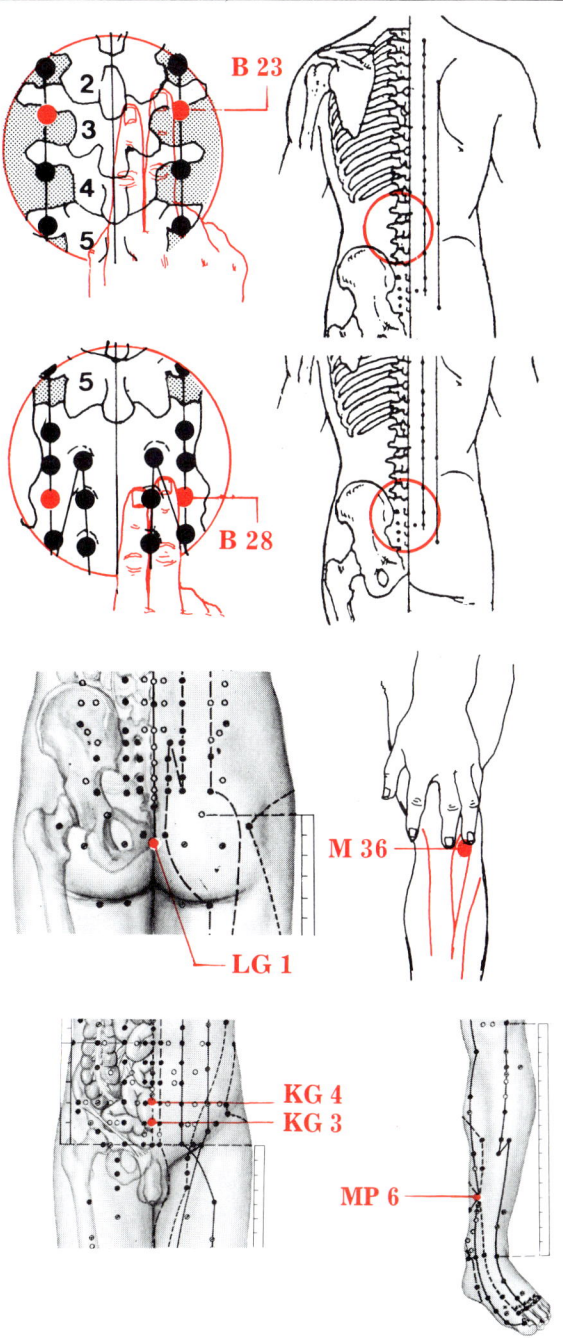

Impotenz bei „Kälte-Symptomatik"

Impotenz, verbunden mit neurasthenischen Beschwerden, wie z. B. Herzklopfen, Schlafstörungen u. a.

H 7
MP 6
KG 4 oder KG 6
LG 4

oder eine weitere Möglichkeit bei diesem Beschwerdebild:

KG 4
LG 4
B 23
N 5^B = 3^{CH}
LG 19^B = 20^{CH}

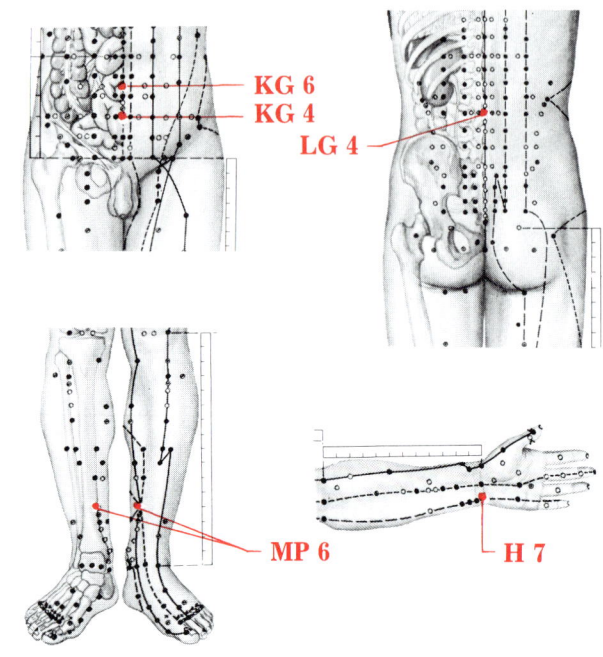

Impotenz und Neurasthenie

Ejaculatio praecox

Symptomenbild:
SHEN YANG QI XU
„Nieren-YANG- und QI-Schwäche"

Subjektive Symptomatik:

vorzeitige und häufige Ejakulationen,
allgemeine Müdigkeit und Schwäche,
häufige Lumbalgicn,
blaß-kalte Extremitäten,
Konzentrations- und Gedächtnisstörungen,
Schlafstörungen.

Zunge: blaß,
Puls: tiefliegend, schwach.

Punkte-Wahl nach traditionell-chinesischen Überlegungen:

„Stärke das Nieren-YANG und -QI" (BU SHEN)

Basis-Punkte:
KG 4
MP 6

Zusatz-Punkte:
B 23
KG 6

Kommentar zur Punkte-Auswahl:

B 23 und MP 6 werden mit kräftigender (BU FA) Methode behandelt, um die Funktion der Niere bei der Kontrolle der Ejakulation zu stärken.

KG 4 soll eine Moxibustion erhalten, stärkt zusammen mit KG 6 das Nieren-YANG und QI.

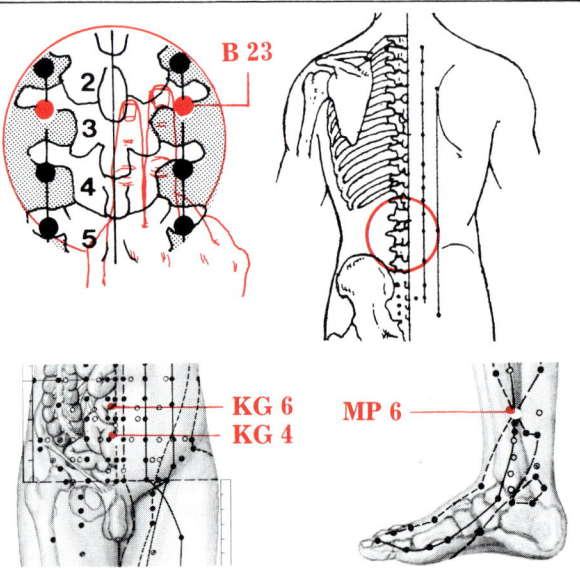

Ejaculatio praecox

Pollutionen

Symptomenbild:
SHEN YIN XU
„Nieren-YIN-Schwäche"

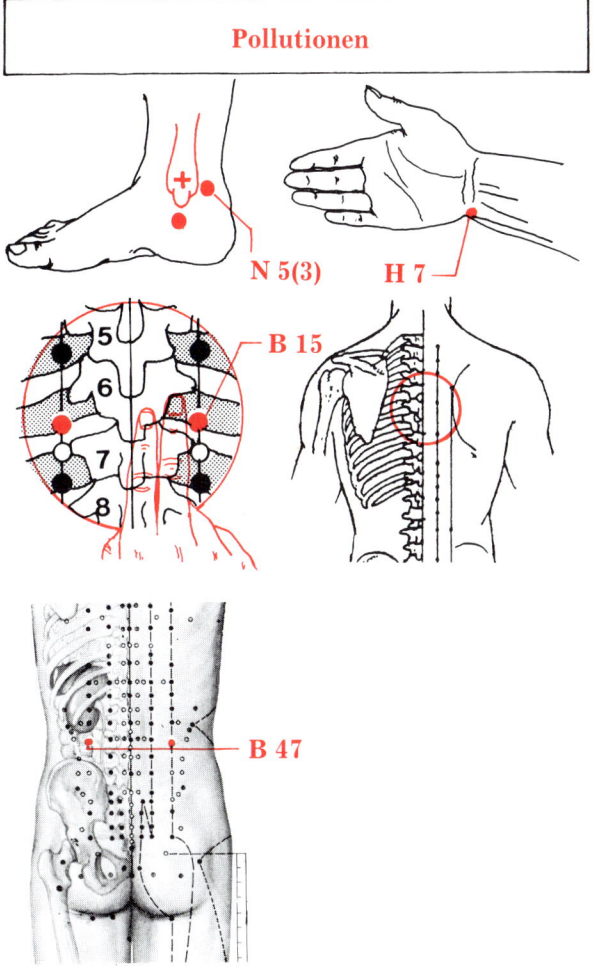

Pollutionen

N 5(3)   H 7

B 15

B 47

Unkontrollierter Spermaabgang wird in der altchinesischen Medizintheorie auf eine YIN-Schwäche von Niere-SHEN zurückgeführt. Diese Störung ist u. a. auch mit einer Störung von Herz-XIN verbunden, worauf Symptome wie Schlafstörungen, Erröten, innere Unruhe, Herzklopfen hinweisen.

Zum Unterschied von einer Nieren-YANG-Schwäche ist dieser Patient hektisch, übererregbar, unruhig, flattrig und macht einen fahrigen, geschwächten Eindruck (Merksatz: Nieren-YANG-Schwäche: kalt und müde; Nieren-YIN-Schwäche: hitzig und unruhig).

Subjektive Symptomatik:

unkontrollierter Spermaabgang,
allgemeine Müdigkeit und Schwäche,
Unruhe, Hektik, Rastlosigkeit,
anfallsartiges Herzjagen,
Schwindelgefühl,
leichtes Erröten,
intensiv gelber Harn,
geringe Harnmenge.

Zunge: gerötet,
Puls: schnell, fadenförmig.

Punkte-Wahl nach traditionell-chinesischen Überlegungen:

„Kräftige das Nieren-YIN" (BU SHEN YIN)

H 7
B 15
N 5^B = 3^{CH}
B 47, B 23

Kommentar zur Punkte-Auswahl:

H 7, YUAN-(Quell)-Punkt des Herz-Meridians; B 15, YU-(Zustimmungs)-Punkt haben Beziehung zu Herz-XIN.

H 7 wird durch eine reduzierte Methode (XIE FA) gereizt.

N 5^B = 3^{CH}, YUAN-(Quell)-Punkt des Nieren-Meridians, soll eine kräftigende Reizung (BU FA) erhalten.

B 47 (wie sein Name YI SHI Sitz des Willens sagt) hat eine stärkende Wirkung, besonders auf das Nieren-YIN.

Eine Symptomatik von Hitze-RE soll keine Moxibustion erhalten.

Prostatadynie oder vegetatives Urogenital-syndrom

Symptomenbild:
SHEN YANG XU
„Nieren-YANG-Schwäche"

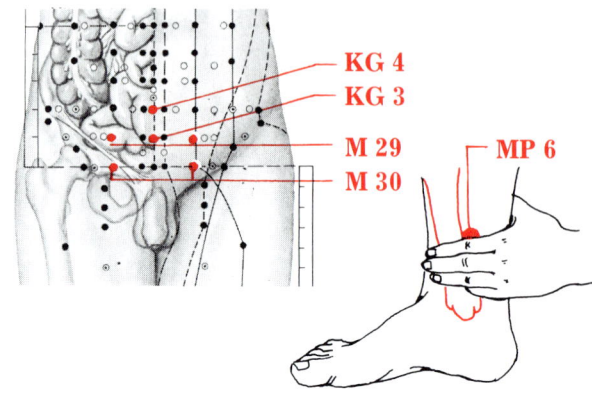

Prostatadynie

Dieses Krankheitsbild, das vor allem jüngere Männer bis zum 40. Lebensjahr trifft, wird durch Streß-Situationen des Alltags, durch Konflikte aller Art ausgelöst und tritt bei übersteigerter oder fehlender Sexualbetätigung relativ häufig auf.

Subjektive Symptomatik:

Harndrang vor allem bei Kälte und Streß-Stituationen,
Harnnachträufeln,
dumpfes, unbestimmtes Schmerzgefühl in der Aftergegend,
Kältegefühl an der Penisspitze, im Hoden und an der Innenseite der Oberschenkel,
inguinal ausstrahlende Schmerzen,
Ejaculatio praecox,
Erektionsstörungen.

Das Kältegefühl in der Genitalregion wird als „Kälte im Leber-Meridian" interpretiert, der mit seinem inneren Ast durch den Hoden und an der Innenseite des Oberschenkels zieht.

Dieses Beispiel zeigt sehr deutlich, daß nach traditionell-chinesischer Medizintheorie die bei Krankheiten auftretende subjektive Empfindung immer in Beziehung mit der auslösenden Krankheitsursache gesehen wird.

Tatsächlich geben die Patienten bei dieser Krankheit oft an, daß nicht nur Streß-Situationen, sexuelle Konflikte, Erschütterungen (Motorradfahren), sondern auch Nässe- und Kälteeinwirkung in der unteren Körperhälfte diese Beschwerden auslösen.

Punkte-Wahl nach traditionell-chinesischen Überlegungen:

„Stärke das Nieren-YANG" (BU SHEN YANG)

KG 3 ⎫
KG 4 ⎬ Moxibustion
M 29
M 30
MP 6

Prostatadynie bei gleichzeitigen Rücken-schmerzen:

LG 4
B 23

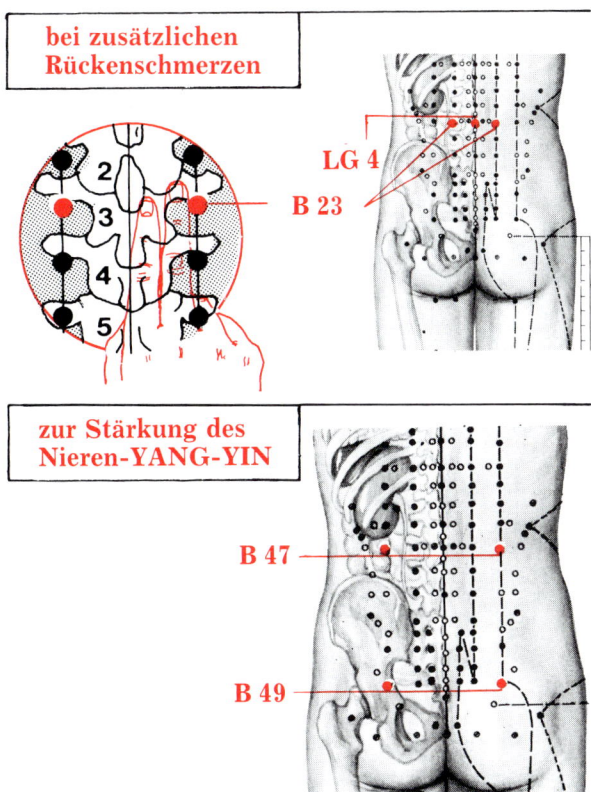

bei zusätzlichen
Rückenschmerzen

LG 4
B 23

Zur Kräftigung des Nieren-YANG:

(z. B. bei Impotenz u. Ejaculatio praecox)
B 49

Zur Kräftigung des Nieren-YIN:

(z. B. bei Pollutionen)
B 47

zur Stärkung des
Nieren-YANG-YIN

B 47

B 49

Weitere empfohlene Punkt-Kombinationen bei Prostatadynie:

KG 3 ⎫
KG 4 ⎬ Moxibustion
    ⎭
B 23
B 28
M 36
MP 6
Le 1

Kommentar zur Punkte-Auswahl:

Moxibustion an den Punkten am Unterbauch soll die beiden „betroffenen" Meridiane Niere und Leber beeinflussen und die Kältesymptomatik bessern.

B 23, B 28, YU-(Zustimmungs)-Punkte von Niere und Blase, wirken als segmentale, lokale Punkte, die zum Ort der Beschwerden Beziehung haben.

M 36 und MP 6 sollen eine stärkere Durchblutung im Unterbauch erzielen und damit eine bessere Zirkulation von Blut-XUE und QI ermöglichen.

Beschwerden bei Prostataadenom *)

Beschwerden bei Prostataadenom im ersten Stadium, dem Reizstadium, können durch eine Akupunktur-Therapie unterstützend symptomatisch behandelt werden. Die zunehmende Vergrößerung des Adenoms ist jedoch nicht zu verhindern.

Nach traditionell-chinesischer Medizintheorie liegt die Ursache einer Entstehung des Prostataadenoms vor allem in einer Schwäche von YANG und YIN der Niere-SHEN.

Durch eine Akupunktur-Behandlung können die Beschwerden der Harnverhaltung, der Schmerzen und des geblähten Gefühls im Unterbauch, sowie Rückenschmerzen symptomatisch beeinflußt werden.

Punkte-Wahl nach traditionell-chinesischen Überlegungen:

„Stärke Nieren-YANG und YIN"

B 23
B 28

Zusatz-Punkte:
KG 3
Lu 7
MP 4

oder
KG 2
KG 6
MP 6

Die Zusatz-Punkte werden alternierend zu den Basis-Punkten dazugewählt, bei Schmerzen im Lumbosacralbereich sollen die Punkte LG 3 und LG 4 genadelt werden.

*) Prostataadenome sind in China verhältnismäßig seltener als in Europa, was möglicherweise mit einer entsprechenden Diät in China zusammenhängt, welche bei dieser Nieren-YANG und YIN-Schwäche empfohlen wird.

Beschwerden bei Prostataadenom
Basis-Punkte

B 23

B 28

Zusatz-Punkte

Lu 7
KG 3
MP 4

Zusatz-Punkte

KG 6
KG 2
MP 6

ERKRANKUNGEN DER ABLEITENDEN HARNWEGE UND IHRE BEHANDLUNG MIT AKUPUNKTUR

Besprochen werden jene Krankheitsbilder, deren Behandlung mit Akupunktur Erfolge erwarten lassen, auch wenn diese ohne zusätzliche Kräutermedizin, wie sie in China unterstützend empfohlen wird, erfolgt.

Cystitis

Reizblase

Bettnässen

Auf Beschwerden bei Nephrolithiasis wird daher nicht eingegangen, weil hier eine Akupunktur fast immer in Kombination mit Kräutermedizin und Diät erfolgt.

An dieser Stelle soll aber auf eine der Gefahren bei Akupunktur-Therapie hingewiesen werden:

Relativ häufig werden bei Nierensteinträgern im Anschluß an eine Akupunktur-Therapie Koliken ausgelöst. Dies könnte möglicherweise mit der verstärkten Diurese zusammenhängen, welche im Anschluß an diese Therapieform fast immer auftritt, unabhängig davon, bei welchen Beschwerden die Nadelung erfolgt. Prophylaktisch sollte daher allen Patienten, insbesondere aber den Nierensteinträgern, empfohlen werden, nach einer Akupunktur-Therapie reichlich Flüssigkeit zuzuführen.

Cystitis

Symptomenbild:

SHI RE

„Feuchtigkeit–Hitze" in der Harnblase

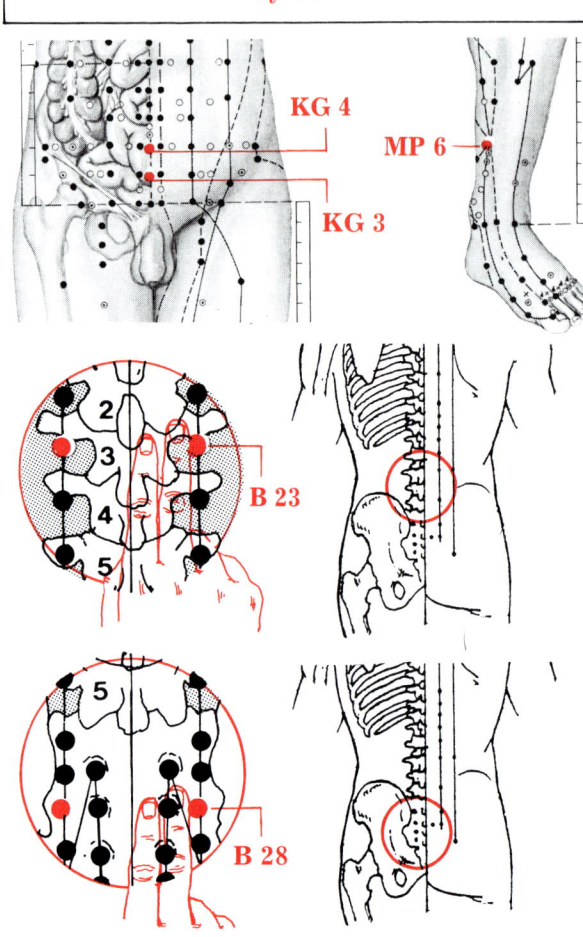

Cystitis

KG 4

MP 6

KG 3

B 23

B 28

Subjektive Symptomatik:

Harnverhaltung bei voller Blase,
Pollakisurie und brennender Schmerz bei der Miktion,
ständiger Harndrang,
Unterbauchschmerzen,
Haematurie,
Fieber und Schüttelfrost,
Störungen des Allgemeinbefindens.

Punkte-Wahl nach traditionell-chinesischen Überlegungen:

„Zerstreue die Hitze"

Basis-Punkte:
MP 6
KG 4
KG 3
B 23
'B 28

oder
KG 3
MP 6
B 32
Di 11

Kommentar zur Punkte-Auswahl:

B 23 und B 28, YU-(Zustimmungs)-Punkt von Niere und Blase,
KG 3, MU-(Alarm)-Punkt der Blase,
Di 11, Punkt gegen die Hitzesymptomatik.

Reizblase

Symptomenbild:
SHEN QI, YANG XU
„Nieren-QI, YANG-Schwäche"

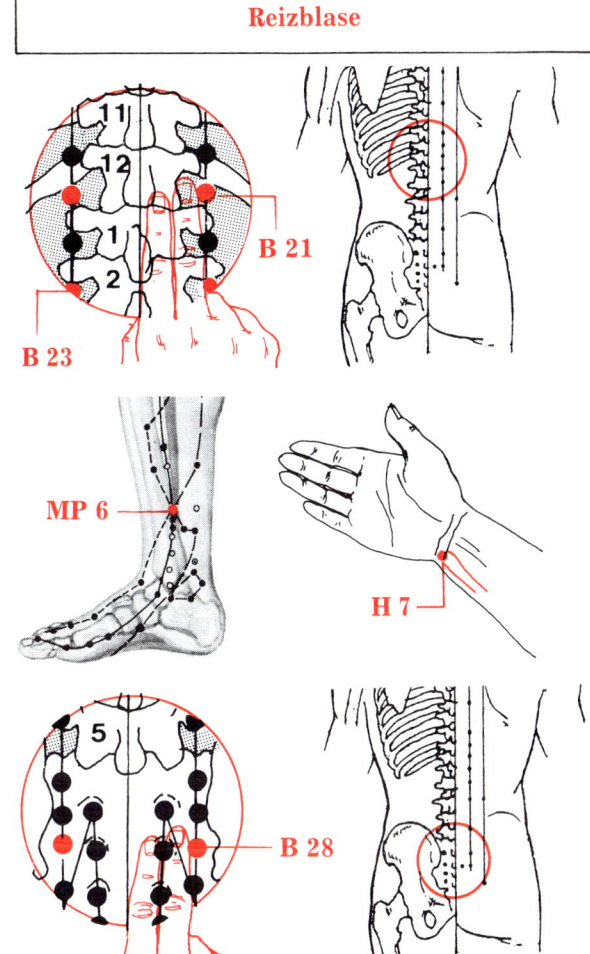

Man versteht darunter eine reizbare Blasen-schwäche, insbesondere des Schließmuskels, ohne Entzündungszeichen an der Blase. In der westlichen Medizin wird der Reizzustand des Blasenschließmuskels, welcher den häufigen Harndrang bedingt, durch sympathiko-parasym-pathikolytische Medikamente behandelt.

Nach traditionell-chinesischer Medizin soll ein Reiz an der Peripherie – und zwar in jenen Segmenten am Unterbauch und unterem Rücken, die dem sympathischen Ganglion mesentericum caudale entsprechen – eine Beeinflussung des Reizzustandes bewirken. Cum grano salis könnte man die Akupunktur auch hier als eine an die Peripherie „verschobene" Reizung des Ganglion mesentericum caudale bezeichnen.

Punkte-Wahl nach traditionell-chinesischen Überlegungen:

MP 6
H 7
B 23
B 28
B 21

Kommentar zur Punkte-Auswahl:

MP 6 und H 7 sollen die „Nervenschwäche", also die nervöse Komponente, erfassen.

B 23, YU-(Zustimmungs)-Punkt von Niere-SHEN, und
B 28, YU-(Zustimmungs)-Punkt der Blase, sind lokale, segmentale Punkte.

B 21, YU-(Zustimmungs)-Punkt von Magen–Milz–Pankreas, hat Beziehung zu Feuchtigkeit-SHI, zum Harn in der Harnblase.

Enuresis

Symptomenbild:
SHEN QI XU
„Nieren-QI-Schwäche"

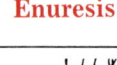

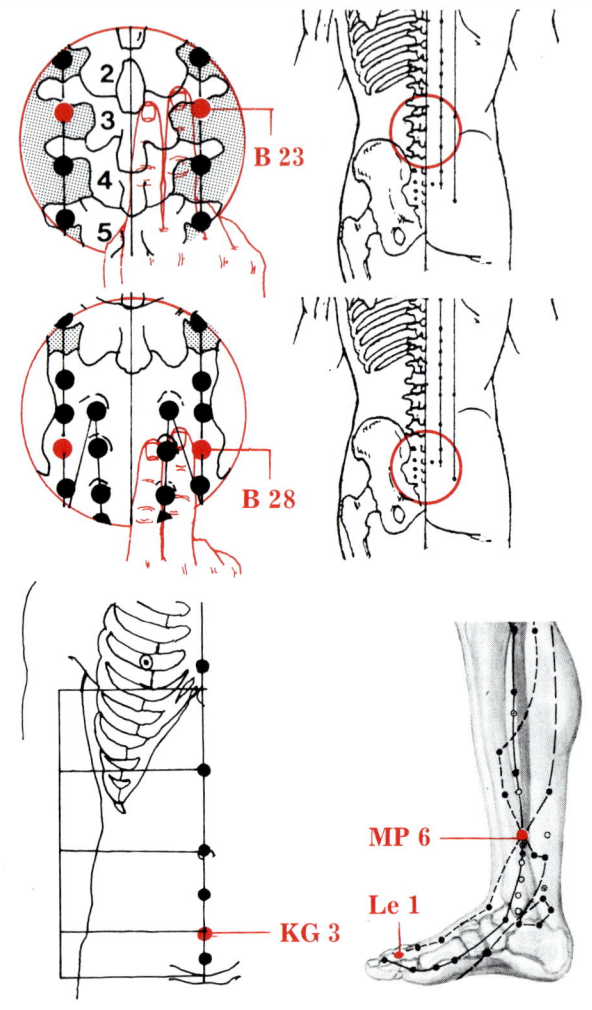

Die Ursache für das unwillkürliche Bettnässen eines Kindes nach dem 3. Lebensjahr sieht die moderne Medizin in Allgemeinerkrankungen, funktionell-urologischen oder psychischen Störungen.

Nach traditionell-chinesischer Medizintheorie wurden diese Beschwerden durch eine Schwäche von QI der Niere-SHEN ausgelöst, wodurch die Kontrolle der Harnentleerung in der Blase vermindert ist („haltlos").

Punkte-Wahl nach traditionell-chinesischen Überlegungen:

„Stärke das Nieren-YANG und QI"

B 23
B 28
KG 3
MP 6
Le 1

oder
Le 3

So empfiehlt TENK, diesen Punkt durch eine Massage zu behandeln. Diese Therapie könnte die Mutter des Kindes durchführen.

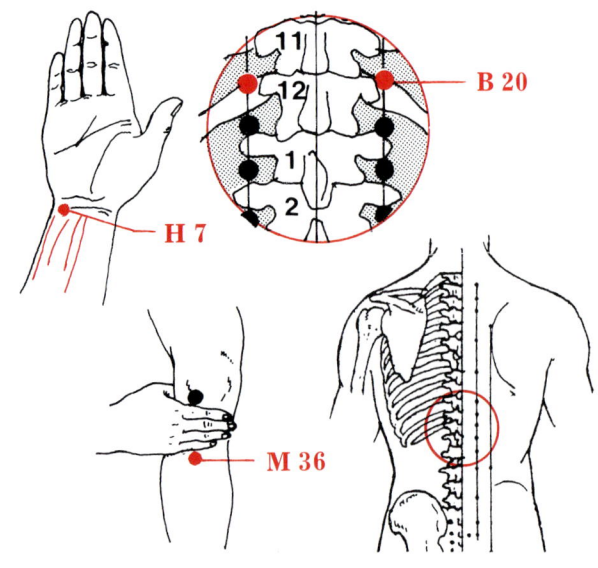

Einnässen in Verbindung mit Träumen:
H 7

Einnässen bei allgemeiner Schwäche:
B 20
M 36

GYNÄKOLOGISCHE KRANKHEITEN UND IHRE BEHANDLUNG MIT AKUPUNKTUR

Besprochen werden in diesem Kapitel jene gynäkologischen Krankheiten und ihre Behandlungsmöglichkeit mit Akupunktur, welche nach Ansicht der traditionell-chinesischen Ärzte gute Erfolge erwarten lassen.

Dysmenorrhoe

praemenstruelle Beschwerden

Oligomenorrhoe

„Pelvic disease"

klimakterische Beschwerden

Fluor

Anhang:

Einiges zur Akupunktur-Behandlung im Rahmen der Geburtshilfe

Nach traditionell-chinesischer Medizintheorie sind bei gynäkologischen Erkrankungen vor allem die Organe Milz-PI, Leber-GAN, Niere-SHEN betroffen, da Milz-PI und Leber-GAN das Blut (und damit auch das Menstruationsblut) „bewahren und speichern" und daher bei vielen gynäkologischen Krankheiten gestört sind.

Weiters können Störungen der beiden zusätzlichen oder Wundermeridiane CHONG MAI und REN MAI für gynäkologische Krankheiten verantwortlich sein.

Wie bereits erwähnt, erfolgt bei Behandlung von gynäkologischen Krankheiten eine Akupunktur-Therapie durch Nadelung oder Wärmereiz in jenen Segmenten der Körperoberfläche, die mit den Beckenorganen in segmental-reflektorischer Beziehung stehen (Th 9 – L 2).

Bei Erkrankungen der Organe des Beckens wird relativ häufig eine Moxibustion angewendet, die nicht nur eine lokale Vasodilatation am Anwendungsort bewirkt, sondern auch – vermutlich reflektorisch – im zugeordneten segmentalen Organ im Körperinneren eine Vasodilatation auslöst. Diese Therapie-Art wird insbesondere bei „Kältesymptomatik" angewendet, welche bei Störungen von Niere-SHEN und Milz-PI relativ häufig vorkommen.

Die Annahme, daß eine lokale Vasodilatation an der Körperoberfläche reflektorisch eine Vasodilatation im zugeordneten segmentalen Organ erzeugt, findet eine Bestätigung in den tierexperimentellen Untersuchungen von WERNOE, der nachweisen konnte, daß ein Wärmereiz im segmentalen Gebiet der Körperoberfläche zu einer Vasodilatation im entsprechenden Viscerotom führt.

Kommentar zur Punkte-Auswahl bei gynäkologischen Krankheiten:

Basis-Punkte entsprechen jenen bei Erkrankungen der Beckenorgane
KG 4
MP 6
(Kommentar siehe Seite 288)

Zusatz-Punkte:
B 20 ⎤ YU-(Zustimmungs)-Punkt von Milz-
B 21 ⎦ PI und Magen-WEI
B 23   YU-(Zustimmungs)-Punkt von Niere-SHEN

Diese Punkte werden insbesondere dann verwendet, wenn eine Symptomatik von Milz-PI vorliegt (schwach, blaß, müde).

Der Punkt B 23 wird vor allem dann verwendet, wenn eine Symptomatik von Niere-SHEN vorliegt (schwach, blaß, kalt).

Dysmenorrhoe und praemenstruelles Syndrom

Die traditionell-chinesische Medizin richtet sich bei der Auswahl von Reizort, Reizart und Reizdosis auch hier vor allem nach phänomenologischen Kriterien (Ort, Art und Intensität der Menstruationsbeschwerden, Art der Blutabgänge u. a.).

Nach dieser Medizintheorie unterscheidet man bei Menstruationsbeschwerden Fülle-SHI und Schwäche-XU-Krankheiten:

Fülle-SHI	Schwäche-XU
Schmerzmaximum vor und am Beginn der Menstruation	Schmerzmaximum während der Menstruation
Druck verschlechtert	Druck und Wärme bessern

Als ausschlaggebend für die Einteilung von Fülle-SHI und Schwäche-XU bei Dysmenorrhoe gilt – wie aus der Tabelle ersichtlich – ob die Beschwerden v o r und am Beginn der Menstruation am stärksten sind (Fülle-SHI) oder w ä h r e n d der Menstruation auftreten (Schwäche-XU).

Die moderne Medizin unterscheidet bei den zyklischen Störungen in der Menarche zwischen praemenstruellem Syndrom und Dysmenorrhoe. Charakteristische Beschwerden, die v o r der Menstruation einsetzen und mit deren Beginn enden, werden als praemenstruelles Syndrom, Beschwerden, die unmittelbar mit und w ä h r e n d der Menstruation auftreten, als Dysmenorrhoe bezeichnet.

Demnach könnte man
das praemenstruelle Syndrom – dem Fülle-SHI-Typ, die Dysmenorrhoe – dem Schwäche-XU-Typ gegenüberstellen.

Dysmenorrhoe

Unter Dysmenorrhoe versteht man ganz allgemein eine schmerzhafte Menstruation, bei der sich die Frau krank fühlt, sodaß ihre Arbeit teilweise unterbrochen werden muß. Die Ursachen dazu sind vielfältig, dem Schmerzphänomen liegt aber immer der gleiche Vorgang zugrunde: Alle Ursachen führen direkt oder indirekt zur Verminderung der Uterusdurchblutung, zu Hypoxämie und damit zum Ischämieschmerz. Therapeutisch werden daher von der modernen Medizin Parasympathikotonika und Sympathikolytika empfohlen, um einen vasodilatatorischen und spasmolytischen Effekt zu erzielen – welcher aber auch durch heiße Bäder erzielt werden kann (HAUSER, zit. bei MONNIER).

Ganz analog sieht die traditionell-chinesische Medizin das Auftreten einer schmerzhaften Menstruation in einer verminderten Durchblutung der Uterusgefäße (YU XUE) oder in einem Mangel an QI und Blut (QI XUE XU), was der von HAUSER erwähnten Hypoxämie gleichgesetzt werden könnte.

Während die moderne Medizin den durch hypersympathikotone Gefäßveränderung ausgelösten Ischämieschmerz durch Parasympathikotonika und Sympathikolytika zu beseitigen trachtet, versucht die traditionell-chinesische Medizin durch Akupunktur und Moxibustion, in jenen Segmenten der Körperoberfläche, die zum Genitalapparat in Beziehung stehen, eine Vasodilatation und damit Schmerzlinderung zu erzielen.

Eine Moxibustionsbehandlung kann als stärkende (BU FA) oder reduzierende (XIE FA) Therapie ausgeführt werden:

1. Moxibustion stärkend (BU FA)
bei Schwäche-XU- und Kälte-HAN-Krankheiten, **fixe Distanz** des Moxastäbchens zur Haut, die Wärme wird über die Nadel oder direkt weitergeleitet, wenn die Wärme als brennend empfunden wird, soll die Moxa entfernt werden.

2. Moxibustion reduzierend (XIE FA)
bei Fülle-SHI- und Kälte-HAN-Krankheiten, **wechselnde Distanz** zwischen Moxastäbchen und Haut. Diese Moxibustion wird bildhaft mit einem Vogel verglichen, der Körner pickt.

Man unterscheidet bei Dysmenorrhoe 5 unterschiedliche Beschwerdebilder, deren Zuordnung für die Auswahl der verwendeten Punkt-Kombination von Bedeutung ist.

Dysmenorrhoe – Übersicht:

a) bei allgemeiner Schwäche, schlechter peripherer Durchblutung (PI QI XU – Milz-QI-Schwäche)

b) nach Kälteeinwirkung und emotionellen Faktoren

c) bei Blutarmut und niederem Blutdruck (QI XUE XU – QI-Blut-Schwäche)

d) bei aggressiv zorniger Gemütsverfassung (GAN RE – Leber-Hitze)

e) bei kältebedingten Gefäßspasmen (YU XUE – Durchblutungsstörung)

a) Dysmenorrhoe bei allgemeiner Schwäche, schlechter peripherer Durchblutung

Symptomenbild:
PI QI XU, PI BU TONG XUE
„Milz-QI-Schwäche und Milz kann das Blut nicht halten"

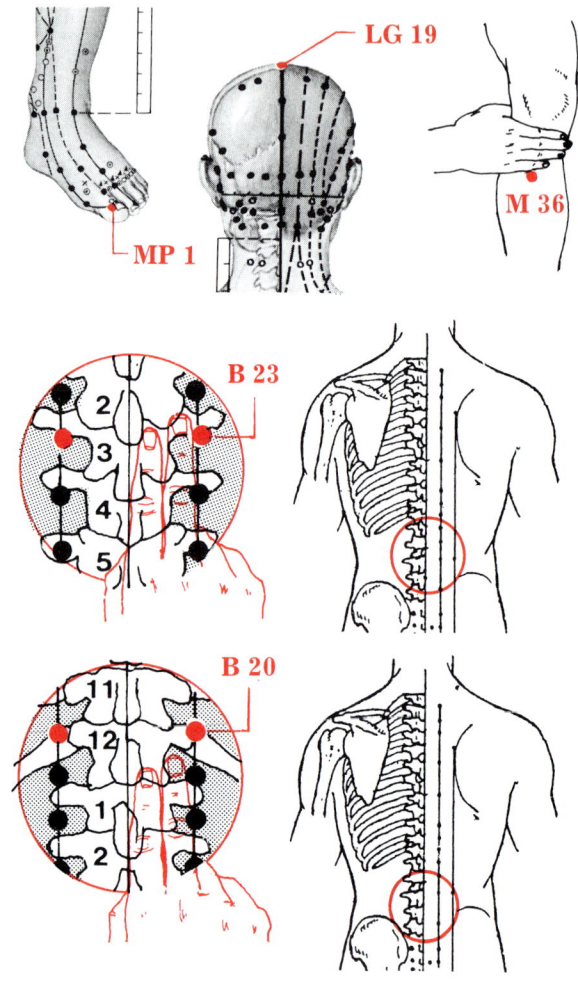

Dysmenorrhoe bei allgem. Schwäche

Diese Menstruationsbeschwerden können durch körperliche und seelische Belastung bei bestehender Milz-PI-Schwäche ausgelöst werden.

Subjektive Symptomatik:

Schmerzen während der Menstruation,
starke Blutung, jedoch ohne Abgang von Blutkoagula und Endometrium Fetzen,
hellrotes Menstruationsblut,
Schmerzen inguinal und lumbal,
Druck und Wärme bessert die Beschwerden,
starke Müdigkeit, allgemeine Schwäche,
blasse Gesichtsfarbe,
guter Schlaf.

Punkte-Wahl nach traditionell-chinesischen Überlegungen:

„Stärke Milz-PI" (BU PI)

a) MP 1 – nur Moxibustion
LG 19
M 36
B 20
B 23

oder

b) Basis-Punkte:
KG 4
MP 6

Zusatz-Punkte:
PaM 49
B 23
N 5^B = 3^{CH}
M 36

b) Dysmenorrhoe nach Kälteeinwirkung und emotionellen Faktoren

Meistens wird dieses Beschwerdebild durch Kälteeinwirkung oder den Genuß von kalten Speisen und Getränken während der Menstruation ausgelöst und durch emotionelle Faktoren verstärkt.

Subjektive Symptomatik:

starke Schmerzen praemenstruell und während der Menstruation,
Druckempfindlichkeit im Unterbauch,
Schmerzen am Rücken in die Oberschenkel ausstrahlend,
Blutabgang mit Koagula,
tiefrotes Blut.

Zungenbelag: weiß, glatt,
Puls: hart, wie abgehackt.

Punkte-Wahl nach traditionell-chinesischen Überlegungen:

MP 10
MP 8
KG 3
M 27

c) Dysmenorrhoe bei Blutarmut und niederem Blutdruck

Symptomenbild:
QI XUE XU
„QI-Blut-Schwäche"

Subjektive Symptomatik:

Menstruationsschmerzen während und gegen Ende der Menstruation,
Schmerzintensität gering, gleichbleibend, anhaltend,
Druck und Wärme bessert die Beschwerden,
hellrotes Menstruationsblut, geringe Menge,
Kältegefühl, Frösteln, Zittern.

Zungenbelag: weiß, dünn,
Puls: kraftlos, fadenförmig.

Punkte-Wahl nach traditionell-chinesischen Überlegungen:

„Stärke Blut und QI"

B 23
B 20
KG 4 – Moxibustion
M 36
MP 6

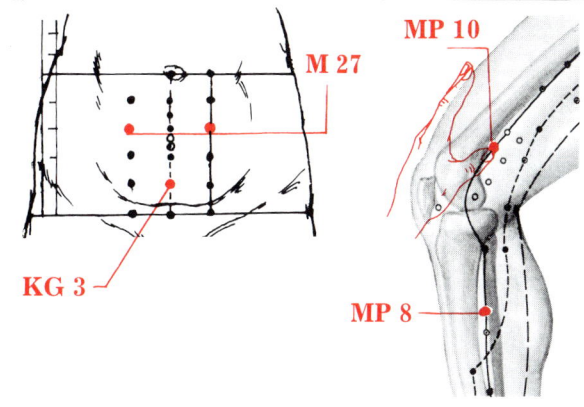

Dysmenorrhoe bei Kälteeinwirkung

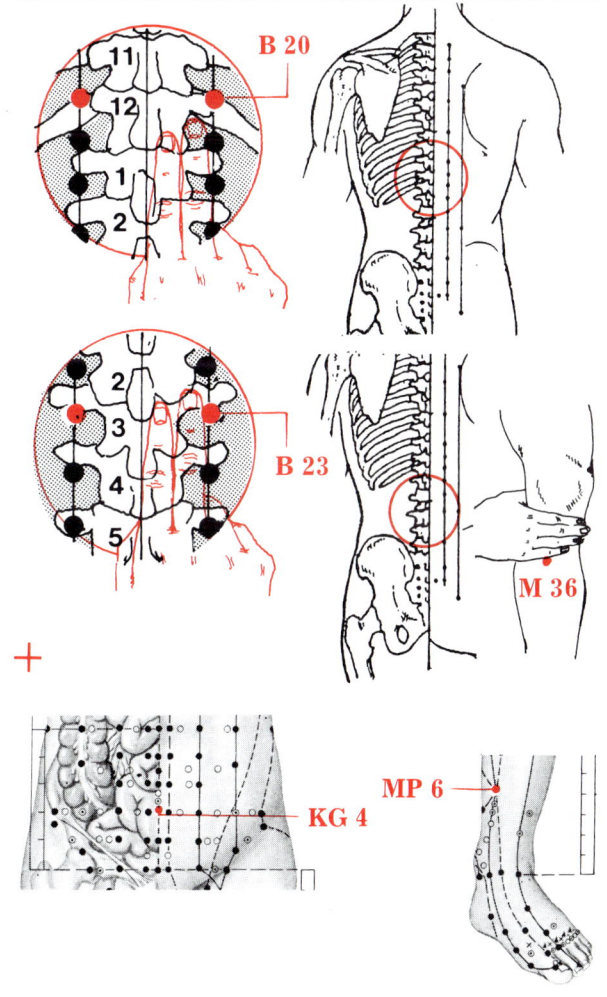

Dysmenorrhoe bei „Blutarmut"

310

d) Dysmenorrhoe bei aggressiv zorniger Gemütsverfassung

Symptomenbild:
GAN RE
„Leber-Hitze"

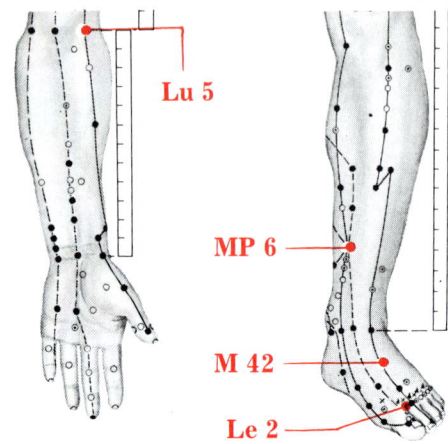

Dysmenorrhoe bei aggr. Verfassung

Lu 5
MP 6
M 42
Le 2

Diese Menstruationsbeschwerden können durch heftige, aggressiv zornige Gemütsverfassung ausgelöst werden, wodurch „das Leber-QI stoppt". Die Symptome ähneln jenen bei praemenstruellen Beschwerden (siehe Seite 312), sind aber als Schwäche-XU-Krankheiten aufzufassen und daher nur schwach zu reizen.

Auch die moderne Medizin mißt der psychischen Genese dieser Beschwerden immer mehr Beachtung zu und interpretiert die schmerzhafte Periode als „Protestdysmenorrhoe".

Der Protest richtet sich gegen die Weiblichkeit, gegen den Partner, gegen die Familie als Schraubstock oder Fessel, oder gegen das Schicksal.

Zwei Drittel aller Dysmenorrhoen sollen psychischen Ursprungs sein (HAUSER und Mitarbeiter).

Bemerkenswert scheint die Übereinstimmung zwischen moderner und altchinesischer Medizin, die beide Protest und Auflehnung bzw. Zorn und Aggression, bei schwacher Persönlichkeit mit Somatisierungstendenzen bzw. bei Schwäche-XU-Konstitutionstyp, als Ursache der Beschwerden sehen.

Punkte-Wahl nach traditionell-chinesischen Überlegungen:

„Vertreibe die Hitze, um die Blutung zu stoppen"

Le 2
Lu 5
MP 6
M 42

Subjektive Symptomatik:

heftige Blutungen,
Abgang von Blutkoagula und Schleimhautfetzen,
Müdigkeit, Leistungsschwäche, Reizbarkeit,
Schmerzen im Unterbauch und Rücken,
Kopfschmerzen vor allem an Scheitel und Schläfe,
Schwindelanfälle,
schlechter Schlaf,
bitterer Mundgeschmack.

Kommentar zur Punkte-Auswahl:

Le 2 – *RONG- und Hitze-Punkt des Leber-Meridians beeinflußt die Hitzesymptomatik;*

MP 6 – *Kreuzungs-Punkt der 3 unteren YIN-Meridiane;*

M 42 – *wirksamer Punkt gegen die Hitzesymptomatik im Funktionskreis Magen-Milz.*

e) Dysmenorrhoe bei kältebedingten Gefäßspasmen

Symptomenbild:

YU XUE

„Durchblutungsstörung"

Dieses Beschwerdebild – verursacht „durch Zirkulationsstörung von Blut-XUE und QI" in den zusätzlichen (Wunder-)Meridianen CHONG MAI und REN MAI (Gürtelgefäß und KG) – tritt vor allem nach Kälteeinwirkung vor und während der Menstruation auf.

Es kann als Schwäche-XU-Bild oder Fülle-SHI-Bild in Erscheinung treten. In ersterem Fall wird die Punkt-Kombination a (Milz-QI-Schwäche) angewendet (siehe Seite 308); Fülle-SHI-Beschwerden mit heftigen Schmerzen, Abgang von Blutkoagula und stark druckempfindlichem Unterbauch erhalten eine

Punkte-Wahl nach traditionell-chinesischen Überlegungen:

„Normalisiere das QI, reguliere CHONG und REN MAI"

Empfohlene Punktkombinationen:

a) KG 3
   Lu 7
   Le 3
   B 54
   B 17
   MP 10
   MP 4
   oder

b) MP 10
   MP 8
   KG 3
   M 27
   oder

c) KG 4
   MP 6
   PaM 49
   Di 4
   Le 3
   B 54

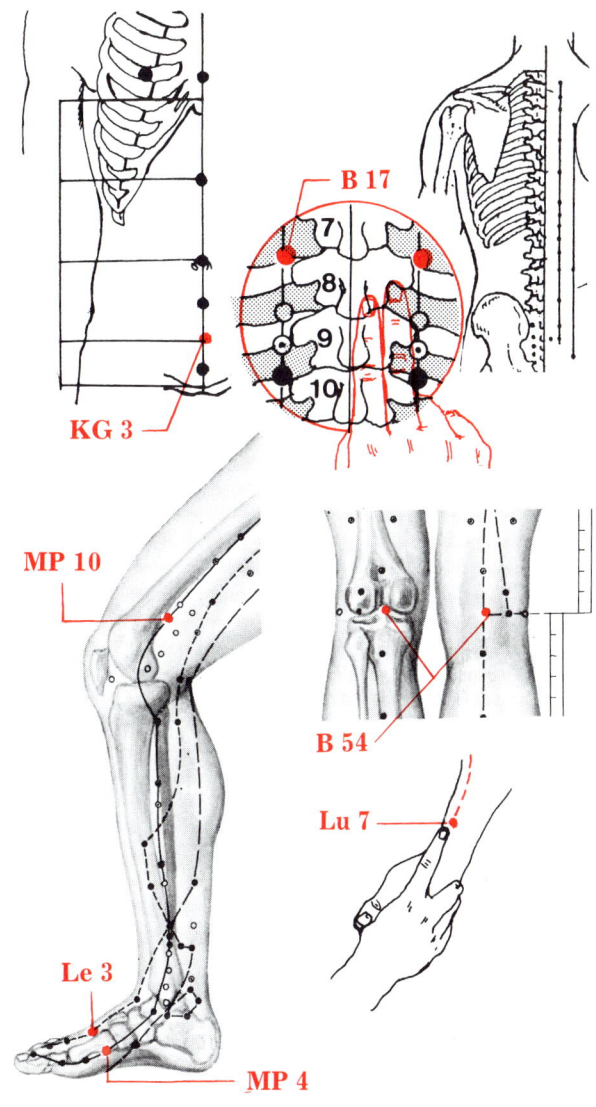

Dysmenorrhoe bei Spasmen durch Kälte

B 17 · KG 3 · MP 10 · B 54 · Lu 7 · Le 3 · MP 4

Kommentar zur Punkte-Auswahl:

Diese Punkt-Kombinationen können abwechselnd angewendet werden.

MP 4 reguliert die zusätzlichen (Wunder-)Meridiane CHONG MAI und REN MAI;

KG 4 und MP 1 mit Moxibustion behandelt, können die Schmerzen bei der Menstruation meistens sehr rasch zum Stillstand bringen;

Le 3 (und Le 2) kann Hitze-RE aus dem Blut vertreiben;

Di 4 und MP 6 sollen bei stark druckempfindlichem Unterbauch und Abgang von Blutkoagula zur Aktivierung der Zirkulation von Blut-XUE gewählt werden;

B 54, B 17 – bei Symptomenbild YU XUE „Durchblutungsstörung".

312

Praemenstruelle Beschwerden

Symptomenbild:
GAN QI YU JIE
„Leber-QI-Stopp"

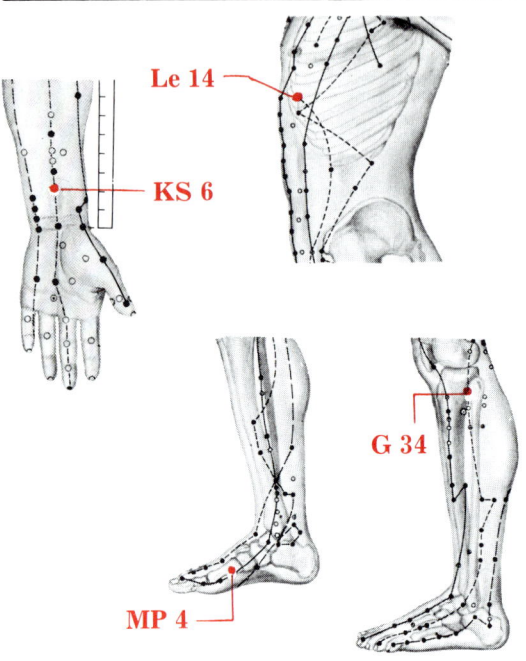

praemenstruelle Beschwerden

Le 14
KS 6
G 34
MP 4

Nach traditionell-chinesischer Medizintheorie führen psychische Faktoren oder Kälteeinwirkung zu Zirkulationsstörungen im Becken und Uterus. Besonders Zorn, Aggression oder depressive Verstimmung – können nach dieser Medizintheorie – eine Zirkulationsstörung des Leber-QI auslösen.

Nach der modernen Medizin entstehen die Beschwerden des praemenstruellen Syndroms bei an sich hypersympathikotonen Patientinnen, die in der zweiten Zyklushälfte auf Progesteron und den erhöhten Sympathikotonus empfindlich reagieren.

In beiden Medizintheorien wird der Zustand eines Überwiegens von YANG bzw. Sympathikotonus beschrieben, wodurch die auftretenden Symptome, wie reizbare Verstimmung, erniedrigte Schmerzschwelle, Wasserretention und Meteorismus u. a. erklärt werden.

Subjektive Symptomatik:

vorzeitiges Auftreten der Menstruation,
heftige Schmerzen vor Eintritt der Menstruation,
ausstrahlende Schmerzen in Oberschenkel und Rücken,
Abgang von Endometrium Fetzen und Blutkoagula,
erhöhte Reizbarkeit,
zornig depressive Verstimmung,
schmerzhaftes Spannungsgefühl in der Brust,
stark geblähter druckschmerzhafter Unterbauch,
Appetitstörungen und Globusgefühl,
Spannungsgefühl im Brustkorb,
Seufzeratmung,
häufiges Aufstoßen und Rülpsen,
Besserung nach Eintritt der Menstruation.

Punkte-Wahl nach traditionell-chinesischen Überlegungen:

„Beruhige und glätte das Leber-QI"

Le 14
G 34
KS 6
MP 4

Kommentar zur Punkte-Auswahl:

KS 6 und MP 4 – Kardinal-Punkte der Zusätzlichen (Wunder-)Meridiane CHONG MAI und YIN WEI MAI, welche das vordere Drittel des Körpers beeinflussen (siehe Seite 136);

G 34 – unterer einflußreicher Punkt des Gallenblasen-Meridians, bei Beschwerden im Bereich des Gallenblasen-Meridians (Thorax, Becken, Mamma).

Oligomenorrhoe

Symptomenbild:
QI XUE XU
„QI- und Blutmangel"

Eine Monatsblutung, die nur alle 40–90 Tage
auftritt, ist nach traditionell-chinesischer Medizintheorie auf eine Schwäche von Blut-XUE und
QI bei einer Störung von Leber-GAN, Milz-PI
und Niere-SHEN zurückzuführen.

Subjektive Symptomatik:

verzögerter Menstruationseintritt,
immer länger werdendes Intervall zwischen den
Menstruationen,
zunehmend geringer werdende Blutung,
allgemeine Müdigkeit und Erschöpfung,
Blässe von Haut und Schleimhaut,
trockene Haut,
Appetitlosigkeit,
wenig Stuhl.

Zungenbelag: weiß,
Puls: kraftlos.

Punkte-Wahl nach traditionell-chinesischen Überlegungen:

„Kräftige Milz-PI" (BU PI)

B 18
B 20
B 23
KG 4
M 36
MP 6
M 25

Die Nadeln werden nur schwach gereizt und bei
einer Behandlung die Bauch- und bei der
anderen Behandlung die Rückennadeln durch
Moxibustion erwärmt.

Kommentar zur Punkte-Auswahl:

*B 18, B 20, B 23 YU-(Zustimmungs)-Punkte von
Leber-GAN, Milz-PI, Niere-SHEN, sollen Blut-
XUE-Mangel beeinflussen;*

*KG 4 – Kreuzungs-Punkt der inneren Verbin-
dung von Leber-GAN, Milz-PI, Niere-SHEN;*

*M 36, MP 6 und M 25 können QI und Blut im
Funktionskreis Magen-Milz-PI bessern.*

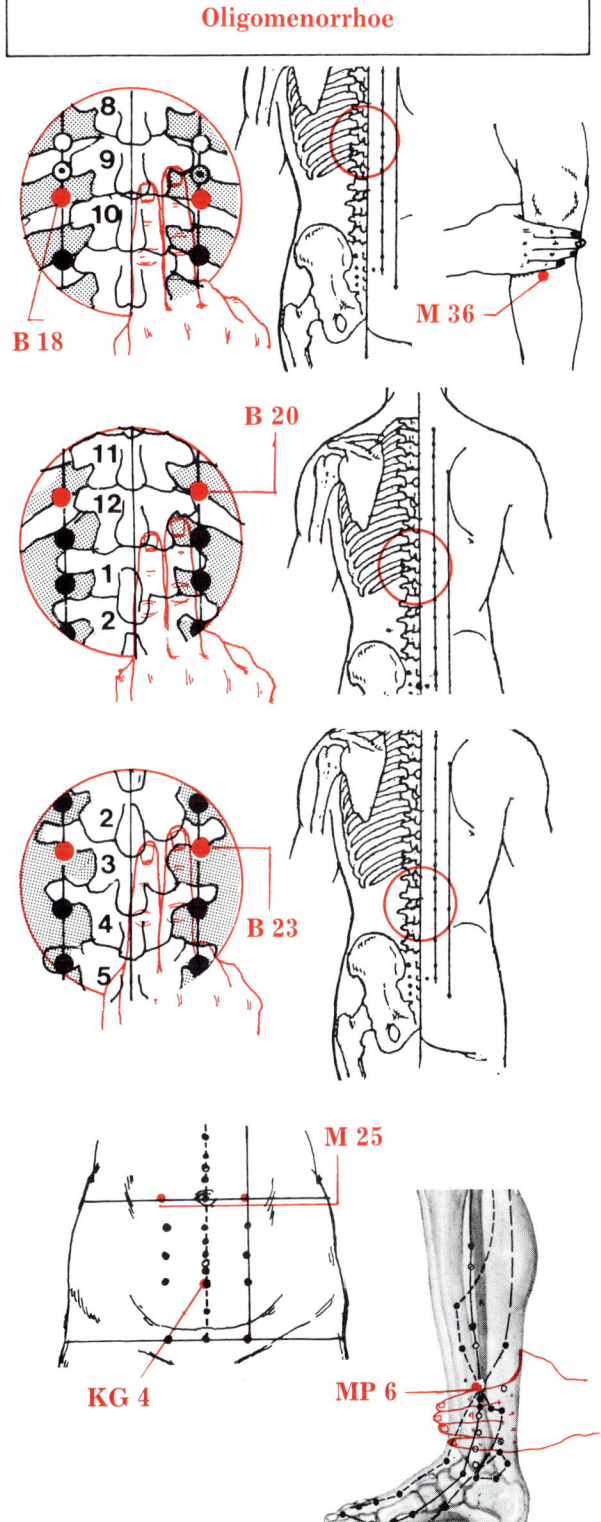

Oligomenorrhoe

314

„Pelvic disease"

Symptomenbild:
SHEN PI XU
„Nieren-Milz-Schwäche"

Dieses Krankheitsbild, welches in der westlichen Medizin mehr als 60 Benennungen hat, wurde auch von den traditionell-chinesischen Ärzten beschrieben und mit einer Schwäche von Niere-SHEN und Milz-PI in Verbindung gebracht.

Die moderne Medizin sieht die Ursache dieser Beschwerden neben psychischen Faktoren in einer Überfunktion des sympathisch ergotrop adrenergischen Systems mit deutlichen Erschöpfungszeichen.

Subjektive Symptomatik:

praemenstruell und während der Menstruation Schmerzen im Unterbauch und in der Symphysengegend,
Schmerzen bei Kohabitation, Miktion, Stuhlgang,
Schmerzcharakter: brennend, bohrend, krampfartig,
leichte Ermüdbarkeit,
Schlafstörungen und Palpitationen,
Kopfschmerzen und Schwindel,
Kälteempfindlichkeit,
Durchblutungsstörung der Extremitäten,
Magen-Darmstörungen,
Frigidität und Mastodynie

Punkte-Wahl nach traditionell-chinesischen Überlegungen:

„Stärke Milz und Niere" (BU PI, BU SHEN)

KG 4 oder KG 3
M 28 oder PaM 49
M 36
MP 6

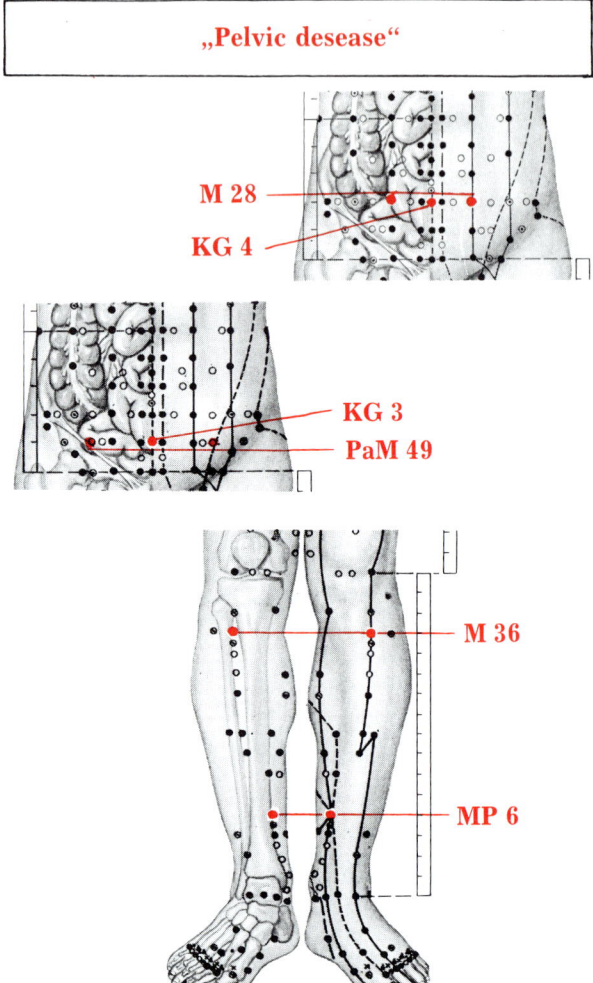

„Pelvic desease"

M 28
KG 4
KG 3
PaM 49
M 36
MP 6

Klimakterische Beschwerden

Symptomenbild:
GAN YANG SHANG KANG
„Aufsteigendes Leber-YANG"

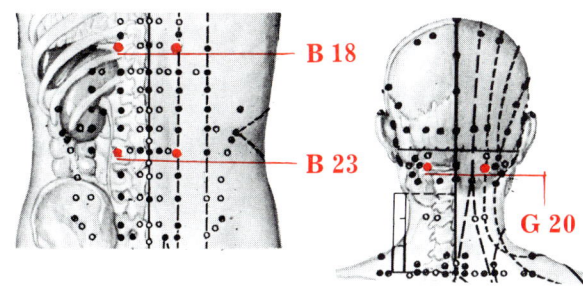

klimakterische Beschwerden

Nach traditionell-chinesischer Medizintheorie liegt diesem vielschichtigen Beschwerdebild vor allem eine YIN-Schwäche von Niere-SHEN und Leber-GAN zugrunde, wodurch ein aufsteigendes Leber-YANG zu den unterschiedlichen und für das Klimakterium oft so typischen Beschwerdebildern führt.

Obwohl ein Fülle-SHI-Typ vorzuliegen scheint, handelt es sich um einen Schwäche-XU-Zustand und bedarf daher einer schwachen, stärkenden (BU FA) Stimulation.

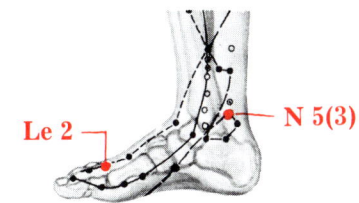

In der modernen Medizin wird dieses Krankheitsbild auf eine komplexe Störung des Gleichgewichtes der innersekretorischen Drüsen und des autonomen Nervensystems zurückgeführt, wodurch Beschwerden wie Nervosität, Unruhe, Wallungen, Kälteschauer, leichte Erregbarkeit, leichte Ermüdbarkeit, Mattigkeit, depressive Verstimmung, Weinkrampf, Schlafstörungen, Reizbarkeit, Herzklopfen u. a. auftreten.

Sehr ähnlich wird von den traditionell-chinesischen Ärzten jenes Beschwerdebild beschrieben, welches durch ein „aufsteigendes Leber-YANG" verursacht wird.

Subjektive Symptomatik:

Schwindelzustände,
labiler Blutdruck,
nervöse Erschöpfung,
Reizbarkeit,
Gefühl des Zerplatzens, insbesondere der Kopf ist „am Zerplatzen",
Kopfschmerzen,
trockene Konjunktiven,
bitterer Mundgeschmack,
Antriebslosigkeit, Müdigkeit,
„Unbeweglichkeit",
Schlafstörungen,
Konzentrations- und Gedächtnisstörungen,
leichte Erregbarkeit,
Zittern der Hände,
Gefühl des „Ameisenlaufens" oder der Paraesthesie in den Händen.

Zungenbelag: trocken,
Puls: gespannt (wie die Saite eines Musikinstrumentes).

Punkte-Wahl nach traditionell-chinesischen Überlegungen:

„Stärke das YIN, senke das YANG"

G 20
Le 2
B 18 } starke Reizung (XIE FA)
N 5^B = 3^{CH}
B 23 } schwache Reizung (BU FA)

316

Fluor

Nach fachärztlicher Abklärung dieser Störung kann als zusätzliche symptomatische Therapie folgende Punkte-Kombination empfohlen werden:

a) Fluor albus

Symptomenbild:
HAN SHI
„Kälte–Feuchtigkeit"

Subjektive Symptomatik:

weißer, dünnflüssiger, geruchloser Fluor.

Zungenbelag: blaß und dünn,
Puls: tief und schwach.

Punkte-Wahl nach traditionell-chinesischen Überlegungen:

„Zerstreue Kälte und Feuchtigkeit"

B 23
B 20 } Moxibustion

MP 9
MP 6 } Nadelung
B 32

b) Fluor

Symptomenbild:
SHI RE
„Feuchtigkeit–Hitze"

Subjektive Symptomatik:

dickflüssiger, gelber, übelriechender Ausfluß verbunden mit Juckreiz und Brennen.

Zungenbelag: dick, weiß bis gelblich,
Puls: tief und schlüpfrig.

Punkte-Wahl nach traditionell-chinesischen Überlegungen:

B 32
MP 9
MP 6
KG 6
B 57

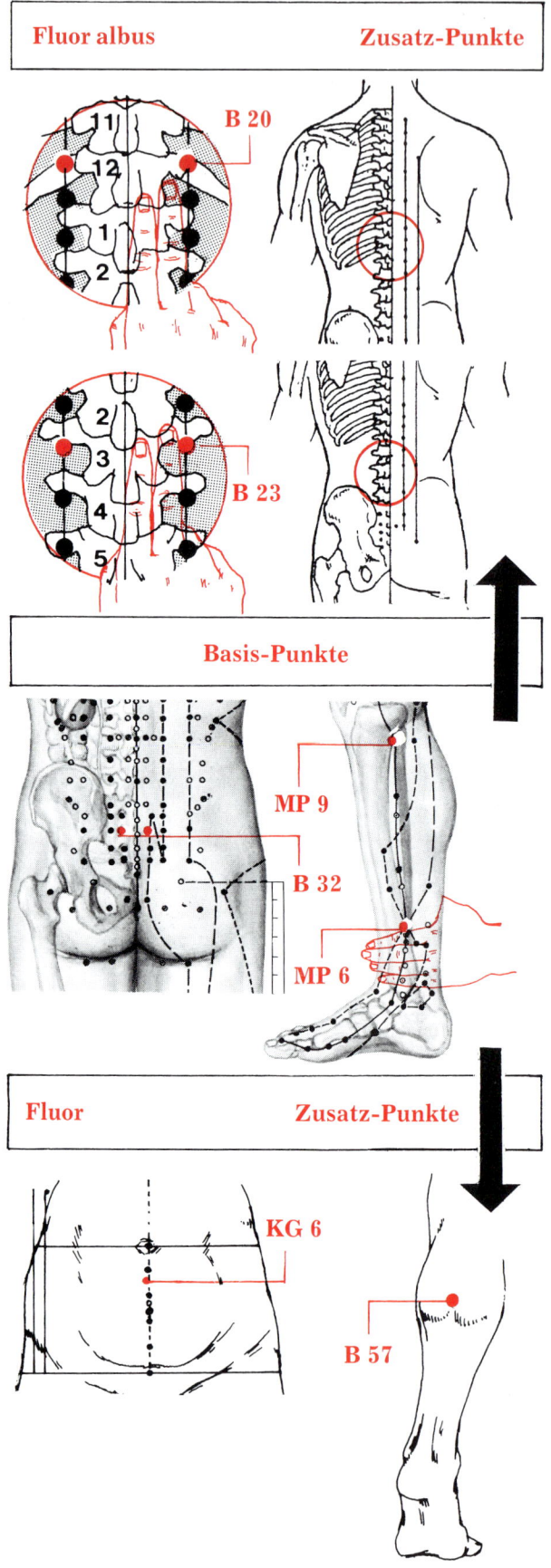

Fluor albus — Zusatz-Punkte
B 20
B 23
Basis-Punkte
MP 9
B 32
MP 6
Fluor — Zusatz-Punkte
KG 6
B 57

Anhang

Einiges zur Akupunktur-Therapie im Rahmen der Geburtshilfe

Obwohl ich nur über geringe persönliche Erfahrungen einer Akupunktur-Therapie im Rahmen der Geburtshilfe verfüge und persönliche Beobachtungen in China auf diesem Gebiet auch nicht machen konnte, möchte ich doch einige Punkt-Kombinationen, die mir empfohlen wurden, weitergeben, da die traditionell-chinesischen Ärzte diesem Indikationsgebiet und den Erfolgen mit Akupunktur eine relativ große Bedeutung zumessen.

Während meiner Ambulanztätigkeit in den Spitälern in Peking konnte ich auch die Beobachtung machen, daß vielen Patientinnen einige Punkt-Kombinationen für geburtshilfliche Indikationen geläufig waren, was möglicherweise darauf schließen läßt, daß eine Akupunktur-Therapie im Rahmen der Geburtshilfe in China häufig angewendet wird.

zur Korrektur der Fetuslage:

B 67 – nur Moxibustion

Wie umfangreiche Kontrollen in China gezeigt haben, ist eine Korrektur der Fetuslage durch eine Moxibustion am lateralen Rand der kleinen Zehe möglich. Dieser Punkt soll nur eine Moxibustion erhalten, da eine Nadelung eine Weheneinleitung auslösen könnte. Die Schwangere soll während dieser Behandlung in Knie-Ellbogenlage sein und von einer anderen Person beide Punkte an der Außenseite der kleinen Zehe täglich 15–20 Minuten lang mit Moxibustion behandelt bekommen.

Nach KUBISTA soll die während dieser Therapie zu beobachtende Zunahme der Kindesbewegungen, der Anstieg der Nebennierenrindenhormone, sowie der Anstieg der kindlichen Herzfrequenz dahingehend interpretiert werden, daß auch die Behandlung die Bewegungen des Beckenendlagekindes verstärkt werden und damit eine Wendung begünstigt wird (zit. bei AUERSWALD/KÖNIG).

zur Einleitung einer Totgeburt:

KG 4
Di 4
MP 6

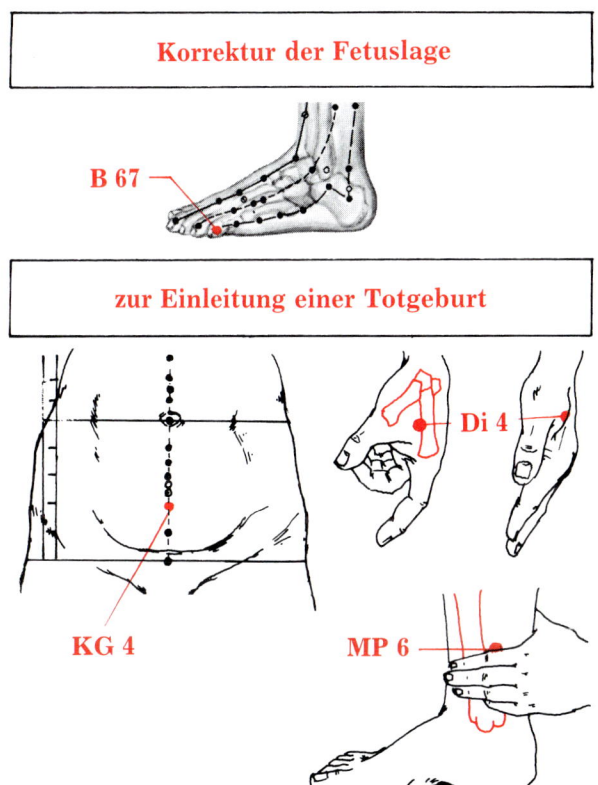

Korrektur der Fetuslage

B 67

zur Einleitung einer Totgeburt

Di 4

KG 4

MP 6

zur Geburtseinleitung:

Di 4
MP 6
oder

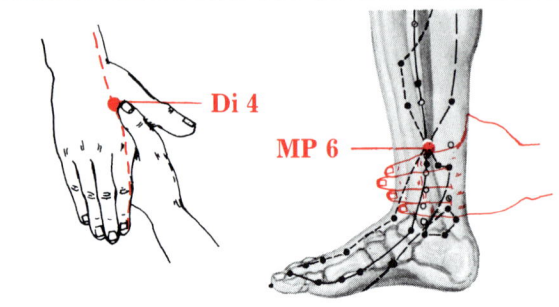

zur Geburtseinleitung

KG 3
B 67

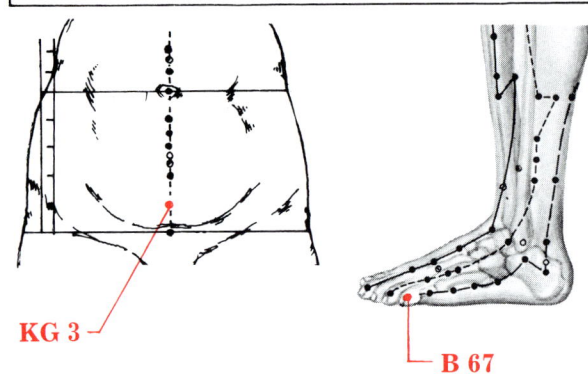

zur Geburtseinleitung

bei Ekelgefühl und Brechreiz während der Schwangerschaft:

3 E 4
KG 12
KG 14 – Moxibustion
oder
KS 6

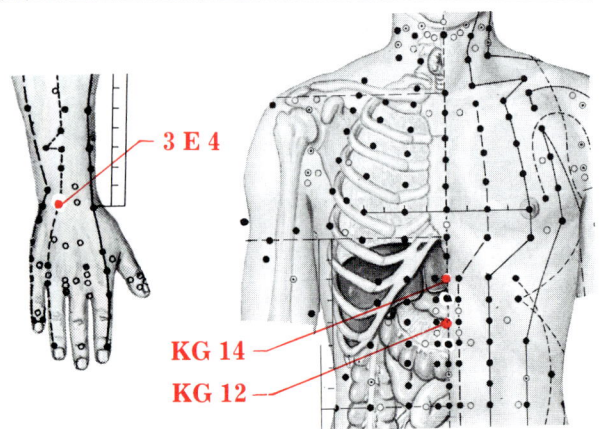

bei Ekelgefühl und Brechreiz während der Schwangerschaft

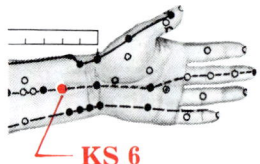

bei Sterilität der Frau:

KS 6
KG 7 – Moxibustion und Nadelung

oder

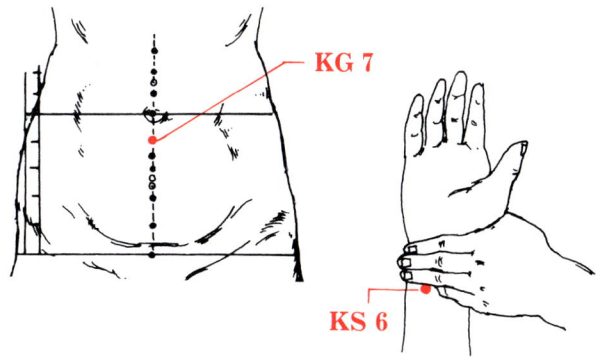

bei Sterilität der Frau

KG 7

KS 6

KG 4
KG 3
M 36
MP 6 – Nadelung und Moxibustion

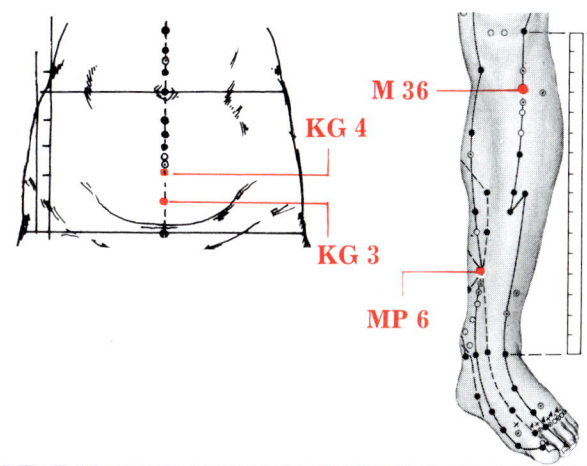

bei Sterilität der Frau

M 36

KG 4

KG 3

MP 6

bei postpartalen Uterusschmerzen:

KG 4
Di 4

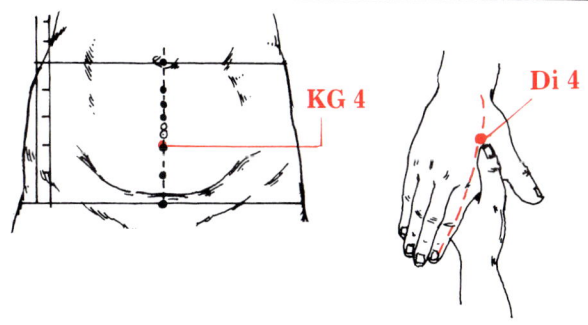

bei postpartalen Uterusschmerzen

KG 4

Di 4

zum Placenta-Abgang:

G 21
KG 3
Di 4
MP 6

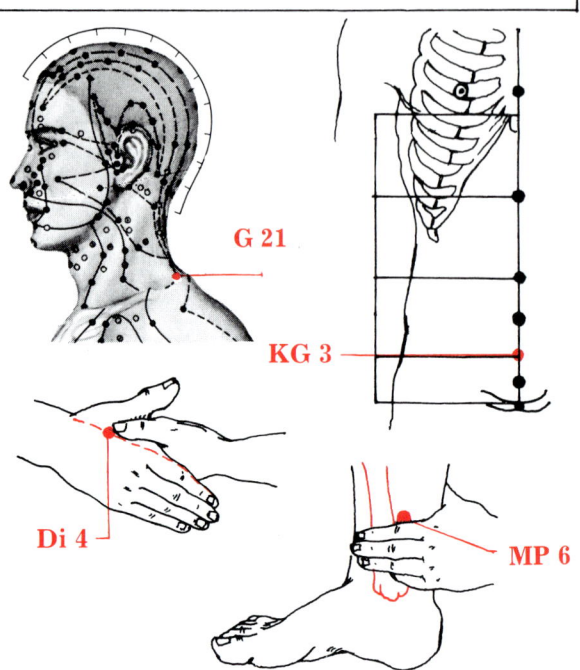

zum Placenta-Abgang

G 21
KG 3
Di 4
MP 6

Literaturverzeichnis

ABEGG, L.: Ostasien denkt anders. Atlantis Verl. Zürich, 1949.

ABELE, U. und STIEFVATER, E.: Aschner Fibel. Haug Verl., Ulm, 1964.

ADLER, A.: Menschenkenntnis. Fischer Taschenbuch Verl., Frankfurt, 1954.

ADLER, A.: Studie über Minderwertigkeit von Organen. Fischer Taschenbuch Verl., Frankfurt, 1977.

ASCHNER, B.: Befreiung der Medizin vom Dogma. Haug Verl., 1962.

AUBERGER, H.: Regionale Schmerztherapie. G. Thieme Verl., Stuttgart, 1971.

AUERSWALD, W. und KÖNIG, G.: Ist Akupunktur Wissenschaft? W. Maudrich Verl., Wien–München–Bern.

BACHMANN, G.: Die Akupunktur, eine Ordnungstherapie. Haug Verl., Ulm/Donau, 1959.

BAROLIN, G.: Migräne. Facultas Verl., Wien, 1969.

BAUER, W. u. A.: Lexikon der Symbole. Fourier Verl., Wiesbaden, 1980.

BEISCH, K.: Die anatomisch-physiologischen Entsprechungen der YANG-Niere. Akup., Theorie u. Praxis 1, 11–20, 1979.

BENNINGHOFF/GOERTTLER: Lehrbuch der Anatomie der Menschen, Band 1–3. Urban u. Schwarzenberg Verl., München-
   -Wien–Baltimore, 1977.

BERGSMANN, O.: Beziehungen zwischen Haut und Organ am Beispiel Lunge. Dtsch. Zschr. f. Aku. 2 (1966).

BITTER, W.: Geist und Psyche. Freud, Adler, Jung. Kindler Taschenbuch Verl., München.

BÖCKMANN, W.: Botschaft der Urzeit. Econ Verl., Düsseldorf–Wien, 1979.

BOHNSTEDT, R. M.: Krankheitssymptome an der Haut. G. Thieme Verl., Stuttgart, 1965.

BONNAFONT, C.: Die Botschaft der Körpersprache. Ariston Verl., Genf. 1980.

BÜHRER, E.: Mythen der Welt. Bucher Verl., Luzern u. Frankfurt/Main, 1976.

CANNON, N.: Zit. bei Ganong–Auerswald, S. 23.

CAPRA, F.: Der kosmische Reigen. Scherz Verl., München, 1978.

CATEL, W.: Medizin und Intuition. G. Thieme Verl., Stuttgart, 1979.

CEMACH, A. J.: Diagnostik innerer Krankheiten. J. F. Lehmann Verl., München, 1957.

CHUSID, J.: Correlative neuroanatomy-functional neurology. Lange Medical Publikations. Los Altos, Cal. 1970.

CLARA, M.: Entwicklungsgeschichte des Menschen. G. Thieme Verl., Leipzig, 1966.

CONDRAU, G.: Medizinische Psychologie. Kindler Taschenbuch Verl., München, 1975.

CURTIUS, F.: Von medizinischem Denken und Meinen. F. Enke Verl., Stuttgart, 1968.

DELACOUR, J. B.: Das große Lexikon der Charakterkunde. M. Pawlak Verl., Herrsching, 1980.

DERBOLOWSKY, U.: Kränkung, Krankheit und Heilung in leiblicher, seelischer und geistiger Sicht. Haug Verl., Heidelberg,
   1976.

DERBOLOWSKY, U.: Haltungsanalytische Atem-, Sprech- und Stimmtherapie. Haug Verl., Heidelberg, 1978.

DICKE, E. u. a.: Bindegewebsmassage. Hippokrates Verl., Stuttgart, 1977.

EICKE, D.: Der Körper als Partner. Kindler Taschenbuch Verl., München, 1973.

ESSENTIALS OF CHINESE ACUPUNCTURE. Foreign Languages Press Beijing, China.

FENOLLOSA, E.: Das chinesische Schriftzeichen als poetisches Medium. J. Keller Verl., Starnberg, 1972.

FÖRSTER–BUMKE: Handbuch der Neurologie. Springer Verl., Berlin, 1936.

FRENZEL, E.: Motive der Weltliteratur. A. Kröner Verl., Stuttgart, 1980.

GANONG, W. u. AUERSWALD, W.: Lehrbuch der Medizinischen Physiologie. Springer Verl., Berlin–Heidelberg–New York,
   1974.

GLEDITSCH, F.: Orale Akupunktur. Akup. Theorie u. Praxis, 24–28 (1977).

GOETHE, J. W.: Farbenlehre. (Herausgeber G. Ott und H. O. Proskauer) Verl.: Freies Geistesleben, Stuttgart, 1979.

GOETHE, J. W.: Schriften zur Biologie. Langen-Müller Verl., München–Wien, 1982.

GOETHE, J. W.: Schriften über die Bildung und Umbildung organischer Naturen. (Herausgegeben v. R. Steiner, 1949), Troxler
   Verl., Bern.

HADORN, E. u. WEHNER, R.: Allgemeine Zoologie. G. Thieme Deutscher Taschenbuch Verl., Stuttgart, 1978.

HADORN, W.: Vom Symptom zur Diagnose. Karger Verl., Basel–New York, 1969.

HANSEN, K. u. SCHLIACK, H.: Segmentale Innervation. G. Thieme Verl., Stuttgart, 1962.

HARRER, G.: Affekt und Muskelspannung in Psyche und Rheuma. Psychosomat. Schmerzsyndrome d. Bewegungsapparates
   58–67, Schwabe/Eular Pbl. Basel, 1975.

322

HAU, T. F.: Psychoanalytische Perspektiven der Persönlichkeit. Hippokrates Verl., Stuttgart, 1979.

HAUSER, W.: Periorale Dermatitis: Affektionen im kleinen Becken. Med. Tribune, Kongreßbericht 6, 1974.

HAUSER, W.: Viscero-cutane Reflexe in der Pathogenese von Dermatosen. Therapiewoche 20, 21, 925, 1970.

HAUSER, W.: Die Lokalisation von Hautkrankheiten in Gesicht. Fortschr. Med. 92, 877–881, 1974.

HAUSER, W.: Zit. bei Monnier.

HAUSWIRTH, O.: Vegetative Konstitutionstherapie. Springer Verl., Wien, 1953.

HEAD, H.: Die Sensibilitätsstörungen der Haut bei Visceralerkrankungen. Hirschwald Berlin 1898, zit. bei Hansen–Schliack, s. d.

HERING–KRIES: Zit. bei Keidel, W. D., s. d.

HEYCK, H.: Der Kopfschmerz. G. Thieme Verl., Stuttgart, 1975.

HUARD, W. u. a.: Chinesische Medizin. Kindlers Universitäts-Verl., München, 1968.

JANZEN, R.: Schmerzanalyse. G. Thieme Verl., Stuttgart, 1966.

JANZEN, R. u. a.: Schmerz. G. Thieme Verl., Stuttgart, 1972.

JONAS, D. F. und JONAS, A. D.: Signale der Urzeit. Hippokrates Verl., Stuttgart, 1977.

JONAS, D. F. und JONAS, A. D.: Das erste Wort. Hoffmann u. Campe Verl., Hamburg, 1979.

JORES, A.: Symptom und Organbefund. Schattauer Verl., Stuttgart, 1964.

JUNG, C. G.: Bewußtes und Unbewußtes. Fischer Bücherei, Frankfurt/Main–Hamburg, 1957.

JUNG, C. G.: Der Mensche und seine Symbole. Walter Verl., Olten u. Freiburg i. Breisgau, 1980.

JUNG, C. G.: Psychologische Typen. Walter Verl., Olten u. Freiburg i. Breisgau, 1976.

KEIDEL, W. D.: Kurzgefaßtes Lehrbuch der Physiologie. G. Thieme Verl., Stuttgart, 1973.

KEMPER, W.: Der Traum und seine Be-Deutung. Kindlers Taschenbuch Verl., München, 1977.

KIYOZUMI, Kawano: Konstitutionsgemäße Ernährungs- und Gesundheitsorientierung. Haug Verl., Heidelberg, 1976.

KÖNIG, O.: Urmotiv Auge. Piper u. Co. Verl., München–Zürich, 1975.

KÖNIG, G. u. WANCURA, I.: Praxis und Theorie der Neuen chinesischen Akupunktur. Maudrich Verl., Wien–München–Bern, 1994. 3. Auflage.

KÖNIG, G. u. WANCURA, I.: Neue chinesische Akupunktur. Maudrich Verl., Wien–München–Bern, 1989. 5. Auflage.

KÖNIG, G. u. WANCURA, I.: Wandtafel der traditionellen Akupunkturregeln. Maudrich Verl., Wien–München–Bern, 1975.

KÖNIG, G. u. WANCURA, I.: Einführung in die chin. Ohr-Akupunktur. Haug Verl., Heidelberg, 1981. 9. Auflage.

KÖNIG, G. u. WANCURA, I.: Punkte und Regeln der neuen chinesischen Akupunktur. Maudrich Verl., Wien–München–Bern, 1994. 5. Auflage.

KÖNIG, G. u. WANCURA, I.: Die Grundlagen der Akupunktur und ihre Erklärungsmöglichkeiten. Vortr. Gesell. D. Ärzte Wien (15. 3. 1974), Ref. Wi. Klin. Wsch. 259–260, 1974.

KOHLRAUSCH, W.: Reflexzonenmassage in Muskulatur und Bindegewebe. Hippokrates Verl., Stuttgart, 1955.

KRASINSKY, C.: Die tibetischen Medizinphilosophie. Origo Verl., Zürich, 1953.

KRETSCHMER, E.: Körperbau und Charakter. Springer Verl., Berlin–Heidelberg–New York, 1977.

KÜHN, A.: Siehe Hadorn, E. u. Wehner, R.

KUNERT, W.: Wirbelsäule und Innere Medizin. F. Enke Verl., Stuttgart, 1975.

LANDOIS, L. und ROSEMANN, R.: Lehrbuch der Physiologie des Menschen. Urban–Schwarzenberg Verl., Wien, 1944.

LANGMANN, J.: Medizinische Embryologie. G. Thieme Verl., Stuttgart–New York, 1980.

LASSMANN, G. u. SEITELBERGER, F.: Rhythmische Funktion in biologischen Systemen. Facultas Verl., Wien, 1977.

LEIBER, B. u. OLBRICH, G.: Die klinischen Syndrome. Urban–Schwarzenberg Verl., Wien, 1972.

LEPPMANN, W.: Goethe und die Deutschen. Scherz Verl., Bern u. München, 1982.

LINDER, H.: Biologie (Lehrbuch f. d. Oberstufe). G. Swoboda u. Bruder Verl., Wien, 1979.

LINSER, H.: Das Problem des Todes. Brüder Hollinek Verl., Wien, 1952.

LITSCHAUER, J.: Akupunktur und Moxibustion. Pflaum Verl., München, 1974.

LORENZ, K.: Die Rückseite des Spiegels. Deutscher Taschenbuch Verl., München, 1980.

LORENZ, K.: Das sogenannte Böse. Dr. G. Borotha Verl., Wien, 1971.

LUBAN, B. u. a.: Der psychosomatisch Kranke in der Praxis. Springer Verl., Berlin–Heidelberg–New York, 1980.

MENNINGER, K.: Das Leben als Balance. Kindler Taschenbuch Verl., München, 1974.

MEYER, R.: Die Weisheit der deutschen Volksmärchen. Fischer Taschenbuch Verl., 1981.

MITSCHERLICH, A.: Krankheit als Konflikt. Suhrkamp Verl., Frankfurt/Main, 1982.

MONNIER, M.: Physiologie und Pathophysiologie des vegetativen Nervensystems (Band I und II). Hippokrates Verl., Stuttgart, 1963.

MUMENTHALER, M. u. SCHLIACK, H.: Läsionen peripherer Nerven. G. Thieme Verl., Stuttgart, 1973.

NEEDHAM, J.: La science chinoise et l'occident. Ed. du Seuil, Paris, 1973.

An OUTLINE of Chinese Acupuncture. Foreign Languages Press, Peking, 1975.

PALOS, St.: Chinesische Heilkunst. Delp Verl., München, 1963.

PÖLDINGER, W. u. a.: Der psychosomatisch Kranke in der Praxis. Springer Verl., Berlin–Heidelberg–New York, 1980.

PORKERT, M.: Die chinesische Medizin. Econ Verl., Düsseldorf–Wien, 1982.

PORTMANN, A.: Zoologie und das neue Bild des Menschen. Rowohlt Verl., Hamburg, 1956.

PORTMANN, A.: Um das Menschenbild. Reclam Verl., Stuttgart, 1974.

PORTMANN, A.: Vom Lebendigen. Suhrkamp Verl., Frankfurt/Main, 1973.

PORTMANN, A.: Das Tier als soziales Wesen. Suhrkamp Verl., Frankfurt/Main, 1978.

PORTMANN, A.: Biologie und Geist. Suhrkamp Verl., Frankfurt/Main, 1982.

PORTMANN, A.: Manipulation des Menschen als Schicksal und Bedrohung. Die Arche Verl., Zürich, 1969.

RICKER, G.: Betrachtungen über die allgemeine Physiologie und Pathologie der Gegenwart: 1. Das Nervensystem und das Innervierte. Allgem. Patholog. Schriftenreihe H 1. Hippokrates Verl., Stuttgart, 1941.

RICKER, G.: Wissenschaftstheoretische Aufsätze f. Ärzte. Stuttgart, 1936.

RIEDL, R.: Die Strategie der Genesis. Piper u. Co. Verl., München–Zürich, 1976.

RIEDL, R.: Biologie der Erkenntnis. P. Parey Verl., Berlin–Hamburg, 1980.

RIESE, J.: Gesundheit–Krankheit–Heilung. G. Rickers Stufengesetz in Theorie u. Praxis der modernen Medizin. Hollinek Verl., Wien, 1953.

RIESE, J.: Akute äußere Prozesse. Maudrich Verl., Wien, 1948.

RINGEL, E.: Selbstschädigung durch Neurose. Herder Verl., Wien–Freiburg–Basel, 1980.

RISAK, E.: Der klinische Blick. Springer Verl., Wien, 1942.

ROHEN, J.: Funktionelle Anatomie des Nervensystems. Schattauer Verl., Stuttgart–New York, 1975.

ROTHSCHUH, K. E.: Konzept der Medizin. Hippokrates Verl., Stuttgart, 1978.

SHARP u. DOHME G.m.b.H.: Manual der Diagnostik und Therapie. Urban–Schwarzberg Verl., München–Berlin–Wien, 1969.

SCHIPPERGES, H. u. a.: Krankheit, Heilkunst, Heilung. K. Alber Verl., Freiburg–München, 1978.

SCHMIDT, H.: Akupunkturtherapie nach der chinesischen Typenlehre. Hippokrates Verl., Stuttgart, 1978.

SCHMIDT, H. u. M.: Die vergessene Bildersprache christlicher Kunst. Beck Verl., München, 1981.

SCHMIDT, R.: Die Schmerzphänomene bei inneren Krankheiten. Braumüller Verl., Wien, 1906.

SCHMIDT, R. F.: Grundriß der Neurophysiologie. Springer Verl., Berlin–Heidelberg–New York, 1974.

SCHNORRENBERGER, C. C.: Therapie mit Akupunktur. Hippokrates Verl., Stuttgart, 1981.

SCHNORRENBERGER, C. C.: Klassische Akupunktur Chinas. Hippokrates Verl., Stuttgart, 1974.

SCHNORRENBERGER, C. C.: Lehrbuch der chinesischen Medizin für westliche Ärzte. Hippokrates Verl., Stuttgart, 19.

SCHRÖDINGER, E.: Meine Weltansicht. Paul Zsolnay Verl., Hamburg–Wien, 1961.

SCHULZ–HENKEL: Zit. bei Derbolowsky.

SCHWAB, G.: Die schönsten Sagen des klassischen Altertums. Überreuter Verl., Wien–Heidelberg, 1955.

STACHER, G. und WANCURA, I.: Die Wirkung von Akupunktur-Analgesie auf Schwelle u. Toleranz gegen experimentellen Hautschmerz. Akup. Theorie u. Praxis 2, 81–83, 1975.

STEINER, R.: Goethes naturwissenschaftliche Schriften. Rudolf Steiner Verl., Dornach/Schweiz, 1973.

STUX, G. u. a.: Lehrbuch der klinischen Akupunktur. Springer Verl., Berlin–Heidelberg–New York, 1981.

TENK, H.: Praktikum der chin. Akupunktur. Maudrich Verl., Wien, 1979.

TEROFAL, F.: Fische. BLV Verlagsgesellschaft München–Wien–Zürich, 1981.

TILSCHER, H.: Ursachen für Lumbalsyndrome. D. Steinkopf Verl., Darmstadt, 1979.

TINBERGEN: Zitiert bei Jonas.

UNSCHULD, P.: Medizin in China. Beck Verl., München, 1980.

UNSCHULD, P.: Die Praxis des traditionellen chinesischen Heilsystems. Steiner Verl., Wiesbaden, 1973.

VIRCHOW, R.: Zit. bei Hadorn.

VOGEL, G. und ANGERMANN, H.: DTV-Atlas zur Biologie. Deutscher Taschenbuch Verl., München, 1971.

WALDEYER, A.: Anatomie des Menschen. (1. u. 2. Teil). W. de Gruyter Verl., Berlin, 1974.

WANCURA, I. und KÖNIG, G.: Die „inneren Organe" in trad. chin. Sicht. Akup. Theorie u. Praxis 4, 178–182, 1977.

WANCURA, I. und KÖNIG, G.: Zur neurophysiolog. Erklärung der Akupunkturanalgesie. Wr. Med. Wschr. 124, 5, 62–65, 1974.

WEHR, G.: C. G. Jung. Rowohlt Verl., Reinbeck b. Hamburg, 1970.

WEINREB, F.: Vom Sinn des Erkrankens. Origo Verl., Bern, 1979.

WEINREB, F.: Buchstaben des Lebens. Herder Taschenbuch Verl., Freiburg, 1979.

WEINREB, F.: Zahl, Zeichen, Wort. Rowohlt Taschenbuch Verl., Reinbeck b. Hamburg, 1978.

WEINREB, F.: Die Symbolik der Bibelsprache. Origo Verl., Bern, 1981.

WEINREB, F.: Leben im Diesseits und Jenseits. Origo Verl., Bern, 1974.

WEINTRAUB, A.: Psychosomatische Schmerzsyndrome des Bewegungsapparates. Schwabe u. Co. Verl., Basel–Stuttgart, 1975.

WEIZSÄCKER, V.: Sensibilität. In: Hdb. d. Neurol. III/1, 701. Springer Verl., Berlin, 1937.

WIENER, N.: Kybernetik. Rowohlt Verl., Reinbeck b. Hamburg, 1970.

WILHELM, R.: I GING Das Buch der Wandlungen. Eugen Diderich Verl., Düsseldorf–Köln, 1960.

WILSON, E. O.: Biologie als Schicksal. Ullstein Verl., Frankfurt/Main–Berlin–Wien, 1980.

324

Benützte chinesische Original Literatur:

zhen jiu pei xue: Tianjin renmin chubanshe 1973
shi yong zhong yi xue: Beijing renmin chubanshe 1975
zhong yi neike: Tianjin renmin chubanshe
zhen jiu xue: Shanghai renmin chubanshe 1973
zhen jiu xue: Shanghai 1958
zhen jiu xue, wei gua tu: Canton renmin chubanshe 1968
zhong yi erke jianban: Canton renmin weisheng chubanshe 1972
zhong yi waike jianban: Shanghai renmin weisheng chubanshe 1972
zhong yi fuke jianban: Chengdu renmin weisheng chubanshe 1972
zhen jiu xue: Beijing renmin weisheng chubanshe 1958
zhen jiu: Hobei renmin weisheng chubanshe 1970

Benützte chinesische Wörterbücher:

xinhua zidian, Beijing 1975
hua de ci dian, Fremdspracheninstitut Peking
deutsch-chinesisches Wörterbuch, Nanking 1973
englisch-chinesisches Wörterbuch, Peking 1975
A new english – chinese dictionary, Shanghai 1974
chinesisch-deutsches Wörterbuch, Piasek M. Huber Verl., 1961
A new english-chinese medical dictionary, Publishing Co Hong Kong 1976

Persönliche Informationen für dieses Buch:

Skriptum der Hochschule für trad. chin. Medizin Peking
zhen jiu xue, 1975
zhong yi xue, 1974
Akupunktur – Skriptum der Kiangsu, Universität Nanking 1976
Akupunkturvorlesung, WS 1976, Hochschule f. trad. chin. Med. Peking
Akupunkturvorlesung, SS 1976, Sprachinstitut der Universität Peking
Akupunkturvorlesung, 1980, Hochschule f. trad. chin. Med. Peking

Persönliche Mitteilungen der Professoren und Lehrer der Hochschule f. trad. chin. Med. Peking:
HE SHU HUAI
TANG LI TING
GAO LI SHAN
TIAN CONG HE

Stichwortverzeichnis

332

**Weitere Werke über Akupunktur
aus dem**

VERLAG WILHELM MAUDRICH

WIEN – MÜNCHEN – BERN

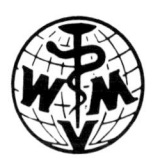

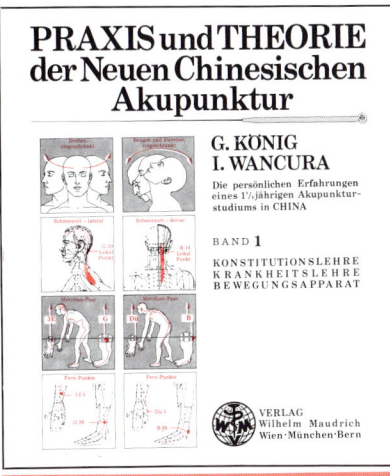

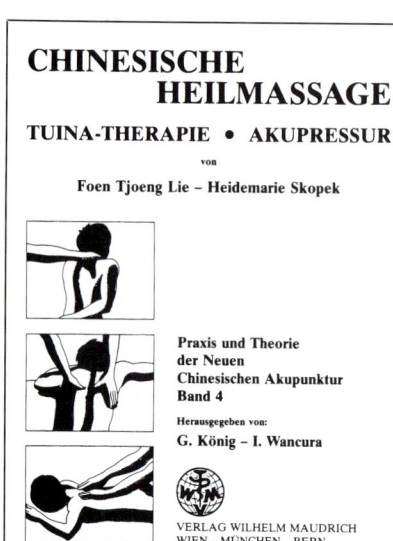

Band 4: Chinesische Heilmassage. Tuina-Therapie ● Akupressur

Verfaßt von F. T. LIE – H. SKOPEK, 240 Seiten, 187 Abb., 4 Tabellen, 28 × 21 cm, geb., DM 95,–, öS 660,–.

Zwei hervorragende Kenner der chinesischen Medizin verfaßten ein kongeniales Werk über die chinesische Heilmassage, das sich an den informierten, anspruchsvollen Leser wendet, dem die einfachen, populärwissenschaftlichen Broschüren und Bücher zu oberflächlich und unpräzise sind. Jahrtausende alte Erfahrungen werden mit den modernsten wissenschaftlichen Erkenntnissen des Westens zu einem praxisorientierten Werk, das jeden, ob Arzt, Heilmasseur oder Patient, begeistern wird.

Es beschreibt die Wirkungsweise der chinesischen Massage nach den Gesichtspunkten der westlichen Medizin. Es werden die Grundgriffe, wie Schieben, Drücken, Greifen, Anheben, Friktieren usf. dargestellt.

Anschließend werden die Massagemanipulationen (Akupressur) an den einzelnen Körperregionen beschrieben und die genannten Massagegriffe anhand von instruktiven schematischen Zeichnungen erläutert.

Ein eigenes Kapitel befaßt sich mit Behandlungsvorschlägen der einzelnen Krankheitsbilder, Intensität und Dosierung der Massage und den möglichen Reaktionen.

Im ausführlichen Massagebehandlungteil wird die Behandlung der Krankheit, nach Symptomatik und Massagetechnik gegliedert, dargelegt, wobei die westliche Diagnose jeweils angeführt wird.

In Vorbereitung:

Band 5: Akupunktur und manuelle Medizin in Praxis und Theorie

Verfaßt von Dr. med. Otfried PERSCHKE, Ehrenmitglied der Deutschen Ärztegesellschaft für Akupunktur und Dr. med. Bernhard KAMPIK. Beide sind Dozenten der Deutschen Ärztegesellschaft für Akupunktur.

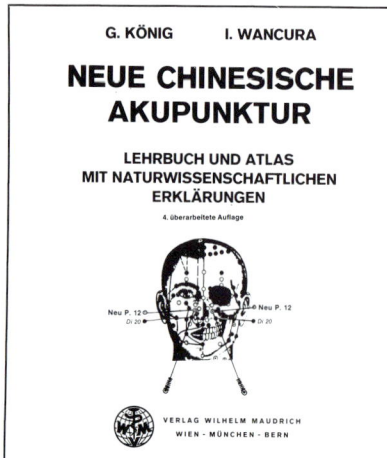

G. KÖNIG und I: WANCURA

Neue Chinesische Akupunktur

Lehrbuch und Atlas mit naturwissenschaftlichen Erklärungen.

5. Aufl., 301 Seiten mit 130 Abb. und 50 Skizzen. DM 115,–, öS 790,–.

Das Standardwerk Zhen Jiu Xue Wei Gua Tu Shuo Ming erschien in Original-Auflagen von hunderttausend Exemplaren und nun erstmals in deutscher Sprache.

110 neugefundene Punkte (Neu.-P.) – 171 Punkte außerhalb der Meridiane (PaM) – 361 Meridianpunkte, 18 Punkte der Handakupunktur, Text und dazugehöriger Bildausschnitt sind auf einer Doppelseite so angeordnet, daß beide gleichzeitig und mit einem Blick erfaßt werden können. **Die ca. 100 wichtigsten Punkte sind gekennzeichnet.**

Neben einer Anleitung der zur Zeit am häufigsten üblichen chinesischen Behandlungstechnik enthält es eine theoretische Studie über eine naturwissenschaftliche Erklärungsmöglichkeit für einen Teil der traditionellen chinesischen Medizin. Das Literaturverzeichnis enthält über 600 Arbeiten.

Atlas aller Akupunktur-Punkte, deren Lage, Stichtechnik und Indikation mit Markierung der wichtigsten Punkte und eine Studie über naturwissenschaftliche Erklärungsmöglichkeiten der Akupunktur.

G. KÖNIG und I. WANCURA

Punkte und Regeln der Neuen Chinesischen Akupunktur

5. Auflage, 8 Seiten Text, 4 Tafeln 38 × 54 cm in Fünffarbendruck, kartoniert, Preis: DM 70,–, öS 490,–.

Der Einbau der Akupunktur in die moderne Medizin führte in China in Spitälern und Ambulanzen zunehmend zur Anwendung von wenigen, aber besonders wirksamen Punkten und einfachen Regeln, die eine Art Basiswissen für die Anwendung der Akupunktur darstellen.

Die Anwendung der Akupunktur erfolgt – in diesem zahlenmäßig größten Volk der Welt – aus praktischen Überlegungen:

Die Akupunktur ist kostensparend und fast ohne Nebenwirkungen, sie ist erfolgreich:

  bei richtiger Indikation,   bei Nadelung, die ein De Qi-Gefühl auslöst,

  bei richtiger Lokalisation der Punkte,   bei wenigen, aber sorgfältig ausgewählten Punkten.

Übersichtliche Zeichnungen und die handliche Größe ermöglichen die Anwendung der Tafeln als Nachschlagewerk oder auch als Wandtafeln und stellen ein wertvolles Hilfsmittel zur praktischen und erfolgreichen Anwendung der Akupunktur dar.

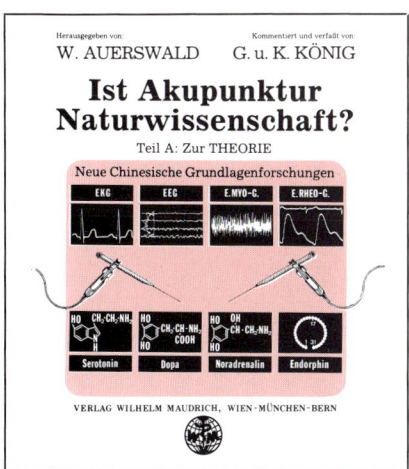

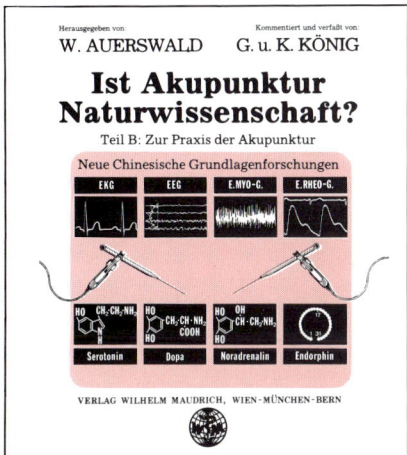

W. AUERSWALD und G. u. K. KÖNIG

Ist Akupunktur Naturwissenschaft?

Neue Chinesische Grundlagenforschungen

Teil A: Zur Therapie (Physiologie) der Akupunktur

„Gibt es nachweisbare Akupunktur-Phänomene?"
I.   Neuro-Chemie der Akupunktur
II. Neuro-Physiologie der Akupunktur
III. Morphologische Basis der Akupunktur
IV. Die Nadelsensation
V.   Die psychologischen Aspekte der Akupunktur
Stichwortverzeichenis

Über 170 referierte Arbeiten, mehr als 550 internationale Literaturangaben, Stichwortverzeichnis, 216 Seiten, DM 85,–, öS 580,–.

Teil B: Zur Praxis der Akupunktur

„Sind auch ‚echte' organische Krankheiten heilbar?"
Was ist Akupunktur?
I.   Akupunktur-Analgesie (Aku.-Analg.) bei Operationen
II. Akupunktur-Therapie
A. Augen; B. Bewegungsapparat; C. Gynäkologie u. Geburtshilfe; D. HNO; E. Infekt. u. Immun.; F. Gastro-Entero-Hepatologie; G. Kardiolgie; H. Kinderheilkunde u. Rehabilitation; I. Lungenkrankheiten; K. Neurologie u. Psychiatrie; L. Urologie; M. Zahnheilkunde
III. Zur Trad. Chin. Medizin (Verifizierungsversuche)
IV. Akupunktur als Prophylaxe
Stichwortverzeichnis

Über 220 referierte Arbeiten, mehr als 600 internationale Literaturangaben, Stichwortverzeichnis, 224 Seiten, DM 85,–, öS 580,–.
Vorzugspreis für Teil A und B: DM 148,–, öS 990,–.

Pressestimmen

Ein reichhaltiges Literaturverzeichnis der chinesischen Publikationen in beiden Bänden ist eine wahre Fundgrube für jeden wissenschaftlich arbeitenden und interessierten Akupunkteur. Die beiden vorliegenden Bände können allen Ärzten, die ihr Wissen auf diesem Gebiet weiter vertiefen wollen, wärmstens empfohlen werden.

Wiener klinische Wochenschrift

Dieses Werk ist auch besonders und vor allem denjenigen wärmstens zu empfehlen, die nie müde werden, unsachgemäße Kritik und unqualifizierte Äußerungen über diese medizinische Disziplin zu verbreiten, mit dem Ziel, die Akupunktur-Therapie zu zerstören, und im Glauben, dadurch ein schulmedizinisches Meisterwerk zu vollbringen.

Ärztezeitschrift für Naturheilverfahren

In memoriam Seiner Spectabilität Univ.-Prof. Dr. W. Auerswald,

Vorstand des Physiologischen Instituts der Universität Wien, der am 19. Oktober 1981 in seinem Institut einem Herzversagen erlegen ist.
Die Idee zu diesem Buch stammt von Prof. Auerswald, der lange Zeit der Akupunktur objektiv und aufgeschlossen gegenüberstand. Er befürwortete Studienaufenthalte in China und interessierte sich bereits 1973 besonders für die humorale Übertragung der Schmerzhemmung durch Akupunktur. Prof. Auerswald führte die Verlagsverhandlungen und legte den Buchtitel und die Reihenfolge der Referate fest. Einen Teil des Manuskripts und die ersten Bürstenabzüge hat er noch selbst korrigiert.

Naturwissenschaftliche Kurzreferate aus allen Gebieten der Medizin zeigen erstmals die vielfältigen Anwendungsmöglichkeiten und die Wirkungsweise der Akupunktur. Therapieberichte mit Punktangaben und Behandlungstechniken sowie statistische Angaben bringen neue chinesische Grundlagenforschungen mit naturwissenschaftlichen Kommentaren zur Theorie und Praxis der Akupunktur.

G. KÖNIG – I. WANCURA

100 Jahre in Gesundheit leben

Atemtherapie, Selbstmassage und körperliche Bewegung nach altchinesischer Tradition.
Eine Anleitung mit Bildern. Text bearbeitet von Gunthild Knoll. 121 Seiten, 70 zweifarbige Abbildungen, kartoniert, DM 29,–, öS 198,–.

Die auf dem Gebiet der Akupunktur weltbekannten Ärzte Dr. G. König und Dr. I. Wancura stellen mit dem vorliegenden Buch die im Reich der Mitte Jahrhunderte lang geübten Praktiken von Bewegungstraining, Atemtherapie und Selbstmassage vor. Das Buch richtet sich an alle, die bewußter leben wollen und durch körperliches und mentales Training Krankheiten und frühzeitigem Altern vorbeugen möchten; für Ärzte, die mit Akupunktur behandeln und deren Patienten.
Die Übungen – eine Mischung aus Akupressur, Akupunktur-Massage, Atem- und Konzentrationsübungen – werden in China üblicherweise in Gruppen durchgeführt. Dieses Buch soll durch seinen allgemein verständlichen, knappen Text, Merkverse und viele Abbildungen den einzelnen anregen, regelmäßig kurze Zeit seiner Gesundheit zu widmen.
In gleicher Weise wird es als Unterstüzung einer Akupunkturbehandlung bei bereits bestehenden Gesundheitsschäden von großem Nutzen sein.

J. KÜBLBÖCK – G. KÖNIG
Aktuelle chinesische Akupunkturpraxis
Repetitorium zur Prüfung der ÖWÄA

277 Seiten, 13 Abbildungen, 6 Tabellen, 4 Schemata, gebunden, DM 106,–, öS 740,–.

Von der Unzahl bereits vorhandener Akupunkturbücher hebt sich dieses Buch vor allem durch die übersichtliche Gestaltung der Akupunktursystematik und die ausführliche Anleitung zur praktischen Anwendung hervor. Nach den einzelnen Gruppen der Systematik gegliedert, teilweise tabellarisch aufgeschlüsselt, mit zahlreichen Therapievorschlägen versehen, erlaubt es dem praktisch tätigen Arzt rasche Zuordnung zu Erkrankungsmustern und deren entsprechender Therapie. Die schematische Erfassung der Grundprinzipien (Yin, Yang, Xu, Shi) mit logisch aufgebauter Darstellung entsprechender innerer und äußerer Faktoren sowie die Zuordnung von Erkrankungscharakteren zu einzelnen Organfunktionen gewährleistet Orientierung in kurzer Zeit.

Ergänzt durch Zungen- und Pulsdiagnostik, Ohr und Schädelakupunktur und Anwendungsvorschläge antiker Punkte sowie eine ausführliche Beschreibung der praktischen Durchführung verschiedenster Therapiemittel der Akupunktur, bietet es sowohl in theoretischen als auch praktischen Belangen ausreichend Information für Anfänger und Fortgeschrittene. Theoretische Grundlagen und praktische Anwendung des Soft Lasers sind ebenso enthalten wie Basisinformation über ergänzende Methoden und ein vor allem auf die praktische Anwendung bezogener Abschnitt komplettiert das Werk durch ausführliche und umfangreiche Erklärungen und Punktangaben zu einzelnen Indikationen.

Auch wenn manche Indikationen wohl eher rein theoretischen Wert besitzen, so soll die Möglichkeit geboten werden, in einem Buch rasch und unkompliziert für den Großteil der möglichen Erkrankungen Behandlungsvorschläge schon während der Behandlung der Erkrankten zu erhalten und langes Suchen in verschiedenen Büchern überflüssig zu machen. Dabei soll das numerische Suchsystem im Register das rasche Auffinden einzelner Indikationen erleichtern und die Form der Punktangaben Übersichtlichkeit und rasche Orientierung gewährleisten.

Das Werk ist vor allem für den Praktiker gedacht. Auf Grund des Aufbaues und der enthaltenen umfangreichen Systematik, ergänzt durch Tabellen, eignet es sich aber nicht nur zur Auffrischung eigenen Wissens; es wurde deshalb im Hinblick auf Ausbildung und Prüfung auch als Repetitorium für die Prüfung der ÖWÄA ausgewählt.

E. KITZINGER
Der Akupunktur-Punkt
Topographie und Chinesische Stichtechnik
Mit Indikationen nach chinesischen und europäischen Quellen

180 Seiten, 128 farbige Abbildungen, gebunden, DM 95,–, öS 660,–.

187 Akupunkturpunkte, ausgewählt nach ihrer therapeutischen Wichtigkeit oder ihrer anatomischen Besonderheit, vom Autor zeichnerisch dargestellt und mit Lokalisation, Stichtiefe und Indikation beschrieben. Nadelungstechniken – Punktstimulation – Auslösung des Deqi – Tonisierung, Sedierung u.a.m.

Um die therapeutischen Möglichkeiten der Akupunktur voll auszunützen, ist neben der richtigen Punktwahl die richtige Art der Stimulation von gleicher Wichtigkeit. Diese Stimulation muß in der richtigen Tiefe mit einer dem Zustand adäquaten Technik erfolgen, die Auslösung eines Nadelgefühls sollte bei jedem Patienten angestrebt werden.

Die hiezu nötige tiefe Nadelung setzt allerdings klare Vorstellungen von der Topographie des Punktes in allen Schichten voraus. Um diese zu vermitteln (oder aufzufrischen), hat der Autor nach therapeutischen und anatomischen Kriterien die Punkteauswahl für dieses Buch getroffen. Die dabei angegebenen (maximalen) Stichtiefen entstammen chinesischen Angaben, die Indikationen sowohl chinesischen als auch europäischen Quellen.

Im zweiten Abschnitt des Buches wird die chinesische Technik der Nadelung und Punkt-Stimulation beschrieben mit Techniken zur Auslösung des Deqi sowie einfachen und kombinierten Methoden der Tonisierung und Sedierung.

Dr. Erich Kitzinger ist Facharzt für Orthopädie. In seiner Praxis wendet er seit 20 Jahren die Akupunktur in Kombination mit Neural- und manueller Therapie an und ist zudem als Kurslehrer tätig. Im Rahmen einer Studienreise 1985 und eines Studienaufenthaltes 1987 konnte er auch in China an den namhaften Hochschulen für Traditionelle Chinesische Medizin (Beijing, Xian, Shanghai, Nanking, Hangzhou, Fuzhou) praktische Erfahrungen sammeln.

G. KUBIENA und A. MENG
Die Kardinalpunkte in der chinesischen Akupunktur
Lehrbuch, Atlas und Behandlungsprogramme.

In Vorbereitung: erscheint 1995.

Ein besonders benutzerfreundliches Buch, das nicht nur die Kardinalpunkte und „Wundermeridiane" bringt, sondern auch einen ausgedehnten Indikationsteil mit Behandlungsanleitungen hat, wo neben den Akupunktur-Programmen gleich die Punkt-Lokalisationen beschrieben sind, um das lästige Blättern zu vermeiden. Ein Kommentar zum Einsatz der einzelnen Punkte ergänzt die Programme. So ist das Buch weit mehr als eine Gebrauchsanweisung: Der Benützer lernt auch, warum, wann, welche Punkte indiziert sind.

G. KUBIENA und A. MENG
Die neuen Extrapunkte in der chinesischen Akupunktur

LEHRBUCH, ATLAS UND BEHANDLUNGSPROGRAMME
mit den von der WHO empfohlenen und in China gesetzlich festgelegten 48 Extrapunkten.

102 Seiten, 8 Tabellen, 2 fünffarbige (54 × 38 cm) Tafeln, Format 28 × 21 cm;
ISBN 3-85175-598-7;   DM 56,– / öS 390,– / SFr 55,–

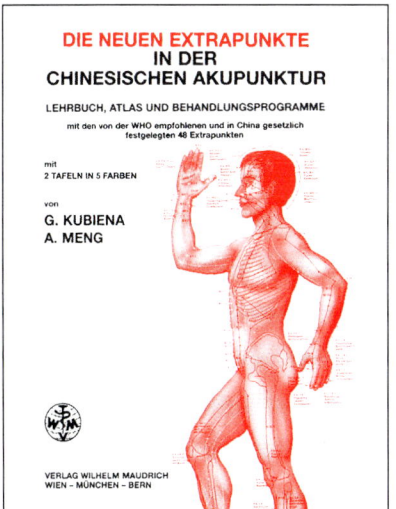

Das Buch ist sowohl für Anfänger als auch für Fortgeschrittene bestens geeignet, es bietet:

- umfassende Information über die neu systemisierten Extrapunkte mit Lokalisation und Indikation
- einen alphabetisch geordneten Indikationsteil
- eine Wiederholung der Lokalisation der empfohlenen Extrapunkte bei jeder einzelnen Indikation
- dadurch entfällt das lästige Blättern
- dadurch wird für Geübte und Ungeübte der rasche Einsatz der Extrapunkte in der Praxis sofort möglich
- durch diese ständige Wiederholung bietet das Buch ein komplettes Lernprogramm
- als weiteres Service für den Benutzer ist auch die Lokalisation aller im Text erwähnten Punkte auf Meridianen ausgeführt
- die tabellarische Form erleichtert den Gebrauch des Buches
- schöne Wandtafeln mit allen erwähnten Extra- und Meridianpunkten machen die Akupunktur kinderleicht und sind ein attraktiver Schmuck für jede Ordination.

Anfänger können also das Buch auch als Lehrbuch, Fortgeschrittene als Nachschlagewerk benützen und finden außerdem neue Anregungen zum Einsatz nicht alltäglicher Punktekombinationen.
„Die neuen Extrapunkte in der chinesischen Akupunktur" ist somit eines der benutzerfreundlichsten Akupunkturbücher.

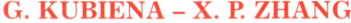

G. KUBIENA – X. P. ZHANG
TAIJI QUAN – Die Vollendung der Bewegung

102 Seiten, 319 Abbildungen, kartoniert, DM 42,–, öS 298,–.

Taiji wird bei uns meistens als „Schattenboxen" bezeichnet, weil viele Bewegungen des Taiji aus dem Kampfsport kommen, aber gleichsam in Zeitlupe ausgeführt werden. Es dient der Bekämpfung „innerer" Feinde, also von Krankheit und Schwäche. Taiji fördert außerdem u. a. das Selbstbewußtsein, die Konzentration, die Harmonie der Seele, die Beweglichkeit und auch die Kondition. Warum sollten Sie nun gerade dieses Taiji-Buch kaufen?
- Weil der Text nicht einzelne Bewegungen von Händen und Füßen beschreibt, sondern für jede Phase des Taiji Haltung und Koordination der Aktivitäten von Körper, Armen, Händen, Beinen, Füßen und Augen präzisiert;
- weil der Text in jeder Phase detailliert mit dem Meister in der Praxis erarbeitet wurde;
- weil jede Phase der Bewegung in mehr als 200 Meisterphotos (ergänzt durch Detailaufnahmen) gezeigt wird;
- weil die Bewegungsabläufe durch Richtungspfeile und ein klares System der Orientierung nach Himmelsrichtungen nachvollziehbar werden;
- weil Bild und Text koordiniert sind und dadurch lästiges Suchen und Blättern wegfällt.
Es ist als praktisches Übungsbuch für die 24 Übungen des Yang-Stils der Peking-Schule konzipiert. TAIJI QUAN, verfaßt von der Ärztin G. Kubiena und dem Taiji-Lehrer Zhang X. P. – die Vollendung der Bewegung.

H. TENK

Punktmassage für Erste Hilfe und Energieausgleich

Nach den Regeln der chinesischen Akupunktur und den Beziehungen zur Kneipptherapie
129 Seiten, 130 Abbildungen und Tabellen, Format 20 × 20 cm, gebunden, DM 32,–, öS 220,–.

Neben ungefähr 80 Punkten, mit denen Laien und Rettungshelfer rasch und wirksam Hilfe leisten können, werden in diesem Buch auch die Vorbeugung von Krankheiten und die Behandlung funktioneller Störungen mittels Akupressur dargestellt.
Viele eingestreute Skizzen erläutern den Text und geben so dem Leser die Möglichkeit, auch ohne Kurs die wichtigsten Punktlokalisationen zu erlernen.

H. TENK

Praktikum der chinesischen Akupunktur und Punktmassage für die Kinderheilkunde

Nach einem Lehrgang für chinesische Akupunktur in Nanking
3. überarb. Auflage, XVI, 154 Seiten, 29 Zeichnungen, 28 Abbildungen und 11 Tabellen, kartoniert, DM 56,–, öS 390,–.

Nach einer 25jährigen kinderärztlicher Tätigkeit (Kassenpraxis, Krankenhaus-Konsiliaria, Schulärztin und Mutterberatungsärztin) kennt Frau Dr. H. Tenk in ausreichendem Maße die Grenzen der Therapiemöglichkeiten in unserer klassischen westlichen Medizin.
Deshalb nimmt es nicht Wunder, wenn sie suchend die Chance ergriff, die weite Therapiepalette der chinesischen Akupunktur an berufenster klinischer Stelle in China zu studieren (Kiangsu-Medizin. Klinik in Nanking und Kinderklinik in Peking), um dadurch ihr Therapievolumen zu erweitern. Dies ist ihr, wie aus ihrem Buch ersichtlich, vollkommen gelungen.
Sie gibt mit profundem Wissen, überreicher Erfahrung und großem Verständnis die mehr als 5000 Jahre alte Kunst der chinesischen Akupunktur weiter, sowohl an Anfänger als auch an bereits fortgeschrittene Akupunkteure.
Dieses Buch gibt uns ein bedeutendes therapeutisches Instrumentarium, aus der Praxis für die Praxis, in die Hand.

H. TENK - M. HAIDVOGL

Akupunktur-Praktikum für die Therapie des behinderten Kindes

Punktmassage – Akupunktur – Laser-Punktur
2. Auflage, 204 Seiten, 39 Abbildungen, 3 Tabellen sowie 1 Faltplan zur Therapie, kartoniert, DM 56,–, öS 390,–.

In diesem Akupunktur-Praktikum für die Therapie des behinderten Kindes mit: Punktmassage – Akupunktur – Laser-Punktur sollen Ärzte, Physiotherapeuten, Eltern und den behinderten Menschen Hilfen gezeigt werden, mit denen alle bisher bekannten Therapiemethoden unterstützt und gefördert werden können.
Gewidmet den behinderten Kindern der Welt.

H. TENK

Soforthilfe mit Akupressur

Für Schulärzte, Lehrer, Schüler und Laienhelfer
2. Auflage, 64 Seiten, viele erklärende Abbildungen, Format 19 × 13 cm, kartoniert, DM 18,–, öS 120,–.

Dieses Buch stellt eine Hilfe in allen Notsituationen des täglichen Lebens dar, wenn kein Arzt zur Stelle ist oder auf diesen gewartet werden muß.
Die Autorin hat in kurzer und prägnanter Form eine Übersicht der wichtigsten Notfälle und deren Behandlung durch Akupressur, also ohne Gerät und Medikament, gegeben. Mit dieser Methode der Traditionellen Chinesischen Medizin läßt sich jede akute Notsituation „in den Griff" bekommen, wie Nasenbluten, Lumbago, Kopfschmerzen, Kreislaufkollaps, Zahnschmerzen, akuter Durchfall, Koliken, Wadenkrämpfe, akute Harnverhaltung usw.
In klaren Skizzen werden Erklärungen zu jeder Maßnahme gegeben.
Das Format des Buches ist so gewählt, daß es in jedes Handschuhfach und jede Tasche paßt und daher stets zur Hand sein kann.